Radiologia Intervencionista Clínica – *Pocketbook*

Um Guia Conciso de Radiologia Intervencionista

Thieme Revinter

Radiologia Intervencionista Clínica – *Pocketbook*

Um Guia Conciso de Radiologia Intervencionista

Shantanu Warhadpande, MD
Resident Physician
Department of Radiology
University of Pittsburgh Medical Center
Pittsburgh, PA, USA

Alex Lionberg, MD
Resident Physician
Department of Radiology
University of Chicago Medicine
Chicago, IL, USA

Kyle J. Cooper, MD, RPVI
Assistant Professor
Department of Radiology
Division of Interventional Radiology
Loma Linda University
Loma Linda, CA, USA

Com 165 figuras

Thieme
Rio de Janeiro • Stuttgart • New York • Delhi

Dados Internacionais de Catalogação na Publicação (CIP)

W275r

Warhadpande, Shantanu
Radiologia Intervencionista Clínica – *Pocketbook*: Um Guia Conciso de Radiologia Intervencionista/ Shantanu Warhadpande, Alex Lionberg & Kyle J. Cooper; tradução de Eliseanne Nopper, Silvia Spada & Marina Boscato Bigarella – 1. Ed. – Rio de Janeiro – RJ: Thieme Revinter Publicações, 2020.

240 p.: il; 16 x 23 cm.
Título Original: *Pocketbook of clinical IR: a concise guide to interventional radiology*
Inclui Índice Remissivo e Leituras Sugeridas.
ISBN 978-85-5465-239-5
eISBN 978-85-5465-240-1

1. Radiologia Intervencionista. I. Lionberg, Alex. II. Cooper, Kyle J. III. Título.

CDD: 615.842
CDU: 615.849

Tradução:
ELISEANNE NOPPER (Caps. 1 a 3 e 11 a 13)
Tradutora Especializada na Área da Saúde, SP

SILVIA SPADA (Caps. 4 a 7)
Tradutora Especializada na Área da Saúde, SP

MARINA BOSCATO BIGARELLA (Caps. 8 a 10)
Tradutora Especializada na Área da Saúde, SP

Revisão Técnica:
BRUNO HOCHHEGGER
Pós-Doutorado em Radiologia pela Universidade Federal do Rio de Janeiro
Doutorado em Ciências Pneumológicas pela Universidade Federal do Rio Grande do Sul
Coordenador do Laboratório de Pesquisa em Imagens Médicas da UFCSPA-ISCMPA
Professor de Radiologia da Universidade Federal de Ciências da Saúde de Porto Alegre (UFCSPA)
Médico Radiologista Torácico do Pavilhão Pereira Filho – Santa Casa de Porto Alegre (ISCMPA)

Título original:
Pocketbook of clinical IR: a concise guide to interventional radiology

ISBN 978-1-62623-923-4

Rua do Matoso, 170, Tijuca
20270-135, Rio de Janeiro – RJ, Brasil
http://www.ThiemeRevinter.com.br

Thieme Medical Publishers
http://www.thieme.com

Impresso no Brasil por BMF Gráfica e Editora Ltda.
5 4 3 2 1
ISBN 978-85-5465-239-5

Também disponível como eBook:
eISBN 978-85-5465-240-1

Nota: O conhecimento médico está em constante evolução. À medida que a pesquisa e a experiência clínica ampliam o nosso saber, pode ser necessário alterar os métodos de tratamento e medicação. Os autores e editores deste material consultaram fontes tidas como confiáveis, a fim de fornecer informações completas e de acordo com os padrões aceitos no momento da publicação. No entanto, em vista da possibilidade de erro humano por parte dos autores, dos editores ou da casa editorial que traz à luz este trabalho, ou ainda de alterações no conhecimento médico, nem os autores, nem os editores, nem a casa editorial, nem qualquer outra parte que se tenha envolvido na elaboração deste material garantem que as informações aqui contidas sejam totalmente precisas ou completas; tampouco se responsabilizam por quaisquer erros ou omissões ou pelos resultados obtidos em consequência do uso de tais informações. É aconselhável que os leitores confirmem em outras fontes as informações aqui contidas. Sugere-se, por exemplo, que verifiquem a bula de cada medicamento que pretendam administrar, a fim de certificar-se de que as informações contidas nesta publicação são precisas e de que não houve mudanças na dose recomendada ou nas contraindicações. Esta recomendação é especialmente importante no caso de medicamentos novos ou pouco utilizados. Alguns dos nomes de produtos, patentes e design a que nos referimos neste livro são, na verdade, marcas registradas ou nomes protegidos pela legislação referente à propriedade intelectual, ainda que nem sempre o texto faça menção específica a esse fato. Portanto, a ocorrência de um nome sem a designação de sua propriedade não deve ser interpretada como uma indicação, por parte da editora, de que ele se encontra em domínio público.

Sumário

Apresentação

"... O segredo do atendimento a um paciente é cuidar do paciente."

Francis Peabody, MD

O campo da radiologia intervencionista (IR) continua a crescer e mudar. Houve uma evolução sem precedentes nesse campo em comparação com qualquer outro na medicina. A expansão das intervenções minimamente invasivas orientadas por imagens continua, mas agora, acima de tudo, o cuidado clínico dos pacientes submetidos a essas terapias está recebendo igual importância em nosso treinamento. Não há um profissional que entenda melhor a adequação de nossos procedimentos e saiba como cuidar dos pacientes que recebem tais tratamentos que os provedores que realizam essas intervenções.

A radiologia intervencionista vem se distinguindo como uma especialidade primária em virtude de três fatores únicos. Os radiologistas intervencionistas são especialistas em imagens médicas, autoridades em procedimentos orientados por imagens e fornecem o cuidado clínico aos pacientes que recebem os procedimentos. Talvez seja esse último fator de distinção que exija a atenção máxima no treinamento dos futuros radiologistas intervencionistas. Muitos trabalhos enfocam as transformações no treinamento de radiologistas intervencionistas. Esses esforços destacam a expansão de estágios de complementação especializada de um ano, para um programa de treinamento de cinco anos, em que o cuidado clínico do paciente é essencial nos procedimentos para os quais os radiologistas são treinados.

Com o reconhecimento da radiologia intervencionista como uma especialidade primária, o recrutamento de médicos em treinamento para nossa especialidade mudou. Por exemplo, durante o recrutamento de estudantes de medicina, no início de seu treinamento, muitos destes poderiam ter escolhido outras especialidades de procedimentos clínicos que não a radiologia intervencionista. Como algumas pessoas diriam, já estamos pescando em outras águas. Existe um interesse tremendo em nossa especialidade entre os estudantes de medicina. Esses jovens, aspirantes a médicos, buscam não apenas diagnosticar, mas também tratar os problemas de seus pacientes de modo menos invasivo, menos doloroso e, muitas vezes, menos dispendioso, com recuperação mais rápida. Esse deve ser o futuro da medicina. Para entender melhor e considerar a radiologia intervencionista como uma futura carreira, muitos dos estagiários preferem acompanhar um radiologista intervencionista "como se fossem sua sombra", buscar a radiologia intervencionista como matéria eletiva ou fazer internato nesse campo. O caminho para a radiologia intervencionista não está limitado aos estudantes de medicina, uma vez que muitos médicos no início da residência em radiologia diagnóstica buscam a radiologia intervencionista por uma nova via independente. Portanto, um livro de bolso direcionado a esses grupos é fundamental. Coerentemente, este livro enfoca os cuidados clínicos como base da nossa especialidade. Os próprios autores são jovens aspirantes a radiologistas intervencionistas, que perceberam a necessidade de um recurso como este.

Parabenizo Shantanu, Alex e Kyle por sua contribuição notável e muito necessária, compartilhando seu treinamento com os jovens radiologistas intervencionistas. Este livro de bolso é bem organizado e de fácil leitura. Seu público-alvo são estudantes de medicina mais avançados e residentes juniores que tenham interesse em conhecer essa especialidade. O livro apresenta uma progressão natural do começo ao fim, com os capítulos básicos precedendo os capítulos de orientação mais clínica. Minha mensagem a todos os aspirantes a radiologistas intervencionistas: "O segredo para um bom treinamento em radiologia intervencionista é o cuidado clínico do paciente".

Parag J. Patel, MD, MS, FSIR
Associate Professor
Department of Radiology and Surgery
Medical College of Wisconsin
Milwaukee, WI, EUA

Prefácio

Começamos a tomar a decisão de escrever este livro quando éramos estudantes de medicina, acompanhávamos os profissionais e estudávamos a radiologia intervencionista como matéria eletiva. A radiologia intervencionista apresenta uma curva de aprendizado íngreme para o estagiário, e nossa experiência durante os primeiros dias deixou isso claro. Embora houvesse alguns recursos para ajudar estudantes de medicina a obterem orientações sobre a especialidade, todos eram voltados ao procedimento. Os livros que estávamos lendo não conseguiam fornecer o contexto necessário para a compreensão do ambiente de trabalho agitado do departamento de radiologia intervencionista. Embora pudéssemos aprender e acompanhar as etapas durante um procedimento de quimioembolização, tínhamos uma óbvia falta de compreensão do tema em relação ao diagnóstico dos pacientes e às decisões de manejo que geralmente ocorrem nos bastidores.

Pelo contrário, quando fizemos nosso rodízio em uma clínica de oncologia cirúrgica, nosso preceptor (e futuro mentor) Dr. Carl Schmidt, na Ohio State University, mudou nossa opinião. Ele era um cirurgião notável, com compaixão por seus pacientes e dedicado ao ensino. Conhecendo nossas metas de buscar uma residência em radiologia intervencionista, ele nos encorajou a pensar sobre o manejo de pacientes oncológicos pelos olhos de um clínico e nos ensinou a reconhecer a inter-relação entre o tratamento clínico, cirúrgico e a radiologia intervencionista para esses pacientes.

Mais tarde, enquanto discutíamos nossa experiência nesse rodízio, tivemos um momento de "revelação". Reconhecemos que, apesar da natureza técnica da radiologia intervencionista, era incrivelmente importante que os estagiários compreendessem o contexto clínico antes de investigarem os fundamentos dos procedimentos.

Decidimos colocar essa filosofia em ação e escrever um livro que refletisse esse processo de pensamento. Mesmo como estagiários, também sabíamos o quanto era importante manter o texto conciso o suficiente para que pudesse ser lido antes ou durante um rodízio em radiologia intervencionista.

Este livro enfoca o cuidado clínico de pacientes submetidos a um tratamento por radiologia intervencionista. No que se refere à descrição técnica dos procedimentos, fornecemos um resumo conciso na forma de "boxes de procedimentos" ao longo da obra. Acreditamos que essas descrições diretas ajudarão os jovens radiologistas intervencionistas a observar e participar dos casos já no início de seu treinamento. Os leitores poderão melhorar seu desempenho nos procedimentos conforme avançarem, simplesmente por assistirem e lidarem com mais casos. Mesmo os melhores livros, que descrevem *como* realizar um procedimento, não substituem a visualização e o aprendizado obtido com a supervisão de um médico assistente ou um residente sênior. Por enquanto, o objetivo dos aspirantes a radiologistas intervencionistas deve ser a familiarização com as ferramentas, o jargão e as etapas conceituais gerais dos procedimentos dessa especialidade.

Para ajudá-los nisso, os três primeiros capítulos descrevem o fluxo de trabalho no departamento de radiologia intervencionista, assim como as ferramentas e os equipamentos usados.

O principal objetivo desta obra é fornecer aos radiologistas intervencionistas uma base clínica e uma compreensão funcional sobre a maioria dos processos mórbidos que encontrarão nesse departamento. Priorizamos a concisão e a facilidade de leitura em vez de tentar fornecer um recurso completo. Este livro deve ser usado durante os dias de treinamento em radiologia intervencionista para construir uma base sólida. Os leitores podem, então, procurar outros textos e recursos para aumentar seu conhecimento no campo.

Esta publicação deve ser lida do começo ao fim. Cada capítulo é desenvolvido a partir do capítulo anterior. Mantivemos, propositadamente, um estilo relativamente informal para facilitar a leitura e o acesso rápido ao material. Além disso, tentamos, o máximo possível, citar estudos com base em evidências de modo orgânico no texto, em vez de notas de rodapé, para torná-lo o mais prático possível.

Esperamos que os leitores considerem esta obra um recurso útil.

Shantanu Warhadpande, MD
Alex Lionberg, MD
Kyle J. Cooper, MD, RPVI

Agradecimentos

Este livro é o produto de incontáveis horas de trabalho durante vários anos. Apesar do cronograma puxado dos anos de internato, do planejamento do casamento de Shantanu e de estarmos em três cidades diferentes e precisarmos nos comunicar por videoconferência, conseguimos concretizá-lo a partir de uma ideia em um tempo relativamente curto. Tal realização não teria sido possível sem a mentoria inicial do Dr. Carl Schmidt. Sua paixão pelo ensino e seu suporte à nossa ideia nos inspirou a escrever.

Dra. Sarah White forneceu uma orientação valiosa sobre como sintonizar melhor nossas ideias. Ela também foi uma das primeiras pessoas a fornecer um *feedback* sobre nosso primeiro capítulo.

Joy Gornal acreditou em nós desde o início. Sempre lutou a nosso favor para tornar esta obra uma realidade. Provavelmente, ela já ouviu isto mais de mil vezes, mas a radiologia intervencionista tem muita sorte em contar com ela. No momento de encontrar um editor, Celia Bucci, nossa amiga e ela mesma uma autora publicada, ensinou o que precisávamos sobre a logística de escrever um livro, pelo que somos imensamente gratos.

Dr. Paul Rochon ajudou a recrutar os médicos assistentes e, também, com os capítulos.

Dr. Geogy Vatakencherry foi nosso mentor por muitos anos (sem esquecer, também, de muitos outros!). Não nos cansamos de mencionar sua paixão infecciosa pela prática da radiologia intervencionista clínica. Seu voto de confiança e sua energia positiva nos motivaram quando mais precisávamos.

Dr. Rakesh Navuluri é outro médico assistente que foi além do que pedimos, ajudando em muitos pontos cruciais durante o processo de escrita do livro.

Gostaríamos de agradecer a todos os autores que dedicaram tempo e esforço para contribuir com capítulos. Somos muito gratos por seu trabalho duro.

Por fim, somos gratos às nossas famílias e aos amigos pela paciência que tiveram conosco nos últimos três anos e por permitirem nosso trabalho neste livro, quando aparentemente todos estavam vivendo suas vidas. Sem nossas esposas, pais, irmãos e amigos, não teríamos chegado tão longe. Obrigado pelo apoio e por acreditarem em nós.

Shantanu Warhadpande, MD
Alex Lionberg, MD
Kyle J. Cooper, MD, RPVI

Colaboradores

Ashley Altman, MD
Resident
Department of Radiology
University of Chicago
Chicago, IL, USA

Victor Nicholas Becerra, MD
Resident Physician
Department of Radiology
Abany Medical Center
Albany, NY, USA

Rajat Chand, MD
Resident
Department of Radiology
John H. Stroger Jr. Hospital of Cook County
Chicago, IL, USA

Orrie Close, MD
Fellow
Department of Interventional Radiology
Northwestern Memorial Hospital
Chicago, IL, USA

Kyle J. Cooper, MD, RPVI
Assistant Professor
Department of Radiology
Division of Interventional Radiology
Loma Linda University
Loma Linda, CA, USA

John Do, MD
Interventional Radiology Resident
Department of Radiology
UC San Diego Medical Center
La Jolla, CA, USA

Alexander Maad El-Ali, MD
Chief Resident
Department of Radiology
University of Pittsburgh Medical Center
Pittsburgh, PA, USA

Aaron M. Fischman, MD, FSIR, FCIRSE
Associate Professor
Department of Radiology and Surgery
Icahn School of Medicine at Mount Sinai
New York, NY, USA

Joseph J. Gemmete, MD, FACR, FSIR, FAHA
Professor
Departments of Radiology, Neurosurgery, Neurology, and Otolaryngology
University of Michigan Hospitals
Ann Arbor, MI, USA

Patrick Grierson, MD, PhD
Clinical Fellow
Department of Internal Medicine
Washington University School of Medicine
Saint Louis, MO, USA

Gregory E. Guy, MD
Interventional Radiology Specialist
Department of Radiology
Ohio State University Wexner Medical Center
Columbus, OH, USA

Trilochan Hiremath, MD
Resident (PGY-5)
Department of Radiology
University of Pittsburgh Medical Center
Pittsburgh, PA, USA

Junjian Huang, MD
Resident Physician
Department of Radiology
Pennsylvania Hospital of the University of Pennsylvania Health System
Pittsburgh, PA, USA

Alexandria S. Jo, MD
Resident Physician
Department of Radiology
University of Michigan
Ann Arbor, MI, USA

Andrew Klobuka, MD
Chief Resident
Department of Radiology
University of Pittsburgh Medical Center
Pittsburgh, PA, USA

Matthew Evan Krosin, MD
Resident
Department of Radiology
University of Pittsburgh Medical Center
Pittsburgh, PA, USA

Alex Lionberg, MD
Resident Physician
Department of Radiology
University of Chicago Medicine
Chicago, IL, USA

Lisa Liu, MD
Medical Student
Rush University
Calabasas, CA, USA

Juan Domingo Ly Liu, MD
Resident
Department of Radiology
University of Pittsburgh Medical Center
Pittsburgh, PA, USA

Bill Saliba Majdalany, MD
Assistant Professor
Department of Radiology
University of Michigan
Ann Arbor, MI, USA

David J. Maldow, MD
Resident Physician (PGY-4)
IR/DR Integrated Residency Program
University of Rochester Medical Center
Rochester, NY, USA

Jonathan G. Martin, MD
Assistant Professor
Department of Radiology
Duke University
Durham, NC, USA

Jason W. Mitchell, MD, MPH, MBA
Assistant Professor
Department of Radiology and Imaging Sciences
Emory University School of Medicine
Atlanta, GA, USA

Rakesh Navuluri, MD
Associate Professor
Department of Radiology
University of Chicago
Chicago, IL, USA

Andrew Niekamp, MD
Radiology Resident (PGY-5)
Department of Diagnostic and Interventional Imaging
McGovern School of Medicine
University of Texas
Houston, TX, USA

Zachary Nuffer, MD
Resident
Department of Imaging Sciences
University of Rochester
Rochester, NY, USA

James K. Park, MD, PhD
Assistant Professor
Division of Interventional Radiology
University of Pittsburgh Medical Center
Pittsburgh, PA, USA

Mangaladevi Patil, MD
Integrated Interventional Radiology Resident
Department of Radiology
Emory University School of Medicine
Atlanta, GA, USA

Joshua Pinter, MD
Radiologist
Department of Interventional Radiology
University of Pittsburgh
Pittsburgh, PA, USA

Suraj Prakash, MD, MBA
Resident
Department of Interventional Radiology
Medical College of Wisconsin
Milwaukee, WI, USA

Carl Schmidt, MD
Professor of Surgery
Chief
Division of Surgical Oncology
Department of Surgery
West Virginia University School of Medicine
Morgantown, WV, USA

L. C. Alexander Skidmore, MD
Resident
Department of Radiology
University of Pittsburgh Medical Center
Pittsburgh, PA, USA

Kurt Stahlfeld, MD
Surgeon
Department of Surgery
UPMC Mercy
Pittsburgh, PA, USA

Deepak Sudheendra, MD, FSIR, RPVI
Assistant Professor of Clinical Radiology and Surgery
Department of Radiology
University of Pennsylvania Perelman School of Medicine
Philadelphia, PA, USA

Devdutta Warhadpande, MD, MS
Clinical Assistant IV
Department of Medical Imaging
University of Arizona
Tucson, AZ, USA

Shantanu Warhadpande, MD
Resident Physician
Department of Radiology
University of Pittsburgh Medical Center
Pittsburgh, PA, USA

Gregory J. Woodhead, MD, PhD
IR Physician
Assistant Professor
Section of Vascular and Interventional Radiology
Department of Medical Imaging
University of Arizona College of Medicine
Banner University Medical Center
Tucson, AZ, USA

Geogy Vatakencherry, MD, FSIR
Chief
Department of Vascular and Interventional Radiology
Kaiser Permanente Los Angeles Medical Center
Los Angeles, CA, USA

Nicholas Zerona, MS, MD
Resident
Department of Radiology
Cleveland Clinic
Cleveland, OH, USA

Comissão de Revisão

Paul Rochon, MD, FSIR
Associate Professor
Department of Radiology
University of Colorado School of Medicine
Aurora, CO, USA

Sun Ho Ahn, MD, FSIR
Associate Professor
Department of Radiology
Warren Alpert Medical School of Brown University
Providence, RI, USA

Charles Martin, MD
Assistant Professor
Department of Radiology
Cleveland Clinic Main Campus
Cleveland, OH, USA

1 Princípios Básicos da Radiologia Intervencionista

Alex Lionberg ▪ Shantanu Warhadpande ▪ Joshua Pinter

O treinamento em radiologia intervencionista pode ser intimidador. A especialidade encontra uma grande variedade de patologias e realiza mais de uma centena de procedimentos diferentes. Os equipamentos e as técnicas de imagem usados exigem tempo para familiarização. Tudo isso pode ser esmagador. Contudo, com algum conhecimento fundamental e as dicas contidas neste livro, você pode dar a largada para seu primeiro rodízio em radiologia intervencionista.

No que se refere ao aprendizado dos procedimentos, não há substituto para entrar de cabeça e participar dos casos. Embora seja importante ter o máximo de experiência que puder nos procedimentos, também é necessário prestar atenção às responsabilidades clínicas esperadas de você durante o treinamento no serviço. Isso inclui atender ao telefone, atender consultas e interagir com outras equipes clínicas. Você deve assumir total responsabilidade pelos pacientes agendados para procedimentos durante o dia, pelos pacientes pós-procedimento e pelas novas consultas que chegarem.

O seu dia começa com a revisão dos casos agendados. Isso inclui uma revisão da indicação para o procedimento, qualquer imagem relevante disponível e qualquer observação pertinente sobre a evolução. Você logo vai notar que a radiologia intervencionista é uma especialidade de ritmo acelerado. A preparação antecipada fará o dia correr de um modo muito mais suave.

As consultas de radiologia intervencionista podem chegar a qualquer momento, algumas em caráter de urgência ou emergência e outras de rotina. Um bom hábito a ser adquirido consiste em seguir as mesmas etapas em cada nova consulta, para que você não deixe de observar qualquer detalhe importante (▶ **Tabela 1.1**).

1.1 Consulta de Radiologia Intervencionista

Qual é o Motivo da Consulta?

Determine a natureza do problema clínico e as expectativas do serviço que realizou o encaminhamento. Deve haver um diálogo no qual a equipe responsável pelo encaminhamento informe qual é o problema clínico subjacente, quais intervenções foram realizadas até o momento e qual é a urgência. Você deve garantir que entendeu o que se espera obter com o procedimento de radiologia intervencionista. Se o objetivo da consulta for um procedimento diagnóstico, que informações devem ser buscadas? Uma boa comunicação garantirá que a equipe de radiologia intervencionista e o serviço de encaminhamento tenham uma compreensão do que será realizado.

O Paciente Precisa ser Avaliado Imediatamente?

Se for solicitada uma consulta urgente, obtenha as informações básicas (história clínica, estado hemodinâmico, valores laboratoriais, exames de imagem), mas não demore a notificar seu médico assistente. Ele ou ela pode decidir levar o paciente diretamente para a radiologia intervencionista. Se a consulta não for urgente, você terá tempo para realizar uma avaliação mais completa

Tabela 1.1 Lista de verificação para consulta
Qual é o motivo da consulta?
O paciente precisa ser avaliado imediatamente?
Existem alternativas ao tratamento por radiologia intervencionista que sejam mais apropriadas, e elas já foram tentadas?
O procedimento é tecnicamente viável?
Existe qualquer preocupação de segurança que precise ser abordada?

antes de levar o caso para a equipe. Uma apresentação ideal inclui história clínica, achados de imagem, sua avaliação final e o plano de ação proposto.

Existem Alternativas ao Tratamento por Radiologia Intervencionista que Sejam mais Apropriadas e Elas já Foram Tentadas?

É importante ter algum conhecimento fundamental sobre as doenças que costumam ser tratadas por radiologia intervencionista e como o procedimento se enquadra em um contexto mais amplo. Infelizmente, nem sempre isso é simples e direto. Muitos procedimentos de radiologia intervencionista não se encaixam com perfeição em um algoritmo. Uma boa compreensão do contexto clínico é necessária para determinar se e quando a radiologia intervencionista deve ser envolvida.

O Procedimento é Tecnicamente Viável?

Se uma intervenção por radiologia intervencionista estiver indicada, examine as imagens relevantes disponíveis. Como radiologistas, nossa experiência em interpretação de imagens nos permite aprender muito sobre o paciente antes mesmo de encontrá-lo. Podemos planejar uma abordagem para o procedimento, identificar variantes anatômicas e pesquisar possíveis armadilhas. Como médico em treinamento, você pode não ter uma base sólida em exames de imagem, por isso não há problema pedir ajuda aos residentes mais antigos ou ao médico assistente.

Existem Preocupações de Segurança que Devem ser Abordadas?

Se as condições citadas forem satisfeitas, a etapa seguinte consiste em realizar uma avaliação pré-procedimento básica. Isso pode ser demorado, mas deve ser realizado antes da aprovação oficial de um procedimento e faz parte do que distingue os clínicos dos técnicos.

Risco Hemorrágico

O risco hemorrágico deve ser avaliado para qualquer paciente submetido a um procedimento interventivo. As diretrizes da Society of Interventional Radiology (SIR) classificam os procedimentos como risco de sangramento baixo, moderado e alto. **Procedimentos de baixo risco** são aqueles em que ocorre trauma mínimo usando dispositivos pequenos para acesso, ou aqueles nos quais o acesso é obtido em um espaço que permita a detecção e o controle do sangramento com facilidade. Exemplos incluem paracentese, troca de cateter de drenagem, biópsias superficiais, colocação de cateter central de inserção periférica (PICC) e colocação de um filtro de IVC. **Procedimentos de risco moderado** incluem a maioria dos procedimentos intervencionistas, incluindo a maior parte das intervenções arteriais e venosas e colocação de cateteres percutâneos. **Procedimentos de alto risco** são aqueles nos quais um órgão sólido é atravessado, incluindo *shunts* portossistêmicos intra-hepáticos transjugulares (TIPS), intervenções biliares e acesso para nefrostomia.

Os dois exames laboratoriais mais importantes para determinar o risco hemorrágico são plaquetas e a razão normalizada internacional (INR). Em todos os procedimentos, as plaquetas devem estar acima de 50.000. Para procedimentos de baixo risco, a INR deve estar abaixo de 2. Para procedimentos de risco moderado e alto, a INR deve estar abaixo de 1,5 (▸**Tabela 1.2**).

O número de pacientes que recebem anticoagulação em longo prazo aumentou nos últimos anos, e atualmente existe uma grande variedade de medicamentos usados para esse fim (Capítulo 9). A avaliação pré-procedimento deve pesquisar qualquer história de distúrbios hemorrágicos ou da coagulação, assim como uma revisão do uso de varfarina, heparina, agentes antiplaquetários ou dos novos agentes inibidores do fator Xa ou inibidores diretos de trombina. Os exames laboratoriais de triagem devem incluir INR, tempo de tromboplastina parcial (PTT) e plaquetas (+/– níveis de anti-Xa). Observar que PTT/INR levam em conta apenas uma parte da cascata de coagulação geral.

A **tromboelastografia (TEG)** é um exame de sangue relativamente rápido que mede a funcionalidade de *toda a* cascata de coagulação sanguínea (função plaquetária, formação de coágulo, ligação cruzada fibrina etc.). A TEG é apresentada como um gráfico da formação de coágulo e fibrinólise (chamado de traçado de TEG), com vários parâmetros medidos, correspondentes às diferentes partes da cascata de coagulação. Em radiologia intervencionista, as duas populações de pacientes que realizarão TEG incluem pacientes com sangramento (especialmente, no contexto de sangramentos traumáticos ou obstétricos) e cirróticos. No contexto de trauma, a coagulopatia é um dos componentes da "tríade mortal" (juntamente com hipotermia e acidose metabólica). Em cirróticos, a função de síntese inadequada do fígado provoca baixos níveis dos fatores de coagulação. PTT/INR anormais nesses pacientes contam apenas uma parte da história. Ao identificar os componentes disfuncionais específicos da cascata de coagulação, um estudo de TEG pode determinar quais tipos de hemoderivados devem ser transfundidos. Os detalhes da interpretação da TEG estão além do que você precisa saber. Por enquanto, saiba simplesmente quando e como ela pode ser usada.

Para pacientes em uso de anticoagulantes, podem ser necessários agentes de reversão para acelerar um procedimento de radiologia intervencionista. Estes incluem sulfato de protamina para heparina, idarucizumabe para dabigatrana e vitamina K para varfarina. Em alguns casos, a reversão é realizada com o uso de hemoderivados. As opções incluem plasma fresco congelado (FFP), concentrado de complexo protrombínico (PCC), plaquetas e crioprecipitado (▸ **Tabela 1.3**).

Tabela 1.2 Estratificação de risco em procedimentos de radiologia intervencionista com base no risco hemorrágico

Categoria de risco	Procedimentos	Limiares laboratoriais
Baixo risco	Inserções de PICC, intervenções para diálise, filtros da IVC, toracocentese/paracentese, biópsias superficiais	INR < 2 Plaquetas > 50.000
Risco moderado	Qualquer procedimento que exija punção arterial e intervenção até 7 Fr, intervenções venosas, embolizações, cateter central percutâneo, colocação de portas, cole. perc., biópsia hepática, drenagem de abscesso, biópsia pulmonar, procedimentos da coluna	INR < 1,5 Plaquetas > 50.000
Alto risco	TIPS, PTC/PTBD, procedimentos renais percutâneos (tubo de nefrostomia, biópsia)	INR < 1,5 Plaquetas > 50.000

Abreviações: cole. perc., colecistostomia percutânea; PICC, cateter central de inserção periférica; PTBD, drenagem biliar trans-hepática percutânea; PTC, colangiografia trans-hepática percutânea; TIPS, *shunt* portossistêmico intra-hepático transjugular; IVC, veia cava inferior.

Tabela 1.3 Agentes de reversão para anticoagulantes comuns

Anticoagulante	Agente de reversão
Varfarina	Reversão imediata: FFP ou PCC + vitamina K Reversão semiurgente: vitamina K
Heparina (incluindo enoxaparina/LMWH)	Sulfato de protamina
Dabigatrana	Idarucizumabe
Todos os outros novos anticoagulantes orais	PCC; novos agentes de reversão em estudo

Abreviações: FFP, plasma fresco congelado; LMWH, heparina de baixo peso molecular; PPC, concentrado de complexo protrombínico.
Fonte: Adaptada de Patel IJ, Davidson JC, Nikolic B et al. Consensus guidelines for periprocedural management of coagulation status and hemostasis risk in percutaneous image-guided interventions. J Vasc Interv Radiol. 2012;23(6):727-736.

Para procedimentos de rotina, os anticoagulantes podem ser simplesmente descontinuados com antecedência para reduzir o risco de hemorragia. Aqui estão algumas regras gerais sobre o momento em que os anticoagulantes devem ser suspensos:

- Aspirina não precisa ser interrompida para procedimentos de riscos baixo e moderado. A aspirina deve ser suspensa 5 dias antes de um procedimento de alto risco.
- Clopidogrel deve ser suspenso 5 dias antes de *todos* os procedimentos.
- A maioria dos anticoagulantes orais diretos (DOACs) deve ser interrompida de 2 a 3 dias antes de um procedimento.
- Heparina não fracionada pode ser interrompida aproximadamente 6 horas antes de um procedimento.
- Enoxaparina (heparina de baixo peso molecular) deve ser suspensa 24 horas antes de *todos* os procedimentos.
- Varfarina deve ser suspensa de 3 a 5 dias antes de um procedimento. A INR deve ser monitorada e levada a um valor abaixo de 2 (para procedimentos de baixo risco) ou abaixo de 1,5 (para procedimentos de riscos moderado e alto). Para pacientes com alto risco de complicações trombóticas, pode ser exigida a intermediação com um agente de ação mais curta, como enoxaparina ou heparina.

Ao interromper a anticoagulação, devem-se discutir, com o serviço que realizou o encaminhamento, os riscos da suspensão da medicação em comparação com o risco de hemorragia associada ao procedimento. Em alguns casos, a suspensão de um medicamento pode ser perigosa. Por exemplo, suspender um agente antiplaquetário no contexto de colocação recente de *stent* coronariano pode provocar trombose do *stent*. Em alguns casos, as regras para suspensão de medicações ou os limiares aceitáveis para exames laboratoriais de coagulação podem ser flexibilizados, mas isso acontecerá a critério do médico assistente responsável pelo caso. Quando forem feitas exceções, estas devem ser documentadas no prontuário médico eletrônico (EMR) e discutidas com o paciente e o serviço responsável pelo encaminhamento.

Risco de Aspiração

O risco de aspiração é outra consideração importante antes de qualquer procedimento intervencional, uma vez que a maioria é realizada usando-se sedação moderada. Medicamentos narcóticos para dor administrados durante o procedimento retardam a motilidade gástrica e podem estar associados a náusea e vômito. Isso introduz um risco de aspiração, especialmente com o paciente deitado na mesa.

O melhor modo de reduzir o risco de aspiração é manter o estômago do paciente vazio. A American Society of Anesthesiologists recomenda um jejum mínimo de 2 horas para líquidos claros e 8 horas de jejum para refeições, embora as diretrizes institucionais para sedação moderada possam variar.

Contraindicações ao Contraste

Reações alérgicas graves a agentes de contraste não iônicos de baixa osmolaridade são raras, ocorrendo em menos de 1 a cada 2.000 administrações. Os fatores de risco para reação ao contraste incluem reação prévia, alergias não relacionadas, asma, ansiedade e uso de betabloqueadores. Entre estes, apenas uma reação prévia à mesma classe de contraste é importante o suficiente para exigir pré-medicação ou simplesmente evitar o contraste intravenoso. Alergia a frutos do mar ou a outros compostos que contenham iodo *não* deve ser considerada uma contraindicação ao contraste intravenoso. Reações ao contraste iodado não são consideradas como alergias verdadeiras, uma vez que se acredita que sejam mediadas pela liberação direta de histamina, e não por anticorpos circulantes. O mecanismo de liberação de histamina fornece uma base teórica para pré-medicação no contraste. Em casos eletivos, uma pré-medicação oral em 13 horas é recomendada, consistindo em 50 mg de prednisona em 13, 7 e 1 hora antes do procedimento, mais 50 mg de difenidramina em 1 hora antes do procedimento. Em casos de urgência, a pré-medicação intravenosa pode ser realizada com 40 mg de metilprednisolona (ou equivalente) administrados a cada 4 horas até a administração do contraste e 50 mg de difenidramina dentro de uma hora antes do procedimento. Mesmo em casos de urgência, a pré-medicação deve ser tentada por, no mínimo, 4 a 5 horas, se possível. Em situações de emergência, quando um evento anafilático for esperado, o uso de anestesia pode ser necessário, se não houver alternativas ao uso de contraste iodado.

O contraste iodado também pode afetar de modo adverso a função renal. Os fatores de risco para nefropatia induzida por contraste (CIN) incluem doença renal crônica preexistente, diabetes, insuficiência cardíaca, idade avançada e administração de um grande volume de contraste. Pacientes de risco devem ser avaliados pelo nível de creatinina sérica antes da administração do contraste. Em indivíduos com lesão renal aguda ou uma taxa de filtração glomerular (GFR) estimada menor que 60, o procedimento deve ser adiado ou realizado com alternativas ao contraste iodado, se possível. A hidratação com líquidos intravenosos antes e após o procedimento também pode diminuir o risco, e os protocolos específicos variam de acordo com as diretrizes institucionais.

Pacientes Instáveis e Risco de Descompensação

Se o paciente estiver instável, ou se houver uma possibilidade significativa de que o paciente apresente descompensação na sala de radiologia intervencionista, um anestesista deve ser envolvido. Outras situações em que a anestesia geral possa ser apropriada incluem pacientes com tolerância importante a opioides, expectativa de que o procedimento cause muita dor ou pacientes com doença cardiopulmonar grave.

O Paciente Deve Ser Avaliado Antes do Procedimento de Radiologia Intervencionista?

Uma das maiores vantagens de uma especialidade de procedimentos orientados por imagens é que a decisão de executar ou não o procedimento, muitas vezes, pode ser tomada a partir de informações clínicas e imagens disponíveis no prontuário eletrônico. Embora essa prática seja absolutamente encorajada, nem sempre é necessário consultar cada paciente antes que este seja levado à área pré-procedimento. Por outro lado, isso permite que você faça perguntas ao paciente, confirme informações do prontuário e realize um exame breve e garanta que o paciente tenha participação ativa no plano antes da obtenção do consentimento.

Depois de passar pela lista de verificação da consulta e reunir todas as informações necessárias, você apresentará o caso a um médico assistente. Ele ou ela determinará se o caso será aprovado. Se aprovado, avise o serviço que realizou o encaminhamento e informe a equipe encarregada do agendamento. Se o caso for descartado, informe educadamente o motivo dessa decisão à equipe responsável pelo encaminhamento, se existe um plano de acompanhamento do paciente na radiologia intervencionista e documente tudo no prontuário do paciente. Em termos gerais, notas de consulta, história e exame físico em radiologia intervencionista devem ser focados e diretos. A nota comunica as informações reunidas e o plano formulado.

Aos olhos dos serviços de encaminhamento, a radiologia intervencionista tem a reputação de conseguir pensar fora da caixa e encontrar modos criativos para resolver problemas. Por esse motivo, não é raro encontrar alguma resistência quando um procedimento é recusado. Seja sempre educado, atenha-se aos fatos e envolva o médico assistente na conversa já no início, para garantir que todas as partes fiquem satisfeitas com o plano. Lembre-se de que os médicos que realizaram o encaminhamento querem o melhor para seus pacientes e podem ver a radiologia intervencionista como a última esperança destes.

1.2 Tarefas Pré-Procedimento

Consentimento

Após a aprovação e o agendamento de um caso, geralmente, o paciente é levado a uma área de espera, onde a enfermagem efetua a admissão, mede os sinais vitais, colhe sangue, se necessário, etc. Nesse momento, o paciente também consente com o procedimento, se já não o tiver feito. Dependendo da política da instituição, os consentimentos podem ser obtidos por um residente, um enfermeiro ou auxiliar médico, um estagiário ou o médico assistente. Os componentes de um bom consentimento incluem uma descrição do procedimento, os riscos envolvidos, os benefícios e as alternativas. O consentimento também deve ser obtido para quaisquer procedimentos relacionados que *possam ser* necessários. Por exemplo, quando um paciente consente com uma biópsia do pulmão, deve consentir também com a colocação de um tubo torácico, no caso de uma complicação do procedimento com pneumotórax.

Antibióticos

Alguns procedimentos de radiologia intervencionista requerem que o paciente receba uma dose de antibióticos antes do início. Na maioria das vezes, os procedimentos vasculares são considerados limpos e não requerem profilaxia com antibióticos. A justificativa por trás da profilaxia, em algumas circunstâncias, está relacionada à contaminação pela passagem de agulhas e cateteres, em partes contaminadas do corpo, para a corrente sanguínea.

Procedimentos que envolvam os sistemas hepatobiliar, geniturinário ou gastrointestinal são considerados contaminados e requerem antibióticos profiláticos com cobertura para Gram-negativos. Em alguns casos, antibióticos podem ser adequados mesmo na ausência de contaminação, por exemplo, na colocação de um enxerto de *stent* ou em um procedimento de embolização. Um enxerto de *stent* introduz um corpo estranho intravascular, e a embolização cria uma área de tecido infartado; ambos podem ser um ninho de crescimento bacteriano. Procedimentos que envolvam a coluna raramente provocam infecção, mas esta pode ser muito grave quando acontece, muitas vezes exigindo debridamento cirúrgico. Por esse motivo, pacientes submetidos a vertebroplastia/cifoplastia e discografia recebem profilaxia para cobertura da flora cutânea. A profilaxia não é recomendada de rotina para acesso vascular permanente, incluindo acessos percutâneos e portas de acesso vascular, mas é incluída em alguns departamentos de radiologia intervencionista como parte de sua política, uma vez que muitos desses pacientes estão recebendo agentes imunossupressores ou apresentam um risco de infecção acima da média por outros motivos.

Uma vez que não existem dados sólidos e validados prospectivamente sobre o assunto, o uso de antibióticos profiláticos é baseado nas normas das diretrizes de consenso da SIR. Em alguns casos, os dados não são robustos o suficiente para se chegar a um consenso, e, em vez disso, a prática é baseada em políticas do departamento. A ▸**Tabela 1.4** destrincha as diretrizes gerais para profilaxia antibiótica, mas deve-se observar que os antibióticos usados e os procedimentos para os quais são indicados podem diferir entre as instituições.

Tabela 1.4 Profilaxia antibiótica para procedimentos intervencionistas comuns

Antibiótico	Procedimentos
Nenhuma profilaxia antibiótica necessária	Angiografia diagnóstica, angioplastia, colocação de *stent*, colocação de filtro da IVC
Cefazolina	Vertebroplastia, discografia lombar, colocação de endoenxerto, tubos de gastrostomia, linhas de acesso vascular possivelmente permanentes e intervenções de acesso para diálise
Ceftriaxona ou outras cefalosporinas com cobertura para Gram-negativos	Drenagem biliar, drenagem de abscesso, tubos de nefrostomia, quimioembolização

Em geral, cefazolina é usada em procedimentos "limpos" para cobertura da flora cutânea. Em procedimentos abdominais/geniturinários (GUs), ceftriaxona ou outra cefalosporina com cobertura para Gram-negativos é administrada. Clindamicina é uma opção para indivíduos com uma alergia importante a penicilina, e vancomicina pode ser necessária naqueles com alto risco de *Staphylococcus aureus* resistente a meticilina (MRSA). Se o paciente já estiver recebendo antibióticos, é importante garantir que ele tenha cobertura adequada para o procedimento planejado. Do contrário, uma dose separada pode estar indicada.

Sedação

Antes que a equipe de enfermagem leve o paciente para a sala de radiologia intervencionista, o plano de sedação deve ser estabelecido. A sedação consciente tipicamente é realizada usando-se **midazolam** e **fentanila,** na maioria dos casos. Uma dose inicial típica de midazolam corresponde a 0,5 a 1 mg, enquanto a dose inicial de fentanila corresponde a 50 mcg. Doses adicionais podem ser administradas, quando necessário, durante o procedimento, mas devem ser usadas de modo conservador. Em geral, midazolam é uma medicação segura, e são necessárias doses muito altas até que surjam problemas. Em raros casos, quando houver deterioração do estado respiratório ou mental do paciente em virtude de sedação excessiva, agentes de reversão estão disponíveis para uso. Flumazenil é administrado para superdosagem de midazolam (antagonista de benzodiazepínicos) e naloxona para superdosagem de opiáceos.

A sedação oral consciente é segura na maioria dos pacientes. Ocasionalmente, um paciente descreve uma reação às medicações sedativas, levantando uma questão sobre a possibilidade de se realizar o procedimento sem elas. Para procedimentos simples, como colocação de acesso, um anestésico local pode ser suficiente. Tentar procedimentos mais complicados sem sedação pode ser arriscado, uma vez que é importante que o paciente permaneça imóvel enquanto você trabalha. Se houver situações em que a sedação precise ser evitada, deve-se garantir que um médico assistente saiba disso com antecedência. Casos que exijam anestesia geral também devem ser planejados com antecedência.

1.3 Sala de Radiologia Intervencionista

Após a conclusão de todas as tarefas na área de espera e a obtenção do consentimento, o paciente pode ser levado de volta à sala de radiologia intervencionista. Esse é um ambiente estranho para recém-chegados, e as ferramentas usadas trazem consigo uma curva de aprendizado. Compreender a terminologia usada na rotina, assim como usar o equipamento e as questões de segurança envolvidas facilitará uma participação mais ativa nos procedimentos de radiologia intervencionista.

A fluoroscopia é a ferramenta de imagem usada com mais frequência em radiologia intervencionista. Ultrassom é usado, predominantemente, para acesso vascular e também para alguns procedimentos percutâneos. Tomografia computadorizada (CT) é usada, principalmente, para biópsias, drenos e ablações.

Durante procedimentos orientados por fluoroscopia, o paciente deita-se em uma mesa abaixo de um **detector de imagem**, geralmente chamado de "braço C" (▸ **Fig. 1.1**). O feixe de raios X tem origem no tubo de raios X, que está localizado abaixo do paciente. O feixe sai do tubo, entra no paciente e segue até o detector acima do paciente.

Os procedimentos de radiologia intervencionista são realizados com **fluoroscopia pulsada** – essencialmente radiografias em tempo real. A fluoroscopia pulsada obtém múltiplas radiografias individuais por segundo, criando um aspecto de movimento em "tempo real". A maioria dos procedimentos pode ser realizada com *frame rates* surpreendentemente baixas de 4 a 7 quadros por segundo; deve-se selecionar a menor *frame rate* que permita a realização do procedimento do modo mais rápido e seguro. Materiais de contraste podem ser injetados em vasos, ductos, órgãos e espaços, para que possam ser visualizados por fluoroscopia. O contraste opacifica a luz ou o espaço, absorvendo parte dos raios X em seu trajeto até o detector, permitindo a visualização dessas estruturas.

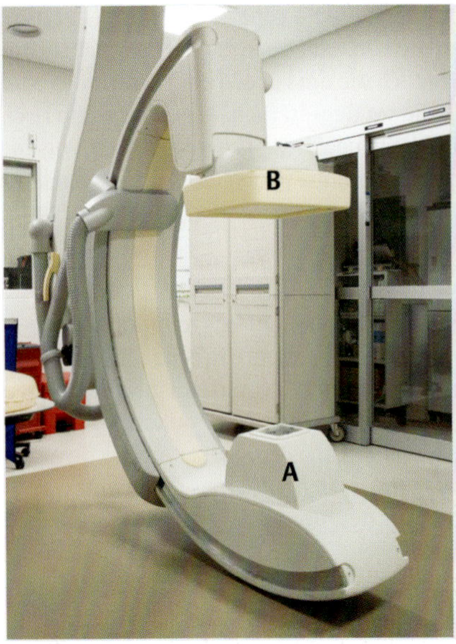

Fig. 1.1 Exemplo de uma unidade de fluoroscopia para procedimento. O feixe de raios X tem origem no (**A**) tubo de raios X e é dirigido para o **(B)** detector de imagem.

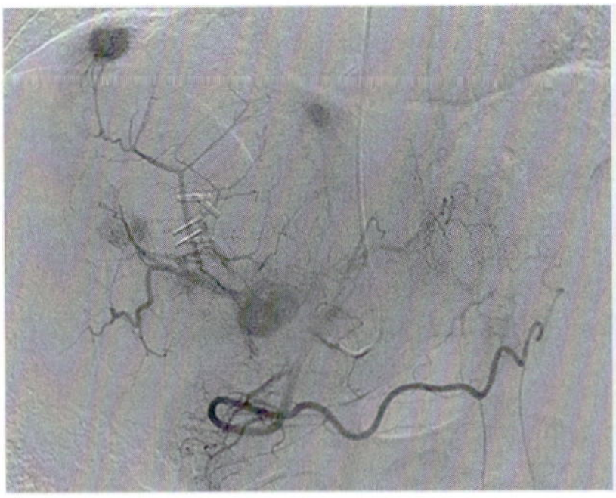

Fig. 1.2 Exemplo de angiografia de subtração digital da artéria celíaca, em que todos os tecidos moles e ossos vizinhos foram subtraídos, deixando apenas a anatomia arterial opacificada.

A **angiografia de subtração digital (DSA)** é uma técnica que costuma ser usada para visualização ideal dos vasos sanguíneos. Durante a DSA, ossos e outros tecidos moles são "subtraídos" da imagem fluoroscópica, deixando apenas uma imagem de vasos sanguíneos cheios de contraste (▶**Fig. 1.2**). As imagens de DSA requerem que o paciente permaneça completamente imóvel para que as estruturas vizinhas sejam subtraídas. Muitas vezes, você ouvirá o paciente ser instruído a "não respirar e não se mover" durante a aquisição de imagens de DSA. Algum movimento respiratório é inevitável, na maioria casos, o que provoca um artefato de movimento nas imagens de DSA.

Para angiografia, o contraste iodado e o gás CO_2 constituem as classes mais comuns de agentes de contraste. O **contraste iodado** é um agente de contraste positivo (radiopaco) e pode ser iônico ou não iônico. O contraste *iônico* é hidrossolúvel com baixa viscosidade. É nefrotóxico e deve ser usado com cautela em pacientes com baixa GFR. Também tem o potencial de causar reações adversas, que podem variar de um simples prurido até choque anafilático, embora esse último seja relativamente raro. O contraste *não iônico* não é dissolvido no sangue e é mais viscoso que o contraste iônico. Contudo, ele tende a causar menos efeitos adversos que o contraste iônico. Por esse motivo, agentes não iônicos são usados de modo quase exclusivo.

O contraste iodado pode ser fornecido ao organismo por injeção manual ou por bomba injetora. A injeção manual é preferível para fornecimento de *bolus* controlados de contraste ou para injeção em vasos menores. Por outro lado, a **bomba injetora** é ideal quando um alto volume de contraste precisa ser fornecido rapidamente (▶**Fig. 1.3**). As bombas injetoras geralmente são usadas para opacificar vasos de grande calibre (como a veia cava ou a aorta) ou tentar opacificar um grande leito vascular (como a artéria mesentérica superior e seus ramos). Uma vez que o contraste seja injetado com alta taxa de fluxo, a tubulação deve estar livre de bolhas de ar; do contrário, existe um risco de embolia aérea.

Ao usar uma bomba injetora, você pode ouvir "20 para 30", "5 para 15" ou alguma variante desses dois números. O primeiro número refere-se à taxa de fluxo (20 mL/s), enquanto o segundo número refere-se ao volume total de contraste que será injetado. Portanto, "20 para 30" significa a injeção de contraste em uma velocidade de 20 mL/s durante 1,5 s, com um volume total injetado de 30 mL. As taxas de fluxo e o volume total variam, dependendo do vaso que se tenta opacificar e da preferência do intervencionista.

O **gás CO_2** também pode ser usado para angiografia. Ao contrário do contraste iodado, o gás CO_2 é um agente de contraste *negativo*, ou seja, é *radiolucente* (▶**Fig. 1.4**). Técnicas especiais de subtração digital de CO_2 são necessárias para visualizar o contraste por CO_2 na corrente sanguínea. O gás CO_2 é hidrossolúvel com baixa viscosidade. Também é leve e sobe até a porção menos inferior de um vaso; em um paciente em posição supina, as estruturas mais anteriores são "opacificadas" de modo preferencial. CO_2 não é nefrotóxico e raramente causa reações adversas. Uma desvantagem é que ele só pode ser fornecido por uma injeção manual.

O CO_2 como agente de contraste é neurotóxico, e nunca se deve permitir a penetração deste na vasculatura cerebral. Além disso, o gás CO_2 pode causar disfunção ventricular. Qualquer procedimento que aumente o risco de entrada de CO_2 na vasculatura cerebral está contraindicado, o que inclui procedimentos nas proximidades da aorta torácica e circulação coronariana.

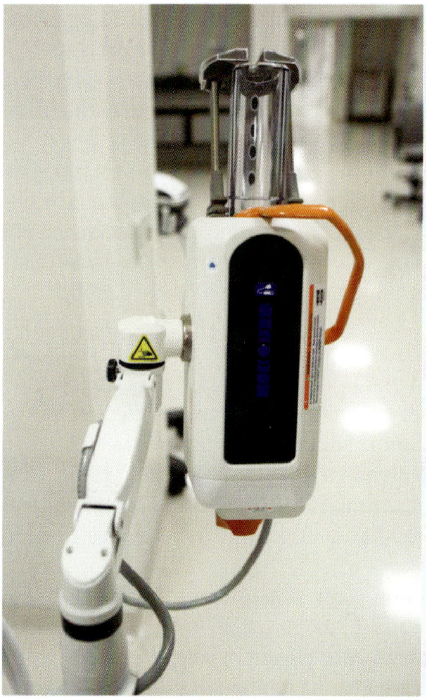

Fig. 1.3 Bombas injetoras são usadas para fornecer um grande volume de contraste de modo relativamente rápido para vasos de grande calibre ou grandes leitos vasculares.

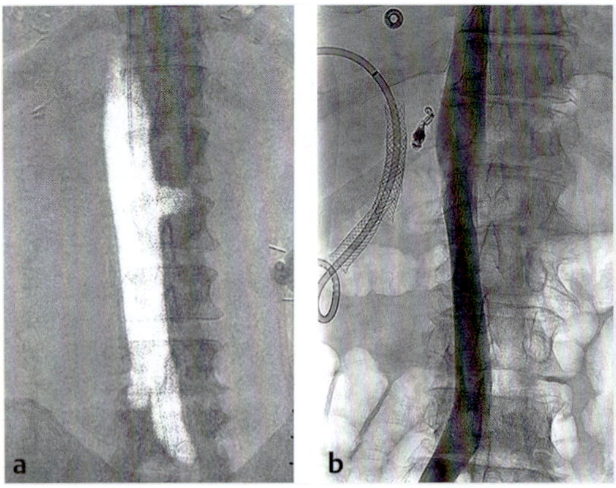

Fig. 1.4 Exemplo de angiografia com CO_2. A angiografia com CO_2 utiliza contraste negativo. Aspecto de **(a)** uma imagem com contraste negativo em comparação com **(b)** uma imagem com contraste positivo.

Segurança para Radiação

A segurança para radiação envolve a proteção do próprio profissional, da equipe na sala e do paciente na mesa. Embora você não sofra nenhuma lesão após um único procedimento, o risco cumulativo *aumenta* se não seguir bons hábitos de segurança para radiação após diversos procedimentos, mês após mês, ano após ano. Proteja-se!

A proteção pessoal inclui um avental de chumbo, um protetor de tireoide e óculos de chumbo. O avental de chumbo deve ser bem ajustado, nem muito apertado e nem muito frouxo. O chumbo também deve ser manipulado adequadamente, quando não estiver sendo utilizado. Não se deve sentar sobre ele, pendurá-lo em uma cadeira ou dobrá-lo, uma vez que isso pode provocar rachaduras e limitar sua capacidade de proteção. Antes e após o uso, o avental de chumbo deve ser sempre pendurado em um cabide ou um gancho. Esse é um bom hábito, que deve ser formado desde o início.

A técnica fluoroscópica pode fazer uma grande diferença no nível de exposição do paciente e da equipe na sala. Os fatores mais importantes que podem ser controlados na sala de angiografia são tempo, proteção e distância. Tenha em mente que, embora a exposição do paciente seja derivada principalmente do feixe de raios X, a exposição de todos na sala, na maioria das vezes, é causada pela dispersão dos raios X. É necessário ter cuidado para minimizar a quantidade de radiação usada e a quantidade de dispersão gerada, sempre que possível.

Profissionais em treinamento têm a tendência de manter o pé no pedal de fluoro sem perceber. Saiba que isso acontece e evite essa atitude. Apenas acione a fluoro quando estiver observando a tela.

Ao usar fluoro, o profissional deve sempre estar ciente do modo como está posicionado em relação ao tubo de raios X e ao paciente. A exposição à radiação diminui de modo inverso ao quadrado da distância da fonte. Isso significa que pequenos aumentos da distância entre o profissional e o paciente causam uma grande diferença no nível de exposição à dispersão derivada do paciente. Você pode aumentar a distância usando uma tubulação com extensão enquanto injeta contraste, evitando inclinar-se diretamente sobre o paciente ou a mesa e dando um passo para trás, quando possível. Ao usar a fluoro e voltar todo o seu corpo para o monitor, você estará expondo sua axila não protegida à mesa, o que fornece uma via direta ao tórax para radiação dispersada.

É possível minimizar a dispersão da radiação mantendo o detector próximo ao paciente. A cortina de chumbo abaixo da mesa deve estar colocada de modo a minimizar a dispersão lateral para os operadores. Acima da mesa, um protetor de chumbo transparente pode ser posicionado entre você e o tubo de raios X (▸ **Fig. 1.5**).

Deve-se sempre considerar as outras pessoas da equipe na sala. Uma vez que elas não têm controle sobre o momento em que a radiação será usada, é sua obrigação garantir a segurança de todos. Em primeiro lugar, olhe ao redor da sala para garantir que todos estejam usando vestimentas de chumbo antes de começar a usar a fluoro. Também há momentos durante o procedi-

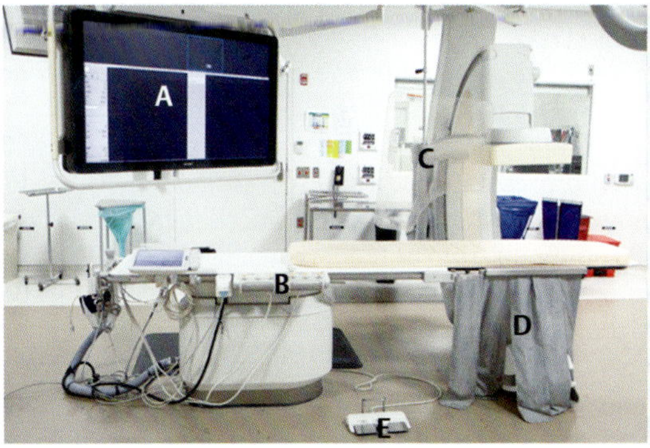

Fig. 1.5 Na sala de radiologia intervencionista, um paciente se deita na mesa com a região de interesse na área do braço C. Outros equipamentos incluem **(A)** monitor, **(B)** controles da mesa/fluoro, **(C)** blindagem de chumbo, **(D)** cortinas de chumbo e **(E)** pedal de fluoro.

mento em que a equipe pode sair da sala enquanto as imagens estão sendo obtidas, o que reduz ainda mais a exposição desnecessária.

Além de proteger a si mesmo e à equipe, também é sua responsabilidade minimizar a exposição do paciente à radiação. Um conceito importante em radiologia é **ALARA**, uma abreviação de "*as low as reasonably achievable*" em inglês, que significa "o menor que possa ser obtido de modo razoável". Isso se refere ao fato de que devemos usar o mínimo de radiação possível para obter imagens adequadas ou realizar o procedimento com sucesso.

Um modo comum para registrar a exposição do paciente à radiação consiste em registrar o tempo de fluoroscopia (FT). Contudo, o FT não mede a dose de radiação à qual o paciente foi exposto. A dose de radiação para o paciente é medida pelo valor de **kerma no ar**. Quase todo equipamento fluoroscópico medirá o kerma no ar no ponto de referência, que é uma medida da energia fornecida pelo tubo de raios X a um volume de ar. Essa medida é relatada em unidades **Gray** (Gy) e geralmente indicada como "dose cumulativa". Uma dose de radiação muito alta em um único ambiente pode ter efeitos adversos na pele. Como regra geral, a dose na pele deve corresponder a um terço da dose cumulativa, embora isso seja variável.

Em procedimentos complexos, a exposição à radiação pode atingir uma dose limiar a partir da qual o paciente poderá sofrer uma lesão cutânea. Lesões cutâneas podem aparecer após 2 semanas ou demorar até 12 semanas após o procedimento, variando de eritema transitório e perda de cabelos com doses de 2 a 5 Gy até atrofia cutânea e ulcerações com doses acima de 10 Gy.

Pacientes que receberam uma dose que possa causar uma lesão cutânea devem ser informados sobre o local exposto à dose mais alta. Normalmente, o tubo fica posicionado abaixo da mesa, com o detector de imagem sobre a mesa; portanto, um paciente em posição supina durante um procedimento receberá a maior dose cutânea nas costas. Pacientes que tenham recebido uma dose muito elevada devem ter uma verificação da pele programada logo após o procedimento.

Existem algumas estratégias gerais para minimizar a exposição à radiação. A **colimação** envolve o estreitamento do campo de visão fluoroscópica, de modo que o feixe de radiação atinja uma área menor do corpo. Isso diminui a dispersão da radiação e impede que o tecido vizinho (incluindo sua própria mão, às vezes) seja exposto diretamente ao feixe. Tipicamente, a colimação é realizada de modo que apenas a área de interesse seja mostrada no monitor.

Ao realizar um procedimento orientado por fluoroscopia, instintivamente você terá o desejo de ampliar a imagem para observar melhor a área de trabalho. Infelizmente, a ampliação tem um custo, uma vez que a dose aumenta de modo significativo em cada nível de ampliação. Utilize a ampliação, quando necessário, mas evite-a em outras situações. Aproxime o monitor dos seus olhos para melhorar a visualização antes de ampliar. A ampliação digital pode ser empregada em alguns sistemas, sem aumentar a dose de radiação.

1.4 Procedimento

Com alguns conhecimentos básicos sobre a segurança em radiação e o equipamento na sala de radiologia intervencionista, você estará pronto para participar de procedimentos.

Os técnicos e a equipe de enfermagem estão encarregados de trazer os pacientes para a sala, transferi-los para a mesa de procedimento, preparar o local onde o trabalho será realizado, aplicar campos estéreis e configurar o equipamento. Dependendo do procedimento realizado, os pacientes podem estar na posição prona ou supina, com os braços estendidos ou dobrados.

Antes de entrar na sala, você deve vestir touca, máscara e óculos. Encontre um conjunto de avental de tamanho apropriado, incluindo um protetor para a tireoide. No interior da sala, tenha um par de luvas e um avental estéril preparados (se você avisar os técnicos ou a enfermagem com antecedência, eles farão a gentileza de preparar tudo para você). Apenas quando estiver protegido com chumbo, com luvas e avental prontos na sala, você pode começar a escovação. Pelo menos uma vez no treinamento de radiologia intervencionista, você realizará a escovação e andará pela sala de radiologia intervencionista sem usar o avental de chumbo. Mas tudo bem, todos já fizemos isso.

A maioria dos departamentos de radiologia intervencionista não exige que se realize uma escovação completa. Em vez disso, você pode usar um higienizador de clorexidina/álcool etílico para as mãos em um dispensador próximo à sala. A técnica específica e o momento exigido dependem da solução e das políticas institucionais. Uma vez na sala, vista o avental e as luvas. Muitos radiologistas intervencionistas preconizam o uso de dois pares de luvas. Se você detectar um furo em uma luva durante o procedimento, isso pode ajudar a determinar se a punção penetrou até a pele ou não. Também permite a remoção do par superior e a colocação de um novo par sem invalidar a escovação.

Cada procedimento de radiologia intervencionista começa com um intervalo. Neste, serão identificados o nome e a data de nascimento do paciente, o procedimento a ser realizado e a lateralidade da intervenção (se necessário). A enfermagem discorrerá sobre alergias do paciente, exames laboratoriais pertinentes, assim como qualquer medicamento para sedação e antibióticos que tenham sido administrados.

Ao começar pela primeira vez, você pode ser mais útil auxiliando um estagiário, um residente mais antigo ou um médico assistente durante o procedimento. Para isso, você deve ter o conhecimento básico sobre os vários cateteres e fios e a sequência em que são usados (descritos no Capítulo 2).

Se tiver tempo antes do início do procedimento, você pode se familiarizar com o equipamento na mesa. Um conceito importante é aprender quais ferramentas são projetadas para se encaixar no interior da outra. O melhor de tudo é que você pode simular o procedimento fora do corpo, imaginando como todas as peças devem funcionar juntas. Além de ler sobre isso, auxiliar um caso vai ajudá-lo a reconhecer e prever as etapas e prepará-lo para começar a realizar procedimentos básicos por conta própria.

Interpretando as Imagens Fluoroscópicas

Quando passar algum tempo trabalhando com radiologistas intervencionistas, você irá observar como eles são capazes de interpretar imagens fluoroscópicas com rapidez, aparentemente sem esforço. Ao mesmo tempo, talvez você nem tenha certeza sobre qual parte do corpo está olhando. Não deixe que isso o desestimule. Com o tempo, a interpretação dessas imagens será quase automática, mas apenas depois que tiver visto muitos casos e seu cérebro tiver sido treinado para isso.

Até que tenha dominado essa habilidade, é necessário seguir um modo sistemático para interpretar imagens fluoroscópicas. É algo parecido com o que você aprendeu para avaliar radiografias torácicas, porém a fluoroscopia é muito mais difícil, uma vez que apenas uma porção da anatomia é visualizada (que ainda por cima, geralmente, é anormal). Às vezes, você não terá o benefício de conhecer os eventos precedentes que levaram à imagem em questão. Parte do treinamento em radiologia intervencionista consiste em praticar a interpretação de imagens ao analisar casos desconhecidos. Seu médico assistente mostrará uma ou mais imagens fluoroscópicas estáticas e pedirá que você explique o que está acontecendo. Esta estrutura simples pode ajudar na avaliação do caso:

1. Identifique o tipo de estudo: a maioria das imagens fluoroscópicas apresentará *alguma* estrutura opacificada em relação ao cateter. A identificação desta estrutura opacificada informará que tipo de estudo está sendo examinado.

   Em primeiro lugar, encontre a ponta do cateter e o trajeto seguido. A localização e a direção do cateter fornecerão uma indicação sobre a estrutura que está sendo acessada. Quando tiver encontrado o cateter, observe que estrutura está sendo opacificada pelo contraste. Por exemplo, um cateter que se desloca sinuosamente da linha média para o quadrante superior direito do abdome pode ter sido inserido para uma angiografia hepática. Do mesmo modo, um cateter que entra no quadrante superior direito a partir da pele pode corresponder a uma intervenção hepatobiliar. Se um vaso sanguíneo estiver sendo mostrado, deve-se determinar se o vaso opacificado é uma artéria ou uma veia e em que parte do corpo está localizado. A relação entre o vaso opacificado e os ossos adjacentes costuma ser útil. Use a coluna como ponto de referência no abdome (a aorta deve estar à esquerda, a veia cava à direita). Use os ossos da extremidade e o cinturão pélvico para se orientar nos braços e nas pernas.
2. Identifique a patologia: quando souber que tipo de estudo está analisando e em que parte do corpo está, é possível usar o padrão de opacificação para encontrar a anormalidade. A maioria das patologias pode ser identificada quando houver opacificação onde não deveria haver, ou se não ocorrer enchimento por contraste onde este deveria ser visto normalmente. É necessário algum tempo para diferenciar o normal do anormal, mas tudo se resume ao reconhecimento de padrões. Quanto mais casos vir, mais será capaz de identificar.

   Se você tiver identificado o sistema arterial, procure extravasamento de contraste (*blush*), segmentos estreitados, aneurismas etc. No sistema venoso, procure fluxo em vasos colaterais ou defeitos de preenchimento que possam indicar trombose ou oclusão venosa. No sistema biliar, procure áreas dilatadas ou estreitas nos ductos biliares. Às vezes, é possível deduzir o que está acontecendo com base nas ferramentas observadas na imagem. Se houver um balão de angioplastia na imagem, o problema provavelmente é algum tipo de estreitamento.
3. Reúna todas as informações: observar o que está acontecendo em uma imagem é o maior problema. Depois que você tiver colhido as informações, poderá *pensar* no que está acontecendo. Os casos apresentados costumam ser escolhidos porque existe algum ponto que deve ser ensinado. Seu desafio é encontrar os achados de imagem e tirar uma conclusão sobre o processo mórbido presente. Por que aquela pessoa realizou o procedimento de radiologia intervencionista em primeiro lugar? O ducto biliar está estreitado por uma estenose benigna ou existe uma massa compressiva? A oclusão venosa é decorrente de um estado de hipercoagulação ou existe uma compressão venosa subjacente? O estreitamento da artéria renal é decorrente de uma aterosclerose ou estamos lidando com uma displasia fibromuscular? Estes são os tipos de perguntas que você deve considerar quando tiver ideia do que está analisando.

Assumir casos pode ser uma experiência humilhante quando você tiver dificuldade com eles. Quanto mais você observar e conhecer os procedimentos de radiologia intervencionista, mais fácil ficará. Deve-se ter em mente que é raro encontrar um cenário na vida real em que seja necessário interpretar uma única imagem. Ao analisar um caso, você tem o benefício de conhecer as etapas que o levaram até ali, sem mencionar as imagens preexistentes do paciente, que podem ser examinadas quando necessário. Dito isso, o verdadeiro benefício da análise de casos desconhecidos é o treinamento de seu cérebro para analisar imagens fluoroscópicas e absorver muitas informações de uma vez. Isso vai ajudar muito quando você passar a realizar os procedimentos sozinho.

1.5 Cuidados Pós-Procedimento

Quando o procedimento estiver completo, o paciente será *seu*. Você cuidará dele ou dela não apenas na área de manutenção pós-procedimento, mas, possivelmente, durante dias após o procedimento. Uma vez que somos predominantemente um serviço de consultas, existe a tendência de enviar o paciente de volta ao serviço que realizou o encaminhamento para cuidados futuros. É verdade que não estamos equipados para atender a todas as necessidades do paciente no andar, mas isso não nos exime da responsabilidade de acompanhá-lo e garantir o melhor cuidado possível. Após o procedimento, seus objetivos devem incluir: (1) garantir a transição segura dos cuidados, (2) manter uma boa comunicação com as outras equipes que cuidam do paciente e (3) estar atento para lidar com qualquer problema que surja de modo oportuno e com o mínimo de prejuízo possível ao paciente.

No período pós-procedimento imediato, você deve fazer as prescrições relevantes, preencher a documentação pós-procedimento e lidar com qualquer problema relacionado ao procedimento. Pode ser tentador pular imediatamente para o próximo caso, mas todas essas tarefas devem ser executadas.

As prescrições relevantes podem incluir exames laboratoriais, prescrições de repouso no leito ou nível de atividade, prescrições de dieta e líquidos, imagens de acompanhamento etc. Como regra, qualquer exame laboratorial ou de imagem que você prescreva deve ser acompanhado pela radiologia intervencionista (você ou um residente de plantão). Não suponha que a equipe de encaminhamento saiba por que o pedido foi feito ou o que fazer com o resultado.

A documentação do que foi realizado no procedimento é uma parte importante de nossa comunicação. Dependendo da política de sua instituição, pode envolver uma anotação pós-procedimento no prontuário, incluindo a descrição do procedimento e quaisquer complicações encontradas. Geralmente tais anotações são curtas e simples. Você também pode precisar ditar um relatório de procedimento separado. Em procedimentos de rotina, tipicamente existe um modelo padrão disponível para uso, mas você precisa garantir que as etapas descritas reflitam o que realmente foi feito. Além disso, o relatório deve descrever qualquer achado de imagem durante o caso e quaisquer alterações ou complicações que tenham ocorrido. O parecer declara se o procedimento foi um sucesso e se existe um plano de acompanhamento para o paciente. Em procedimentos mais complexos, uma boa prática consiste em comunicar verbalmente os resultados à equipe responsável pelo encaminhamento. Nesses casos, um simples relatório ditado não constitui uma boa comunicação. Ligue para o serviço e conte o que foi feito e o que devem procurar. Conversar por telefone também permite que a equipe faça perguntas.

Depois do procedimento, os pacientes são transferidos para a área pós-procedimento. Enquanto estiverem lá, você será a principal pessoa responsável pelos cuidados. Isso significa que você será chamado para avaliar qualquer problema que apareça. Na maioria das vezes, são problemas simples, mas você deve estar pronto para tudo, já que podem ocorrer complicações tardias, às vezes muito graves. Se a enfermagem fizer um chamado por causa de algum problema, vá ver o paciente.

A maioria das chamadas não é séria, mas será necessário avaliar o paciente para garantir que tudo esteja bem. Alguns problemas podem ser sérios, mas talvez ainda estejam dentro de sua capacidade de tratamento. Você também deve reconhecer situações graves o bastante para solicitar o auxílio da equipe primária ou até mesmo da equipe de resposta rápida. Tentar lidar com situações que estejam além de seu treinamento simplesmente adiará o tratamento e causará maior dano ao paciente. Se receber um chamado devido a um problema possivelmente sério, faça uma avaliação geral do aspecto do paciente. Se ele ou ela parecer mal, confie em seus instintos e proceda com cautela. Reconheça anormalidades dos sinais vitais, pois provavelmente este será o principal indicador para determinar se você consegue lidar com a situação ou se deve pedir auxílio.

Falta de ar é uma queixa pós-procedimento comum. Para esse tipo de chamada, veja o paciente e avalie a gravidade. Um paciente que fala usando sentenças completas é tranquilizador.

Se for o caso, inicie o uso de oxigênio para o paciente e verifique a saturação. Em alguns casos, a falta de ar pode ser causada simplesmente pela cateterização, em particular após procedimentos hepatobiliares. O melhor controle da dor permitirá que esses pacientes respirem normalmente e sintam-se mais confortáveis. Para pacientes que aparentem um problema grave, deve-se considerar a possibilidade de complicações como pneumotórax ou embolia aérea. Se você esteve no procedimento, pergunte a si mesmo se aconteceu alguma coisa durante o caso que pudesse acarretar esse risco. Solicitar uma radiografia é simples e pode descartar muitas complicações cardiopulmonares de emergência. Se o quadro for grave a ponto de considerar uma CT para o paciente, será melhor chamar o serviço primário e alertar sobre a situação.

A dor não é rara após procedimentos de radiologia intervencionista. A dificuldade nessas situações consiste em determinar se ela representa uma dor pós-procedimento esperada ou se é uma indicação de que algo mais grave está acontecendo. Um bom exemplo é um paciente com dor abdominal após um procedimento de biópsia hepática percutânea. Alguns pacientes sentem muita dor em decorrência do procedimento, mas não queremos deixar de detectar um hematoma com formação rápida que cause dor por estiramento da cápsula hepática. Uma dor *intensa* pode ser um sinal de advertência para a necessidade de se tomar alguma providência, como avaliação de sangramento oculto, em vez de simplesmente administrar mais medicações para dor.

Se um paciente se queixar de dor torácica e você avaliar que o paciente está apresentando um infarto do miocárdio (MI), a primeira etapa consiste em obter um ECG e colher marcadores cardíacos. Se houver um infarto do miocárdio com elevação de ST (STEMI), ligar para a equipe de resposta rápida, administrar nitroglicerina sublingual ao paciente, oxigênio, morfina e aspirina ("NOMA"). Qualquer dor torácica cardíaca importante deve ser comunicada à equipe primária.

Algumas vezes, você será chamado para atender um paciente que se queixa de calafrios, que podem ser acompanhados por um tremor visível. Essa é a apresentação dos calafrios pós-procedimento. Eles ocorrem no contexto de bacteremia transitória, que não é rara após procedimentos de radiologia intervencionista, especialmente quando o paciente não tiver recebido antibióticos profiláticos. Durante procedimentos GUs/hepatobiliares, a distensão excessiva do sistema coletor urinário, da árvore biliar ou da vesícula biliar pelo contraste também pode provocar bacteremia transitória, ao forçar a passagem de bactérias pela parede da luz. A resposta imunológica desencadeada provoca calafrios e tremores. Isso pode ser alarmante para o paciente, mas, quando reconhecida, o tratamento sintomático com meperidina costuma ser efetivo, enquanto o sistema imunológico elimina a bacteremia. Uma minoria dos pacientes pode desenvolver sepse progressiva com queda da pressão arterial. Nesses casos, você deve ser mais agressivo, o que significa obter acesso central, realizar infusão de fluidos em *bolus* e introduzir antibióticos empíricos.

Às vezes, ocorre um sangramento pós-procedimento com origem no local de acesso. O mais importante é verificar se o sangramento é derivado da própria incisão ou de uma lesão em um vaso superficial. Por exemplo, após a colocação de um tubo G, o sangramento tem origem na pele ou pode ter ocorrido uma lesão da artéria epigástrica, ou de um vaso gástrico durante a punção? Preste atenção à hemodinâmica do paciente. Se o quadro for grave, pode ser necessário levar o paciente para uma angiografia diagnóstica. Nunca envie um paciente potencialmente instável para um ambiente com nível de cuidado inferior a uma ICU e mantenha a equipe de encaminhamento sempre no circuito.

A hipotensão no contexto pós-procedimento pode ser o resultado de vários problemas diferentes. Pode ser causada apenas por desidratação e pelo efeito de medicamentos administrados durante o caso. Se você achar que o paciente apresenta depleção de volume, pode tentar infusões de líquidos, mas isso deve ser criterioso, a não ser que se saiba com certeza que o paciente não apresenta fatores de risco para sobrecarga de volume. Se a hipotensão exibir um valor limítrofe e o paciente apresentar um bom estado mental, o simples monitoramento atento não é uma má escolha.

O fator mais importante durante uma avaliação de hipotensão é determinar se ela pode estar indicando uma complicação grave. Se a pressão arterial diminuir com rapidez e o paciente apresentar taquicardia, você pode estar lidando com um quadro de ruptura de vasos ou tamponamento cardíaco. As duas coisas que devem ser feitas imediatamente são: chamar a equipe de resposta rápida e fazer com que alguém encontre o médico assistente. No caso de complicações graves, algumas vezes, a melhor ação consiste em levar o paciente de volta para a sala de radiologia intervencionista e realizar uma angiografia. O médico assistente ajudará a tomar essa decisão, se houver uma suspeita suficiente de lesão iatrogênica. Enquanto isso, introduzir fluidos, solicitar exames laboratoriais, realizar uma radiografia de tórax imediata. Quando a equipe de resposta rápida chegar, você fornecerá uma história breve do paciente, dirá qual procedimento foi realizado e quais etapas foram adotadas até o momento. Essas situações são raras, mas você deve estar preparado mesmo assim.

Rodízio em Radiologia Intervencionista

O rodízio é tratado de modo diferente, dependendo da instituição. Alguns residentes são envolvidos como rotina, enquanto em outros locais não há expectativa de que residentes participem. Qualquer que seja seu local de treinamento, se você tiver a oportunidade de fazer esse rodízio, deve experimentar. Talvez você precise buscar essa experiência ativamente, se ela já não tiver sido definida com antecedência.

Existem alguns motivos pelos quais o rodízio é importante, alguns práticos e outros mais idealistas. O rodízio permite o acompanhamento dos resultados de nossos procedimentos, assim como a detecção de qualquer complicação tardia. Estamos em uma posição ideal para correlacionar os achados obtidos em primeira mão durante o procedimento com a resposta clínica do paciente ao tratamento. Se o procedimento não atingir seu objetivo, podemos fazer recomendações de manejo à equipe responsável pelo encaminhamento, incluindo qualquer intervenção de radiologia intervencionista subsequente.

O rodízio proporciona um meio de comunicação com o paciente e com a equipe de encaminhamento. No mínimo, você deve escrever uma nota de evolução diária. Não precisa ser longa, mas deve informar qual procedimento foi realizado, qualquer dado objetivo relevante, a avaliação e o plano da radiologia intervencionista. Uma conversa direta com a equipe que encaminhou o paciente (às vezes, pessoalmente) é um bom hábito que pode ser criado. Ele permite que qualquer pergunta seja respondida e mostra à equipe responsável pelo encaminhamento que a radiologia intervencionista está interessada em nossos pacientes.

Por fim, fazer o rodízio e estar visível nos andares é bom para relações públicas. Permite que tenhamos um bom relacionamento com as equipes que realizam encaminhamentos, o que por sua vez pode produzir melhores encaminhamentos e um papel mais cooperativo no departamento. Coisas simples como essas podem melhorar a posição da radiologia intervencionista no hospital e garantir a continuidade de uma prática frutífera.

Existe um velho ditado na prática privada: um consultor de sucesso e valioso está disponível, é afável e capaz. Sendo a imagem do serviço clínico de radiologia intervencionista, o estagiário deve ser todos os três. Nossa esperança é que você use este manual para construir uma base clínica sólida e tornar-se mais *capaz*. No fim do treinamento, tente não ser apenas um profissional que realiza os melhores procedimentos, mas também o melhor radiologista intervencionista clínico que puder.

Leitura Sugerida

[1] American College of Radiology. Manual on Contrast Media. Reston, VA: American College of Radiology; 2015

[2] Balter S, Hopewell JW, Miller DL, Wagner LK, Zelefsky MJ. Fluoroscopically guided interventional procedures: a review of radiation effects on patients' skin and hair. Radiology. 2010; 254(2):326–341

[3] Patel IJ, Davidson JC, Nikolic B, et al.; Standards of Practice Committee, with Cardiovascular and Interventional Radiological Society of Europe (CIRSE) Endorsement. Standards of Practice Committee of the Society of Interventional Radiology. Addendum of newer anticoagulants to the SIR consensus guideline. J Vasc Interv Radiol. 2013; 24(5):641–645

2 Ferramentas do Ofício

Suraj Prakash ▪ Matthew Evan Krosin ▪ L. C. Alexander Skidmore ▪ Gregory E. Guy

2.1 Procedimentos Vasculares

Tendo como pioneiro o Dr. Sven-Ivar Seldinger, a **técnica de Seldinger** é o método mais comumente usado para obtenção de acesso vascular. Ela permite a introdução de instrumentos nos vasos, começando com uma agulha e aumentando sequencialmente o tamanho até cateteres e outras ferramentas grandes o suficiente para realizar os procedimentos. A técnica pode ser usada para obter acesso a quase qualquer parte do corpo com as mesmas etapas básicas. A familiaridade com a técnica de Seldinger e as ferramentas utilizadas é indispensável para todos os estagiários em radiologia intervencionista.

Acesso ao Vaso

Uma variedade de agulhas diferentes é usada em radiologia intervencionista. O tamanho da agulha é indicado pelo calibre, que é a medida de seu diâmetro externo. Quanto maior o calibre, *menor* será o diâmetro externo. O diâmetro interno da agulha depende tanto do calibre quanto da espessura da agulha.

As **agulhas hipodérmicas** têm diâmetro estreito e são usadas para a administração de anestesia local. Em geral, são de calibre 25 ou 27. A aspiração da medicação é lenta quando as agulhas de maior calibre são usadas. Para conveniência, uma agulha de calibre 18 pode ser usada primeiro para aspirar o anestésico local em uma seringa, sendo então trocada por uma agulha de menor diâmetro (maior calibre) antes da injeção.

A técnica de Seldinger começa com a introdução de uma **agulha de acesso** no vaso alvo. As agulhas de acesso são de dois tipos. Uma consiste em peça única oca, com extremidade em bisel; a outra tem duas partes, um estilete afiado central no interior de uma ponta oca romba (▸**Fig. 2.1**). Os tamanhos mais comuns de agulhas para acesso vascular são calibre 18 e calibre 21.

Após a inserção da agulha na luz do vaso, um **fio-guia** é inserido pela porção oca até o vaso (▸**Fig. 2.2**). Os diâmetros dos fios-guia geralmente variam de 0,010 a 0,038 polegadas (você pode ouvir as pessoas referindo-se a eles como fios “zero dezoito, zero trinta e oito” etc.). Os fios-guia apresentam diferentes comprimentos, espessura e rigidez. São usados para se obter acesso aos vasos alvos e fornecer uma estrutura sobre a qual outras ferramentas intervencionistas possam ser inseridas. O *diâmetro externo* do fio-guia deve corresponder ao diâmetro interno da agulha ou cateter pelo qual ele passará.

Quando o fio-guia estiver no vaso, os tecidos moles e o orifício no vaso pelo qual o fio-guia passará precisam ser dilatados para criar espaço suficiente para vários cateteres e outras ferramentas. Os **dilatadores** são tubos rígidos e ocos com pontas afuniladas. Seu objetivo é disten-

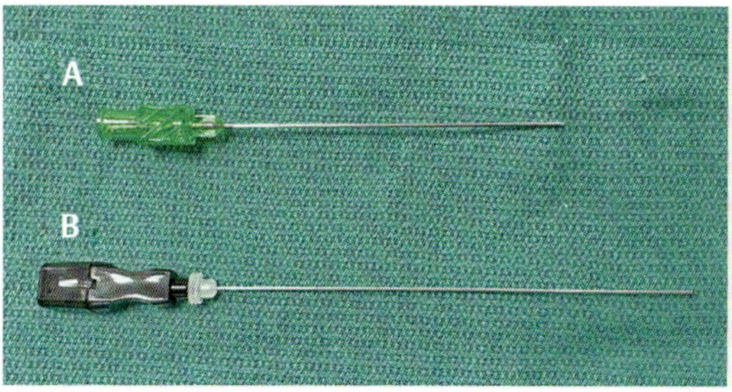

Fig. 2.1 Exemplo de duas agulhas para acesso. **(A)** A agulha de acesso por micropunção de calibre 21 é uma peça única e usada com mais frequência para acesso aos vasos sanguíneos. **(B)** A agulha Chiba mais longa é de duas peças com um estilete interno; as agulhas Chiba são usadas para muitos procedimentos não vasculares.

der o tecido subcutâneo acima e a própria parede do vaso. Os dilatadores podem ser inseridos sequencialmente com diâmetros progressivos para facilitar a distensão gradual do tecido. Isso permite que o menor acesso ao vaso seja aumentado até o tamanho apropriado. Por convenção, o diâmetro externo do dilatador é medido em unidades **French (Fr)**. O tamanho em Fr é equivalente a três vezes o diâmetro externo em milímetros. Por exemplo, um dilatador de 6 Fr tem um diâmetro externo de 2 mm. Em outras palavras, 1 Fr = 1/3 mm.

Bainhas são tubos inseridos no local do acesso para facilitar a inserção e a troca de instrumentos no vaso de interesse sem traumatizar repetidamente a parede (▸**Fig. 2.3**). **Cateteres** são tubos ocos que variam muito em termos de tamanho, formato da ponta e comprimento. Os cateteres, juntamente com os fios-guia, são usados para navegar e selecionar o vaso alvo. Assim como os dilatadores, o tamanho dos cateteres é medido em Fr, refletindo o diâmetro externo do cateter, e também pelo tamanho do fio-guia que passa por ele. Em contraste, o tamanho da bainha em Fr faz referência a seu *diâmetro interno*. Isso facilita o pareamento de cateteres e bainhas de tamanho apropriado. Por exemplo, um cateter de 5 Fr pode ser ajustado com segurança na luz de uma bainha de 5 Fr. O *diâmetro externo* de uma bainha tipicamente é de 1,5 a 2 Fr maior que o diâmetro interno (▸**Tabela 2.1**).

Muitas vezes, o dilatador e a bainha são unidos em um dispositivo combinado (▸**Fig. 2.2**). O dilatador é encaixado com segurança na luz da bainha, com a ponta afunilada do dilatador projetando-se além da extremidade da bainha. Um dilatador com bainha pode ser passado sobre o fio-guia durante a inserção. O dilatador central é removido juntamente com o fio-guia, deixando a bainha para trás na luz do vaso.

A sequência de agulha, fio-guia, dilatador e bainha constitui a base do acesso vascular usando a técnica de Seldinger. Para acesso inicial, um ***kit* de microacesso** (muitas vezes referido pelo nome comercial Micropuncture, Cook Medical) é muito popular (▸**Fig. 2.2**). Primeiro, uma agulha de calibre 21 é usada para perfurar o vaso. Um fio-guia de 0,018 polegada chamado de **microfio** é passado através da agulha até a luz do vaso. O microfio é um fio-guia curto, usado

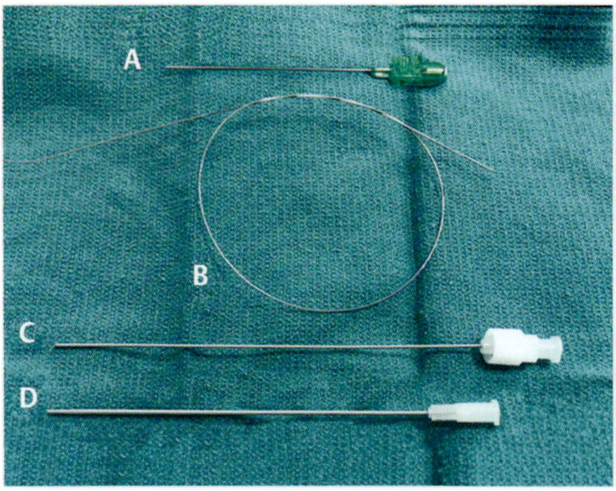

Fig. 2.2 O *kit* de acesso usado com frequência para acesso a vasos sanguíneos inclui **(A)** agulha de micropunção calibre 21; **(B)** fio-guia Cope Mandril de 0,018 polegada; **(C)** dilatador transicional interno de 3 Fr separado de sua **(D)** bainha externa de 4 Fr. A bainha e o dilatador interno vêm como unidade única (algumas vezes, chamada de bainha introdutora). Quando a unidade de dilatador/bainha é inserida sobre o fio até o vaso sanguíneo, o dilatador interno é removido, deixando a bainha de 4 Fr no interior da luz.

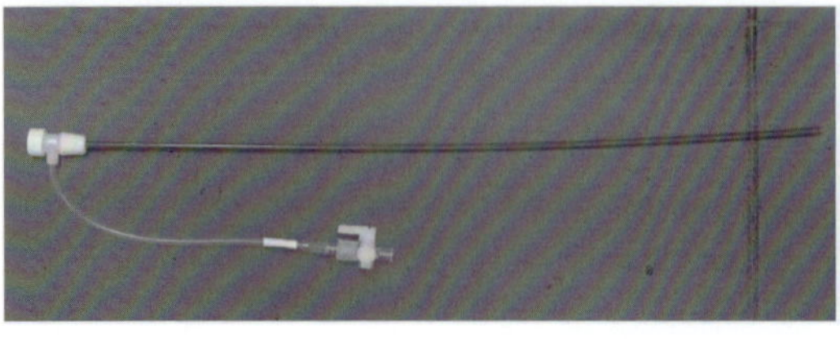

Fig. 2.3 Exemplo de bainha; a bainha fica estacionada no interior de um vaso sanguíneo e permite inserções e trocas de instrumentos convenientes e frequentes. Uma porta lateral permite a lavagem da bainha.

Tabela 2.1 Nomenclatura do tamanho de ferramentas comuns em radiologia intervencionista

Ferramenta	A que o tamanho se refere
Agulhas de acesso/hipodérmicas	Diâmetro externo (em calibre)
Fios-guia	Diâmetro externo (fio "zero dezoito" = 0,018 polegada)
Dilatadores	Diâmetro externo (em Fr)
Cateteres	Diâmetro externo (em Fr)
Bainhas	Diâmetro interno (em Fr)

apenas durante o acesso. A agulha é puxada e removida acima do fio. Uma combinação de dilatador com bainha, chamada **bainha introdutora**, é avançada sobre o microfio até o vaso. A bainha introdutora é composta por um dilatador no interior de uma bainha de 4 ou 5 Fr. Uma vez que a maioria das ferramentas em radiologia intervencionista é usada sobre um sistema de fio de 0,035, o microfio deve ser trocado por um fio-guia maior. Quando o microfio e o dilatador interno são removidos, um fio-guia de 0,035 polegada pode então ser passado pela bainha de microacesso. Com o fio-guia maior no lugar, a bainha pode ser trocada por outra maior acima do fio de 0,035. Com uma bainha de tamanho apropriado fixada no local, o operador pode prosseguir com o caso. Não fique surpreso se perceber que alguns assistentes utilizam uma agulha de acesso de calibre 18 ou 19 e pulam diretamente para um fio de 0,035 ou 0,038 polegada no acesso inicial. O objetivo final é colocar um sistema de 0,035 no local.

Navegação pela Vasculatura

As cirurgias, incluindo aquelas complexas como o procedimento de Whipple, muitas vezes têm um conjunto predeterminado de etapas, das quais os cirurgiões tentam não se afastar. Os procedimentos de radiologia intervencionista são diferentes pelo fato de que começam com o objetivo final em mente, porém as etapas intermediárias e as ferramentas usadas podem variar conforme o caso. Um intervencionista excelente tem um conhecimento robusto das ferramentas a sua disposição e utiliza essas ferramentas de modo criativo para resolver os problemas que invariavelmente surgirão. É importante saber quando *não* usar uma ferramenta específica, em particular quando as circunstâncias tornarem tal uso inseguro.

Fios-guia e cateteres constituem as principais ferramentas usadas para navegação pela vasculatura, possibilitando o acesso a quase qualquer vaso do corpo. A regra geral para utilização de cateteres é que eles somente devem ser avançados nos vasos sobre um fio. O avanço de um cateter sem um fio pode causar perfuração ou dissecção, uma vez que a ponta aberta traumatiza o vaso. O fio-guia é usado para atravessar os vasos sanguíneos, penetrar profundamente em vasos menores e fazer o trajeto ao redor de curvas e voltas. Quando o fio-guia tiver sido levado com cuidado até o vaso alvo, o cateter é avançado sobre o fio em uma posição segura no interior do ramo. Existem *muitos* tipos diferentes de fios-guia e cateteres, cada um com suas próprias características. Com o objetivo específico em mente, a combinação correta de fio-guia e cateter pode ser selecionada com base nas suas características individuais.

Fios rígidos, também conhecidos como "fios de trabalho", fornecem o suporte estrutural sobre o qual cateteres e outras ferramentas são avançados. Também são usados para manter o acesso. A maioria dos fios-guia tem um núcleo central que é envolvido de modo justo por um arame espiralado. A rigidez do fio-guia é uma função da composição e da espessura do núcleo central (▸**Tabela 2.2** e ▸**Tabela 2.3**). O núcleo central e o revestimento espiralado são soldados na extremidade posterior do fio, referida como extremidade rígida. O núcleo central afunila na extremidade frontal do fio. A flacidez da ponta do fio-guia é uma função da rapidez com a qual o núcleo central sofre afunilamento na extremidade frontal. A maioria dos fios-guia apresenta

Tabela 2.2 Propriedades do fio-guia

Propriedade do fio-guia	Importância
Comprimento	Fios-guia típicos → 145-180 cm de comprimento Fios-guia de acesso (microfios) → curtos Fios-guia de troca → muito longos
Rigidez (determinada pelas propriedades do núcleo interno)	"Fios de trabalho" → rígidos "Fios transversais" → flácidos
Cobertura externa	Fios hidrofílicos Fios não hidrofílicos

Tabela 2.3 Fios-guia comuns e suas propriedades

	Diâmetro (polegadas)	Rigidez	Ponta	Revestimento	Uso
Cope Mandril (Cook Medical)	0,018	++	Flácida	Não hidrofílico	Fio de acesso
Bentson (Cook Medical)	0,035	++	Muito flácida	Não hidrofílico	Fio transversal ou de trabalho
Rosen (Cook Medical)	0,035	+++	Curva	Não hidrofílico	Fio de trabalho
Amplatz (Boston Scientific)	0,035	++++	Flácida	Não hidrofílico	Fio de trabalho
Lunderquist (Cook Medical)	0,035	+++++	Rígida	Não hidrofílico	Fio de trabalho
Glidewire (Terumo Medical)	0,018 ou 0,035	++	Reta ou curva	Hidrofílico	Fio transversal
V18 (Boston Scientific)	0,018	+++	Flácida	Ponta hidrofílica	Fio de trabalho

pontas flácidas que permitem a navegação ao redor de dobras, curvas e placas no interior de um vaso, sem causar trauma à túnica intima. O formato da ponta pode ser reto, curvo ou em forma de J. Fios em J variam quanto ao raio de curvatura. Para selecionar o fio-guia apropriado, é necessário considerar a localização da ponta, a tortuosidade do trajeto do fio do ponto de acesso até a ponta e a rigidez e rastreabilidade das ferramentas que o operador planeja inserir sobre o fio.

Os fios-guia tipicamente medem cerca de 145 cm de comprimento. O comprimento é importante porque, quando um cateter está sendo retirado para troca, o fio-guia deve ser longo o bastante para manter sua posição dentro do vaso alvo, mas também deve ter uma extensão suficiente *fora* do corpo para permitir o deslizamento do cateter para dentro ou para fora. Um fio-guia mais longo, na faixa de 180 a 300 cm, é considerado como "**comprimento de troca**" e é usado quando cateteres mais longos são empregados.

Como ocorre com os fios-guia, existe uma variedade de cateteres a nossa disposição, que são caracterizados por sua ponta, seu tamanho e material. No início do procedimento, um cateter é usado para angiografia com o objetivo de delinear a anatomia vascular, para fins diagnósticos ou para auxiliar na navegação. Vasos maiores como a aorta requerem uma taxa de fluxo maior para opacificar por completo a grande luz. Desse modo, o cateter ideal deve fornecer uma alta taxa de fluxo e ser capaz de injetar contraste no centro da luz. Isso é obtido com **cateteres não seletivos (ou *flush*)**, que apresentam pontas sinuosas ou recurvadas e uma construção robusta, permitindo injeções de grandes volumes de contraste (ou seja, aortografia). As pontas apresentam múltiplos orifícios laterais, permitindo uma dispersão mais difusa do material de contraste.

Procedimentos que envolvam a navegação em ramos vasculares requerem **cateteres seletivos** de pontas curvas (▸ **Fig. 2.4**). Cateteres seletivos são úteis quando os ramos de vasos principais são visados. Os cateteres seletivos podem variar consideravelmente em relação a seus formato e função. Os cateteres podem apresentar pontas discretamente anguladas, curvas, em forma de J ou de curvatura reversa. O ângulo de origem do vaso alvo, na saída do vaso original, determina o formato de ponta mais apropriado. Por exemplo, pontas com angulação sutil podem ser apropriadas para navegar pelas artérias carótida e subclávia. Pontas de cateter curvadas, em forma de J ou de curvatura reversa podem ser mais úteis para tentar atravessar a bifurcação aórtica ou para cateterizar de modo seletivo a origem de uma artéria visceral ou renal. Outras configurações de ponta podem ser usadas com base na anatomia do ramo vascular de interesse. Uma enormidade de formatos de ponta está disponível, os quais geralmente recebem o nome conforme seu formato ou o indivíduo que a criou.

Às vezes, um cateter pode ser usado para selecionar um vaso de interesse sem que um fio já esteja no ramo. Isso tipicamente é realizado com uma retração lenta do cateter até que a ponta chegue ao óstio. Nesse ponto, um fio-guia de ponta flexível pode ser avançado para o ramo enquanto o cateter é mantido no local. O uso de uma ponta flexível reduz o risco de espasmo ou dissecção arterial.

Se houver necessidade de seleção de ramos distais, um **sistema de microcateter** costuma ser usado. Uma combinação de microfio-microcateter é avançada pelo cateter (alojado na origem do ramo vascular) até o ramo vascular (▸ **Fig. 2.5**). Os microcateteres podem ser retos ou modelados e tipicamente medem entre 2 e 3 Fr. São capazes de acessar vasos estreitos sem causar espasmo vascular.

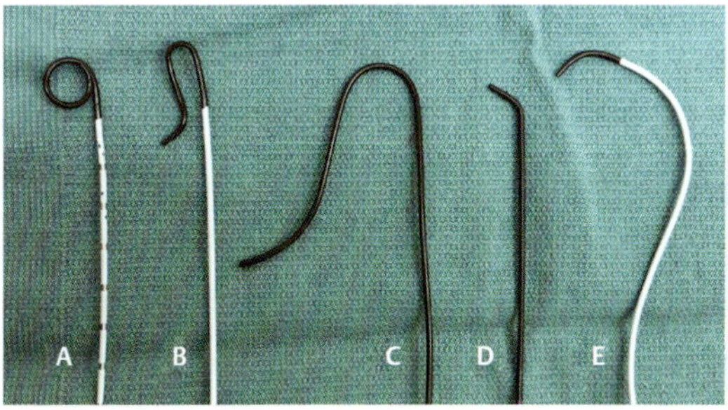

Fig. 2.4 É importante escolher o cateter correto ao selecionar os vasos e navegar pela vasculatura. Alguns cateteres comuns que podem ser encontrados incluem **(A)** cateter não seletivo tipo *pigtail*, **(B)** cateter SOS, **(C)** cateter de Simmons, **(D)** cateter de Berenstein e **(E)** cateter Cobra.

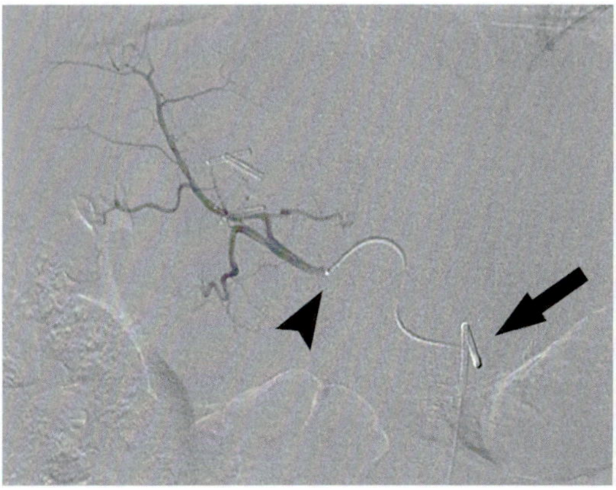

Fig. 2.5 O sistema de microcateter-microfio é usado para navegar por vasos de menor calibre. Nesta imagem de angiografia de subtração digital, o cateter seletivo está estacionado no eixo celíaco (*seta*), com o microcateter avançando na artéria hepática direita (*ponta de seta*).

Vasos pequenos e tortuosos, estenóticos ou ocluídos podem representar problemas para um fio-guia regular. **Fios-guia hidrofílicos** especiais, como Glidewire® e cateteres hidrofílicos (Glidecath®), mantêm uma superfície escorregadia quando estão molhados em virtude de seu revestimento de politetrafluoroetileno (PTFE). As pontas dos fios muitas vezes são curvas, com a possibilidade de "orientar" a direção da ponta com o auxílio de um dispositivo de torque, que é apertado na extremidade posterior do fio. **Fios com pontas defletidas** também estão disponíveis para ajudar no avanço dos cateteres por ângulos difíceis. Sua ponta pode ser angulada enquanto está no interior do cateter pela manipulação de um cabo especialmente projetado. Essas características permitem que o fio-guia/cateter seja movimentado com mais facilidade por uma anatomia complexa. Quando o cateter/fio-guia tiver atingido a região de interesse na vasculatura, a intervenção pode ser realizada.

Angioplastia com Balão

Uma estenose ou oclusão de um vaso pode ocorrer secundariamente a várias condições patológicas, incluindo aterosclerose, displasia fibromuscular ou compressão externa. A reabertura de um vaso sanguíneo estenótico geralmente é realizada com angioplastia por balão e também por colocação de *stent*, em alguns casos.

A **angioplastia com balão** envolve o tratamento do vaso por meio da expansão de um balão no interior da lesão, exercendo uma pressão radial externa com objetivo de fraturar a lesão. Na aterosclerose, o mecanismo de uma angioplastia efetiva consiste em provocar uma lesão controlada da íntima, com a resposta de reparo provocando aumento da área luminal transversal.

Os balões são integrados à ponta de um cateter, permitindo que sejam avançados pela lesão sobre um fio antes da inflação. São apresentados em diferentes tamanhos e comprimentos e variam em termos da pressão radial que exercem (▸**Fig. 2.6**). O **insuflador** é uma bomba manual que enche o balão com contraste diluído.

Em cada extremidade do balão, existem dois marcadores radiopacos que indicam o comprimento do balão. O balão entre esses marcadores é referido como "comprimento de trabalho", que é a parte do balão que fornece a pressão radial máxima para a lesão tratada. Estes marcadores radiopacos são essenciais para posicionar o comprimento de trabalho do balão dentro da lesão alvo. O balão é inflado da parte interna para a externa, com a porção central do balão inflada

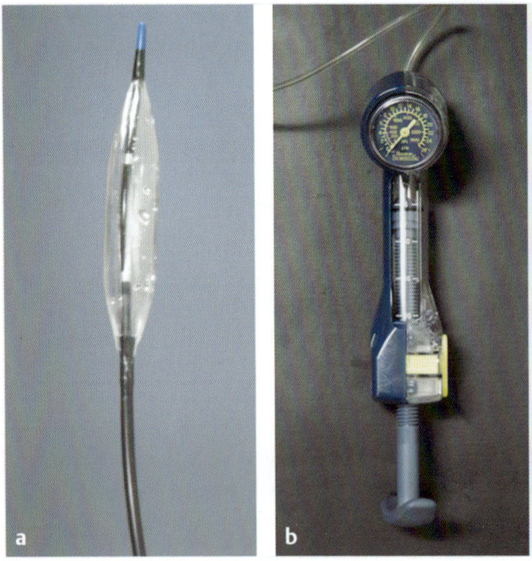

Fig. 2.6 (a) Exemplo de um balão inflado usado em angioplastia. A angioplastia com balão é realizada posicionando o balão desinflado na lesão alvo e usando uma **(b)** bomba (insuflador) para inflar o balão.

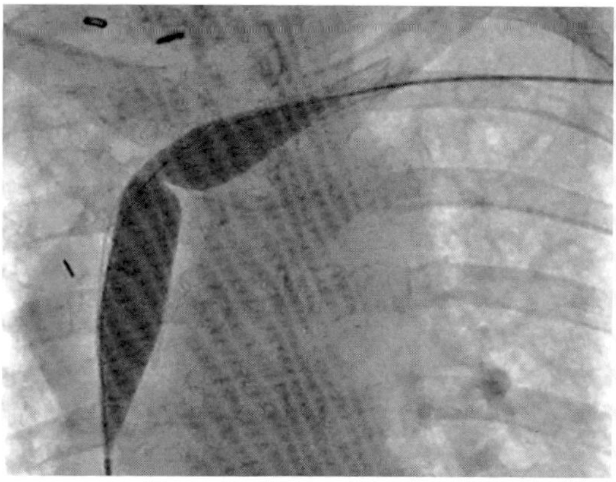

Fig. 2.7 Exemplo de uma "cintura". Isso representa a porção da obstrução/lesão que ainda é resistente à força radial exercida pelo balão. (Imagem fornecida por cortesia de Joshua Pinter, MD, University of Pittsburgh Medical Center.)

por último. Uma "cintura" na metade do balão representa uma porção da lesão que é resistente à força radial (▶ **Fig. 2.7**). Uma lesão tratada com sucesso não deve apresentar cintura.

Antes que os balões sejam aplicados aos vasos, eles devem ser selecionados e apresentar o tamanho apropriado, que dependerá do vaso alvo, da natureza da lesão tratada, do comprimento da lesão e da localização no vaso (ou seja, a parte média do vaso *versus* óstio).

Um balão de angioplastia ideal cobrirá toda a extensão da lesão com algum espaço de sobra, deve ser 5 a 10% maior que o diâmetro normal da luz e exercer pressão radial suficiente para aumentar a área de superfície intraluminal. Algumas lesões apresentam calcificação intensa e/ou são compostas por um tecido fibroso duro, podendo exigir uma grande quantidade de pressão radial até ceder. Geralmente, essas lesões requerem balões capazes de suportar altos valores de pressão sem estourar.

A **pressão nominal** refere-se à quantidade de pressão (em atmosferas) necessária para que o balão assuma seu diâmetro declarado. A **pressão de ruptura** refere-se à pressão que o balão é capaz de suportar com segurança sem estourar. Pense na pressão de ruptura como o limite superior brando para insuflação. Você pode usar um valor maior, mas qualquer pressão adicional além da pressão de rompimento aumentará a chance de ruptura do balão.

Outra característica importante dos balões é sua capacidade de expansão em resposta à pressão aplicada. Os balões podem ser complacentes, semicomplacentes ou não complacentes. Cada um tem suas aplicações específicas.

Balões complacentes ajustam-se ao contorno da vasculatura quando são inflados, sem exercer uma pressão excessiva em qualquer ponto isolado ao longo da extensão do balão. São ideais para oclusão de fluxo ou expansão/modelagem completa de enxerto de *stents* contra as paredes dos vasos.

Em contraste com os balões complacentes, os **balões não complacentes** sofrem menor aumento no diâmetro por unidade de aumento de pressão. Conforme a pressão e a rigidez aumentam, os balões não complacentes não se adaptam com a mesma facilidade aos contornos dos vasos. Como resultado, mais força é exercida contra as lesões em determinada pressão de inflação. Essa propriedade torna os balões não complacentes ideais para angioplastia de lesões com calcificação intensa. **Balões de corte** são um tipo de balão não complacente com lâminas microcirúrgicas montadas longitudinalmente na superfície externa. Quando o balão é expandido, as lâminas cortam a lesão para facilitar a dilatação com uma pressão menor.

Os **balões semicomplacentes** são os mais usados para angioplastia. A complacência desses balões está situada entre os balões complacentes e não complacentes. Eles continuam a se expandir com o aumento da pressão, porém em uma taxa muito menor. São usados, principalmente, para realizar a angioplastia de lesões ateroscleróticas "ordinárias".

Uma vez inflados, os balões são mantidos no local por um período de 30 segundos a 2 minutos. Se inflados em excesso, os balões podem sofrer ruptura. A ruptura do balão é menos problemática que a ruptura de um vaso, por isso é preferível agir de modo conservador no início e errar por um tamanho menor de balão.

Colocação de *Stent*

Stents são estruturas colocadas no interior de vasos ou ductos para manter a área de superfície luminal. Você encontrará vários tipos diferentes de *stents*, incluindo *stents* biliares, nefroureterais e vasculares. A função do *stent* é manter o diâmetro de uma luz estenótica após plastia e resistir à compressão externa.

As duas principais subcategorias de *stents* incluem *stents* autoexpansores e expansíveis por balão. Os ***stents* autoexpansores** tipicamente são fabricados com uma liga de níquel-titânio chamada nitinol. São compressíveis e mantidos no interior de um sistema de entrega de *stent* (▶ **Fig. 2.8**). O *stent* e o sistema de entrega de *stent* podem ser aplicados por uma bainha até a lesão. Após a aplicação, os *stents* autoexpansores tendem a voltar ao seu formato original, mesmo após terem sido comprimidos. Em razão dessa propriedade, geralmente são os *stents* de escolha para vasos submetidos a compressão ou vasos tortuosos. Uma desvantagem é que alguns *stents* autoexpansores podem encurtar durante a aplicação, o que acrescenta certa dificuldade para a colocação correta.

***Stents* expansíveis por balão** são montados em cateteres de balão. Quando fornecidos à lesão alvo, o balão é inflado para facilitar a expansão do *stent*. Eles não se expandem sozinhos. Quando forem deformados, permanecerão deformados. Contudo, esses *stents* exercem uma força radial muito maior que *stents* autoexpansores e tipicamente não sofrem encurtamento durante a aplicação. São preferíveis em vasos não tortuosos que não sofram compressão externa.

Variações dos *stents* citados incluem *stents* com eluição de medicamentos e revestidos com medicamentos. Eles são revestidos por medicamentos específicos que previnem hiperplasia da neoíntima, uma causa importante de reestenose em longo prazo. Os medicamentos usados como rotina incluem paclitaxel e sirolimo. Embora sejam usados na maioria das vezes nas artérias coronarianas, seu uso está aumentando na vasculatura periférica. A principal desvantagem é seu alto custo.

A maioria dos *stents* é aberta ao longo de sua extensão (como cercas de arame), servindo como estruturas no interior dos vasos. O sangue que flui ainda faz contato com as paredes do vaso pelo interstício do *stent*. **Enxertos de *stent*** são *stents* metálicos, de autoexpansores ou expansíveis por balão, que são recobertos por um material de enxerto de tecido (tipicamente PTFE) (▶ **Fig. 2.9**). O sangue que flui por um enxerto de *stent* não faz contato com a parede do vaso; a cobertura serve como uma parede de vaso efetiva, consequentemente criando um novo conduto para o fluxo. Isso faz com que enxertos de *stent* sejam uma excelente escolha quando uma porção do vaso precisa ser excluída da circulação. Geralmente você verá enxertos de *stent* usados para tratar rupturas de vasos e aneurismas.

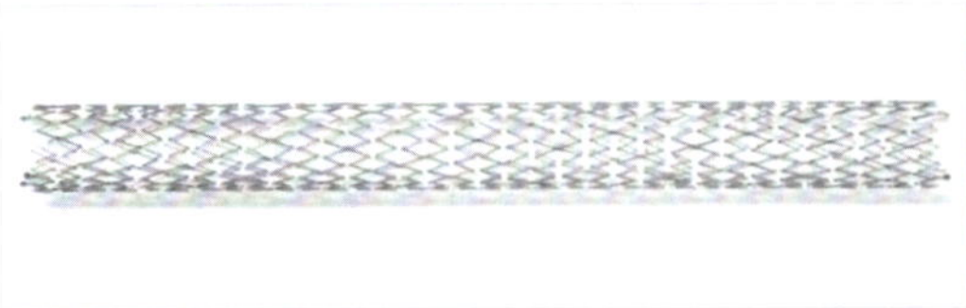

Fig. 2.8 Exemplo de *stent* vascular autoexpansor; a colocação de um *stent* amplia a luz e aumenta a área de superfície luminal.

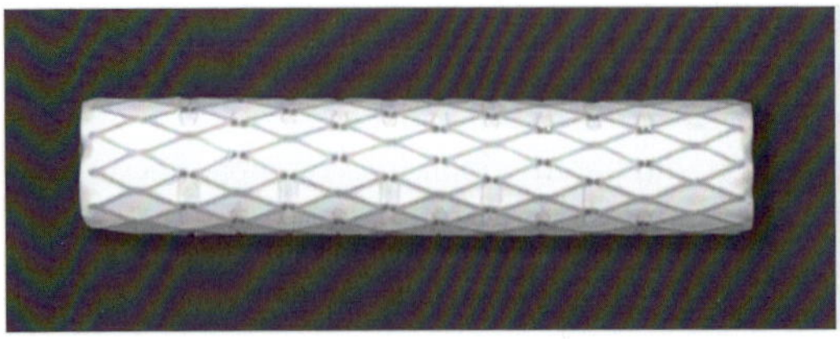

Fig. 2.9 Exemplo de um *stent* recoberto; *stents* recobertos costumam ser colocados sobre defeitos vasculares (como uma lesão arterial) para cobrir o defeito e recriar o trajeto do sangue pelo *stent*.

Embolização

A embolização é uma técnica usada para causar o bloqueio do fluxo no interior de um vaso. Vários agentes embólicos, incluindo molas, plugues vasculares, partículas e esclerosantes, são fornecidos por cateteres para realizar a oclusão. Cada agente tem suas próprias aplicações específicas e apresenta vantagens e desvantagens. O agente específico empregado dependerá do motivo para embolização, do vaso alvo e da preferência do operador.

As **molas metálicas** são as ferramentas mais usadas para embolização e podem deter sangramentos ou redirecionar o fluxo sanguíneo em vários cenários diferentes (▸**Fig. 2.10**). Construídas com vários metais, incluindo titânio, tungstênio, platina, nitinol ou aço inoxidável, as molas podem se adaptar ou se expandir para se ajustar a qualquer vaso. A mola em si tipicamente não oclui por completo o vaso, mas em vez disso retarda o fluxo o suficiente para ativar o mecanismo de coagulação intrínseco do organismo. Fibras de Dacron® costumam ser entrelaçadas nas molas para ativar e acelerar a trombogênese. As molas estão disponíveis em várias formas e tamanhos. O diâmetro do fio varia de 0,010 a 0,035 polegada, o que determina a flexibilidade da mola e o cateter pelo qual ela pode ser fornecida. Além disso, as molas são definidas pelo diâmetro e pela forma de aplicação (p. ex., 6 mm helicoidal) e por seu comprimento (p. ex., 14 cm). O comprimento corresponde à medida da mola como se ela fosse esticada por completo e pretende simplesmente fornecer um sistema para que o operador determine a extensão aplicada aproximada. O tamanho ideal da mola é selecionado com base nas características do vaso.

Molas fibradas são carregadas no cateter e empurradas por trás usando-se um fio ou impulsionadas pelo cateter com solução salina. Uma desvantagem é que, após a aplicação dessas molas, sua posição não pode ser ajustada. As novas gerações de molas são destacáveis. O operador pode reposicionar ou remover completamente a mola, se não estiver satisfeito com o posicionamento após a aplicação no vaso. Então, elas podem ser completamente descoladas por vários mecanismos após a mola ter sido posicionada perfeitamente. Essa vantagem de precisão faz com que tenham maior preço em comparação com molas padrões. O grau de controle e o mecanismo de descolamento variam entre os modelos e os fabricantes. Outras molas especializadas, como *hidrocoils*, não apenas são destacáveis, mas também são expansíveis, o que significa que sofrem espessamento após a exposição ao sangue no vaso. Isso reduz os microcanais presentes no interior de um grupo de molas e diminui a taxa de recanalização do vaso.

As molas são vantajosas por sua utilidade em uma grande variedade de tamanhos de vasos. São efetivas em artérias de alto fluxo e igualmente efetivas nas veias de fluxo mais lento e menor pressão. Não são absorvidas pelo organismo e mantêm os vasos ocluídos em longo prazo. A principal desvantagem das molas é que, após sua colocação, é quase impossível repetir o tratamento em um ponto mais distal.

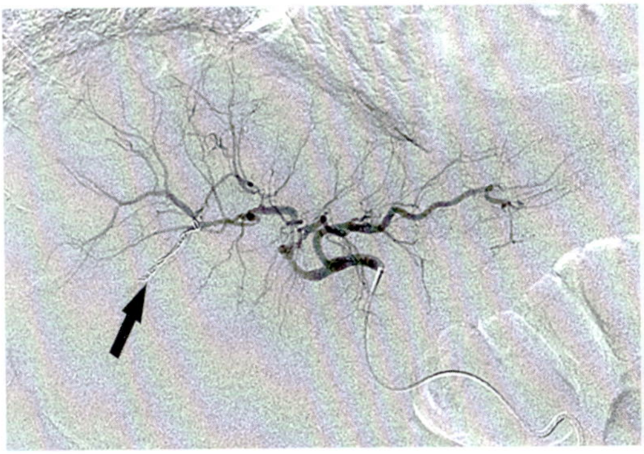

Fig. 2.10 Imagem de angiografia de subtração digital de uma mola (*seta*) colocada no interior de um ramo da artéria hepática com sangramento; obtenção da hemostasia. (Imagem fornecida por cortesia de Matthew Evan Krosin, MD, University of Pittsburgh Medical Center.)

Semelhantes a molas, os **plugues vasculares** são cestas em forma de disco ou em forma de rolha entrelaçadas com fios de nitinol que promovem a oclusão de vasos e a ativação da cascata de coagulação intrínseca (▶ **Fig. 2.11**). Os plugues evoluíram ao longo dos anos, buscando inspiração em dispositivos que foram usados inicialmente para fechamento de defeitos do septo cardíaco. Os plugues têm a vantagem de menor risco de migração após a aplicação, mesmo quando colocados em grandes vasos com altas taxas de fluxo. Plugues são destacáveis, assim como algumas molas mais caras, permitindo o posicionamento preciso. Um único plugue pode ser usado para bloquear um vaso de grande calibre, onde mesmo múltiplas molas agrupadas poderiam ser insuficientes. As desvantagens dos plugues incluem maior custo, menores taxas de oclusão inicial completa, tempos de oclusão imprevisíveis após a aplicação e dificuldade para aplicação em vasos tortuosos ou distais em razão de maiores cateteres necessários para o fornecimento. Os plugues mais recentes são mais trombogênicos e menores, o que ajuda a mitigar algumas dessas desvantagens. O uso em trauma esplênico é a aplicação de emergência mais comum. Outros usos incluem o tratamento de malformações vasculares e a embolização de varizes gástricas auxiliadas por plugue (PARTO).

Partículas são esferas ou polígonos microscópicos com diâmetros entre 40 e 1.300 micra (▶ **Fig. 2.12**). As partículas são construídas a partir de uma variedade de diferentes materiais, incluindo tris-acryl gelatina (TAGM) e álcool polivinílico (PVA). As partículas quase sempre são misturadas com contraste e impulsionadas por um cateter, onde ficam alojadas distalmente nas artérias do órgão alvo, causando inflamação e subsequente trombose.

A principal vantagem das partículas é que elas conseguem chegar a redes intricadas de artérias muito pequenas e distais para que sejam atingidas por um cateter. A desvantagem é que as partículas devem ser aplicadas a montante em relação ao alvo, e, quando as partículas saem do cateter, não há controle em relação ao seu destino. O local de administração deve ser considerado e executado com cuidado para evitar o deslocamento das partículas para áreas não pretendidas, uma complicação referida como "embolização fora do alvo". Em hemorragias brônquicas e uterinas de emergência, as partículas são os agentes usados com mais frequência. Outros usos incluem o tratamento de tumores em vários órgãos.

O **gelfoam** é uma substância biológica derivada de uma gelatina dérmica, um agente hemostático usado em cirurgia. Ele também tem um registro de rastreamento de longa duração como agente embólico efetivo. Pequenos pedaços são misturados com contraste e injetados no vaso alvo. O gelfoam produz oclusão parcial do vaso e promove a formação intrínseca de trombo. A vantagem específica é seu efeito temporário. Após algumas semanas, o gelfoam é reabsorvido, e o vaso tratado pode sofrer recanalização. Portanto, o gelfoam é uma excelente escolha para se obter hemostasia e permitir a eventual restauração do fluxo para os tecidos cicatrizados.

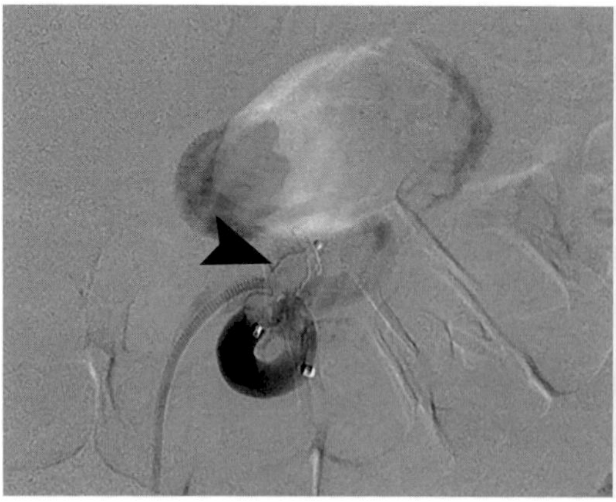

Fig. 2.11 Imagem de angiografia de subtração digital de uma aplicação bem-sucedida de um plugue vascular (*ponta de seta*) na artéria esplênica proximal em um paciente com lesão esplênica traumática. (Imagem fornecida por cortesia de Matthew Evan Krosin, MD, University of Pittsburgh Medical Center.)

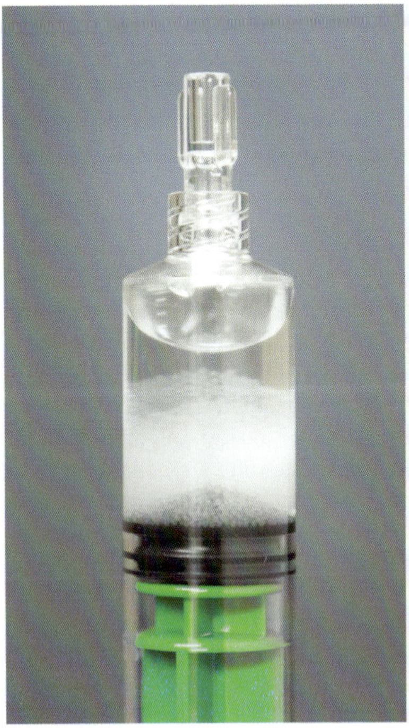

Fig. 2.12 Partículas geralmente são fabricadas de tris-acryl gelatina ou álcool polivinílico. São misturadas com contraste e impelidas por um cateter, onde ficam alojadas distalmente nas artérias do órgão alvo, causando inflamação e trombose subsequente.

Outras vantagens incluem baixo custo, facilidade de uso e registro de rastreamento extenso demonstrando eficácia. As desvantagens, apesar de seu efeito temporário, são mínimas. Um uso comum é o trauma pélvico de emergência.

Agentes embólicos líquidos podem ser muito úteis em algumas circunstâncias. Dois agentes populares são *n*-butil-2-cianoacrilato (*n*-BCA, também chamado de cola e comercializado pelo nome comercial Trufill®) e o copolímero de etileno e álcool vinílico (EVOH, nome comercial Onyx®). O agente embólico é injetado por um cateter ou microcateter, sendo transportado pelo fluxo até o local de embolização desejado. Os ânions no sangue fazem com que a mistura seja polimerizada e forme cilindros intravasculares.

Uma vantagem importante desses agentes é que eles não dependem da cascata de coagulação intrínseca. A cola logo forma cilindros sólidos, que bloqueiam o fluxo com rapidez. As desvantagens incluem o alto grau de experiência necessária para seu uso, o risco de aderência ao cateter de fornecimento (dificultando a remoção do cateter do vaso) e a embolização fora do alvo.

Esses agentes não costumam ser usados em contextos de emergência, embora em algumas situações possam ser considerados. Por exemplo, cola ou EVOH podem embolizar de modo efetivo hemorragias arteriais em vasos distais no interior da parede torácica e abdominal, embora seu uso seja reservado, principalmente, para casos nos quais uma coagulopatia impeça o uso eficaz de outros agentes. Também têm várias aplicações em situações sem emergência, particularmente no tratamento de malformações vasculares.

Esclerosantes são agentes como tetradecil sulfato de sódio, polidocanol e etanol, que lesam as células endoteliais e da média no interior da parede do vaso, provocando cicatrização, destruição dos vasos, ativação de plaquetas e ativação da cascata de coagulação. Os esclerosantes são usados tipicamente nas veias ou no tratamento de malformações linfovasculares. O uso de esclerosantes em situações de emergência é limitado.

Dispositivos de Fechamento

Quando o procedimento estiver completo, o fio-guia, o cateter e a bainha devem ser removidos e o orifício no vaso deve ser fechado. Os locais de venotomia geralmente podem ser fechados por compressão manual simples durante alguns minutos. Os locais de arteriotomia também podem ser tratados por compressão manual, embora o tempo de compressão necessário para hemostasia seja maior, variando de 10 minutos até uma hora em pacientes com coagulopatia. Dispositivos de fechamento costumam ser usados em arteriotomias para fechar o ponto de acesso e reduzir o tempo de compressão manual. A seleção de um dispositivo de fechamento é baseada em grande parte na preferência do profissional, uma vez que muitos tipos são capazes de obter uma hemostasia adequada. Os dispositivos aumentam a conveniência para o profissional e para o paciente, pois permitem a deambulação do paciente mais cedo após um procedimento arterial.

Um dispositivo de fechamento Perclose (Abbott Vascular, Santa Clara, CA) é introduzido sobre um fio-guia até o ponto de acesso arterial. Quando posicionado no interior da artéria, uma base com material de sutura é aberta na extremidade distal do dispositivo, no interior da luz da artéria. Duas agulhas (ambas fazendo parte do dispositivo de fechamento) podem então ser avançadas pela parede arterial em lados opostos do local. Essas agulhas capturam as extremidades da sutura na base do dispositivo, sendo então retraídas pela parede arterial carregando consigo as pontas das suturas. Em seguida, as extremidades das suturas são amarradas para vedar o local de acesso arterial.

O dispositivo de fechamento AngioSeal (Terumo Interventional Systems, Tóquio, Japão) cria uma vedação mecânica, fazendo um sanduíche no local de punção arterial entre uma âncora de copolímero e uma esponja de colágeno. Essa vedação é mantida no local com segurança por uma sutura que conecta a âncora e a esponja. A âncora, a esponja e a sutura são absorvidas naturalmente ao longo do tempo.

O dispositivo de fechamento Mynx (Cordis, Milpitas, CA) obtém a hemostasia inicialmente pela introdução e aplicação de um balão intra-arterial. Após a inflação do balão, este é retraído de volta até a superfície profunda da arteriotomia. Subsequentemente, um vedante de polietilenoglicol é aplicado na porção superficial da arteriotomia. O balão é desinflado e removido, então, deixando o selante no local, o qual é absorvido naturalmente ao longo do tempo.

O dispositivo de fechamento Starclose (Abbott Vascular, Santa Clara, CA) emprega um clipe de nitinol para vedar o local de acesso arterial. O clipe é introduzido na porção superficial da artéria e veda a arteriotomia mecanicamente.

2.2 Procedimentos Não Vasculares

Os procedimentos não vasculares envolvem a drenagem de coleções líquidas, amostragem de tecido, intervenções nos sistemas urinário ou biliar e injeções de material para fins terapêuticos. Em todos os casos, a primeira etapa é o acesso ao alvo usando-se a técnica de Seldinger ou trocarte. A partir daí, várias ferramentas diferentes estão disponíveis para realização do procedimento.

Apesar de algumas semelhanças entre os procedimentos vasculares e não vasculares, as ferramentas e técnicas usadas para acesso não vascular são as mais variadas. No acesso vascular, o local de acesso pretendido é relativamente superficial, e, em geral, não existem estruturas críticas entre ele e a pele. Em procedimentos não vasculares, o alvo pode estar localizado mais profundamente no corpo, às vezes exigindo diferentes ferramentas e técnicas.

Procedimentos de Drenagem

Cateteres de drenagem podem ser inseridos no corpo para aspirar coleções líquidas, se o volume total for pequeno, ou podem ser deixados no local para drenagem contínua de coleções maiores. A técnica de Seldinger de acesso não vascular é semelhante àquela usada para acesso vascular. A principal diferença é que podem ser necessários uma agulha e um sistema introdutor mais longos. O mesmo *kit* Micropuncture usado no acesso vascular pode ser empregado para acesso não vascular. Contudo, a bainha de introdução, na maioria dos *kits*, tem apenas 7 cm de comprimento, limitando seu uso a alvos mais superficiais.

Para alvos mais profundos, as agulhas de acesso comuns incluem **Accustick** (Boston Scientific, Natick, MA) e **Chiba** (Cook Medical, Bloomington, IN), que têm calibre de 18 a 22 e medem entre 10 e 20 cm de comprimento (▸ **Fig. 2.1**). Usando essas agulhas, a sequência é a seguinte:

1. Usando orientação por imagem, a agulha é avançada até o alvo.
2. Um microfio de 0,018 é passado pela agulha até a coleção.
3. A agulha é trocada sobre o fio por uma bainha introdutora coaxial (que consiste em um eixo reforçado, um dilatador interno e uma bainha externa).
4. O microfio é removido e trocado por um fio de 0,035.

Um exemplo de método alternativo ao descrito é o **cateter de Yueh** (Cook Medical, Bloomington, IN) ou um dispositivo semelhante, que consiste em um sistema coaxial composto por uma agulha oca dentro de um cateter de 4 ou 5 Fr (variando de 5 a 20 cm de comprimento) (▸ **Fig. 2.13**). O sistema é avançado até o alvo de modo semelhante a outras agulhas de acesso, porém após a remoção da agulha, um fio de 0,035 pode ser passado diretamente pelo cateter. Isso evita as etapas intermediárias do uso de um fio 0,018 e uma bainha introdutora para aumentar o tamanho do sistema até 0,035.

O uso de um fio-guia de 0,035 polegada no local é essencial, porque permite uma estrutura mais robusta com menor probabilidade de curvatura ou torção nos tecidos profundos, uma vez que as ferramentas são deslizadas sobre ele. Com o fio-guia de 0,035 no local, o cateter de drenagem está pronto para ser inserido sobre o fio na direção do alvo.

Para fornecer suporte e rigidez adicionais ao cateter enquanto ele estiver sendo avançado sobre o fio-guia, a maioria dos cateteres de drenagem é equipada com uma cânula de reforço interno. Alguns cateteres podem apresentar até mesmo duas cânulas de reforço (uma rígida e outra flexível). Quando a unidade de cateter e cânula interna é avançada até a coleção, a cânula de reforço é fixada, e apenas o cateter é avançado até a coleção.

A **técnica de trocarte** é uma alternativa à técnica de Seldinger. A ideia consiste em atingir o alvo diretamente, sem efetuar trocas sobre o fio. Para inserir o cateter de drenagem em uma coleção líquida usando-se a técnica de trocarte, o cateter é carregado primeiramente em uma cânula de reforço. No interior da cânula, está um estilete afiado. Não há fio-guia ou um trato pré-dilatado que leve o cateter até a coleção. Em vez disso, o estilete criará o trato, conforme a unidade for avançando, permitindo a penetração pelo tecido até a coleção. A cânula de reforço fornece rigidez e suporte para o cateter enquanto este passa pelo tecido.

A técnica de trocarte começa com uma incisão cutânea no local escolhido para a inserção. A unidade é inserida pela incisão cutânea e avançada até que a ponta esteja dentro do alvo. Em seguida, o cateter é avançado além do estilete e do reforço, até a coleção. Quando o cateter estiver

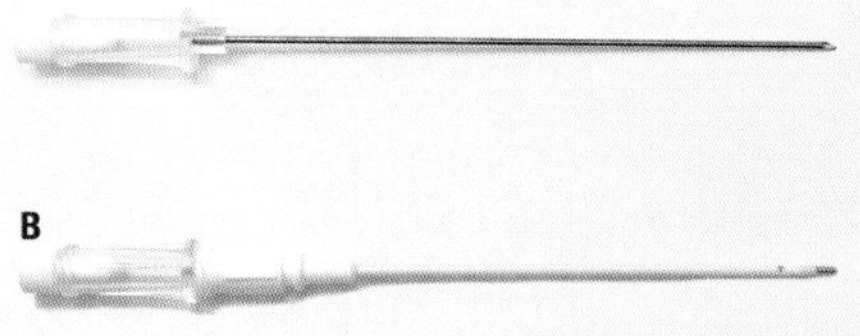

Fig. 2.13 Os cateteres de Yueh consistem em uma agulha oca no interior de um cateter de 5 Fr. **(A)** Quando a ponta atinge o alvo, a agulha pode ser removida, deixando o cateter de 5 Fr para trás. Um fio de 0,035 polegada pode ser então avançado pelo cateter de 5 Fr. **(B)** Aspecto do cateter de Yueh montado como uma unidade.

no local, uma válvula e uma bolsa de drenagem podem ser fixadas na porção externa. O cateter também deve ser fixado ao corpo por suturas.

A vantagem dessa técnica é a capacidade de avançar um cateter relativamente grande (8-16 Fr) diretamente para o alvo, sem a necessidade de fios-guia ou dilatadores separados. Em geral, a técnica de trocarte é mais adequada para alvos mais superficiais e maiores, sem estruturas vitais próximas que causem preocupação, quando a orientação por ultrassom em tempo real puder ser usada.

Os cateteres de drenagem variam em termos de forma e tamanho, dependendo do uso pretendido. Muitas pontas de cateter de drenagem podem ser travadas em uma configuração de *pigtail*, puxando para trás um cordão na porção externa do cateter. O travamento do cateter reduz a probabilidade de migração ou deslocamento.

Cateteres *pigtail* com trava padrão são usados para drenar coleções. Esses cateteres têm orifícios laterais em sua ponta, o que facilita a drenagem. O tamanho do *pigtail* é escolhido com base no tamanho da coleção que requer drenagem. Um *pigtail* de 25 mm funciona para qualquer coleção "média", enquanto um *pigtail* de 10 mm costuma ser usado para coleções menores. Duas variantes comuns do cateter *pigtail* que podem ser encontradas incluem o cateter de Dawson-Mueller e o Multipurpose Drainage Catheter (Cook Medical). São semelhantes, porém o Multipurpose Drainage Catheter tem um *pigtail* de 25 mm e mais orifícios laterais.

Embora o cateter de drenagem *pigtail* funcione bem para coleções mais simples, cateteres de maior diâmetro com mais orifícios laterais são necessários para coleções complexas ou viscosas. Um exemplo desse tipo é o cateter de drenagem Gordon com furos de grandes dimensões (Cook Medical).

Os **cateteres de drenagem biliar** variam em termos de rigidez e comprimento, mas todos têm as mesmas características. Além de apresentarem orifícios laterais na ponta, também apresentam orifícios laterais ao longo do comprimento do cateter, maximizando a drenagem em seu trajeto (▶ **Fig. 2.14**). A ponta pode ser travada em configuração de *pigtail* após ser avançada pelo ducto biliar comum até o duodeno. Isso permite que a bile entre no dreno acima do nível de obstrução e saia do dreno no *pigtail*; portanto, o tubo pode ser tampado e funcionar como um *stent* internalizado.

Cateteres para drenagem de nefrostomia apresentam pontas de travamento que terminam na pelve renal. Drenos de nefroureterostomia (também chamados de *stents* de nefroureterostomia) são cateteres longos que terminam na bexiga. Eles apresentam uma porção externa fora do paciente, além de *dois pigtails* que são formados no interior do corpo; um *pigtail* é formado na pelve, e o segundo na bexiga. A urina no rim entra no *pigtail* proximal, e a porção ureteral do cateter transporta a urina para baixo até a bexiga.

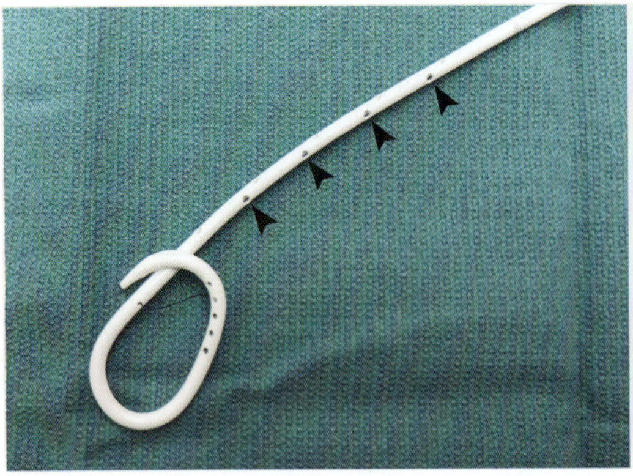

Fig. 2.14 Exemplo de um cateter de drenagem biliar interno-externo de 12 Fr. Após ser avançado para o duodeno, o cordão pode ser puxado externamente, travando a ponta do cateter em uma configuração de *pigtail*. Observar os orifícios laterais não apenas na ponta do cateter, mas também ao longo de sua extensão (*pontas de setas*).

Procedimentos de Biópsia

Os procedimentos de biópsia são semelhantes a outros procedimentos que exigem acesso não vascular. O conceito é o mesmo; CT ou ultrassom são usados para orientar a colocação da agulha no alvo (a lesão que será biopsiada), ao mesmo tempo garantindo que não haja estruturas vitais no caminho. Existem duas técnicas principais para atingir a lesão alvo: a técnica coaxial e a técnica em tandem.

A **técnica coaxial** envolve a inserção de uma agulha inicial de maior diâmetro na borda da lesão. Uma agulha mais fina e mais longa é deslizada no interior da agulha maior e avançada até a lesão. A principal vantagem da técnica coaxial é que apenas uma punção é realizada.

A **técnica em tandem** utiliza uma agulha de referência inicial colocada na lesão, com a agulha de biópsia inserida em seguida, em tandem, usando a profundidade e trajetória da agulha de referência como guia.

Em qualquer técnica, quando a lesão alvo for atingida, você estará pronto para obter uma amostra para biópsia. Existem dois modos de obter uma amostra: biópsia por agulha fina e biópsia por agulha grossa (de núcleo). A principal diferença entre as duas é o tamanho e a qualidade da amostra de tecido obtida.

Biópsias por agulha fina fornecem células da lesão para citologia. As agulhas usadas variam entre calibre 20 e 25, com uma variedade de formatos de ponta, todas construídas para fornecer uma borda de corte. O método mais comum para realizar uma biópsia por agulha fina consiste na **aspiração por agulha fina** (FNA). A FNA é realizada fixando-se uma seringa de 10 mL na agulha e puxando-se o êmbolo para aplicar sucção. A ponta cortante da agulha é movida para frente e para trás, cortando e agitando o tecido, o tempo todo aplicando-se sucção. Sangue e células do tecido devem começar a encher a seringa.

A técnica de agulha fina sem aspiração é usada com menos frequência e envolve uma simples punção da lesão com múltiplas passagens para frente e para trás na lesão. Nenhuma seringa é fixada na agulha, e não é aplicada sucção. Após múltiplas passagens na lesão, o sangue e as células do tecido preenchem a agulha por ação capilar.

Se um pedaço real de tecido for necessário, uma biópsia de núcleo pode ser obtida usando-se uma agulha de biópsia de calibre maior (calibre 14-20) (▸ **Fig. 2.15**). As agulhas para biópsia de núcleo apresentam uma agulha interna longa com um canal na extremidade. Uma agulha externa fica situada um pouco mais para trás, pronta para a aplicação. Essa agulha externa é ativada por mola. Quando aplicada, ela desliza rapidamente sobre a agulha interna e sobre o canal (▸ **Fig. 2.16**). Quando a agulha interna estiver na lesão, o tecido alvo é embutido no canal. A agulha externa ativada por mola que desliza sobre o canal aprisiona um pedaço de tecido. O comprimento do canal determina a extensão da propulsão (o que identifica quanto tecido será obtido). Os dispositivos para biópsia com agulha grossa podem ser usados repetidamente para obter múltiplas amostras.

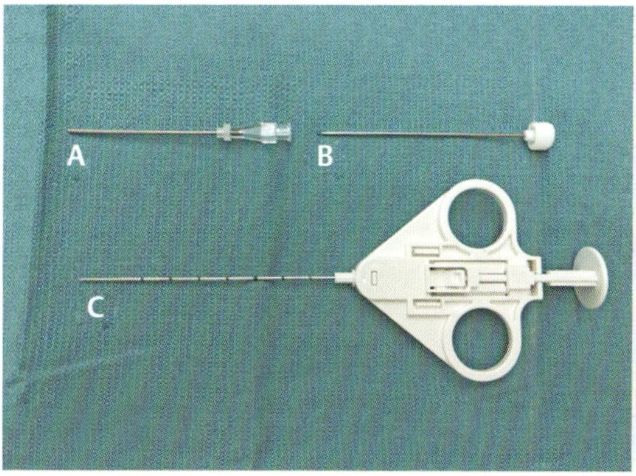

Fig. 2.15 Dispositivo de biópsia com **(A)** agulha introdutora e **(B)** estilete. A unidade da agulha introdutora/estilete é avançada até a borda da lesão alvo. A **(C)** agulha interna da agulha de biópsia (com um canal na ponta) é avançada pela agulha introdutora e embutida na lesão. A ativação por mola força a agulha externa da agulha de biópsia em um movimento brusco na agulha interna, capturando o tecido no canal.

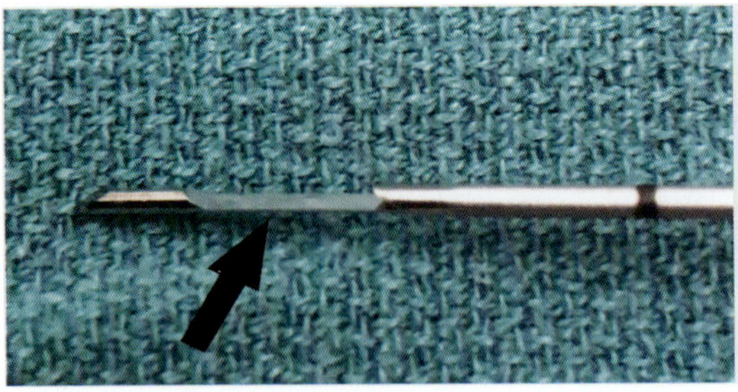

Fig. 2.16 As agulhas de biópsia apresentam uma agulha interna com um canal (*seta*) em sua ponta, juntamente com uma agulha externa situada mais para trás, pronta para ativação.

Leituras Sugeridas

[1] Kaufman JA, Lee MJ. Vascular and Interventional Radiology: The Requisites. 2nd ed. Amsterdam: Elsevier; 2014
[2] Harrigan MR, Deveikis JP. Handbook of cerebrovascular disease and neurointerventional technique. 2nd ed. Totowa, NJ: Humana Press; 2013
[3] Zhu X, Tam MD, Pierce G, et al. Utility of the Amplatzer Vascular Plug in splenic artery embolization: a comparison study with conventional coil technique. Cardiovasc Intervent Radiol. 2011; 34(3):522–531
[4] Lopera JE. The Amplatzer Vascular Plug: review of evolution and current applications. Semin Intervent Radiol. 2015; 32(4):356–369
[5] Das R, Champaneria R, Daniels JP, Belli A-M. Comparison of embolic agents used in uterine artery embolisation: a systematic review and meta-analysis. Cardiovasc Intervent Radiol. 2014;37(5):1179–1190
[6] Bauer JR, Ray CE, Jr. Transcatheter arterial embolization in the trauma patient: a review. Semin Intervent Radiol. 2004; 21(1):11–22
[7] Vaidya S, Tozer KR, Chen J. An overview of embolic agents. Semin Intervent Radiol. 2008;25(3):204–215

3 Acesso Vascular

Suraj Prakash ▪ Lisa Liu ▪ Aaron M. Fischman ▪ Gregory E. Guy

Obter acesso a um vaso é a primeira etapa na maioria dos procedimentos de radiologia intervencionista e, muitas vezes, é o ponto de partida para que estudantes ou residentes consigam experiência prática. Aqueles que atuam há algum tempo podem conseguir o acesso sem esforço na maioria dos casos, porém ainda existe um processo passo a passo que deve ser seguido.

A maioria dos procedimentos terá um local preferido para acesso vascular, que geralmente é obtido no pescoço, na virilha ou na extremidade. Antes de iniciar, o local proposto para acesso deve ser inspecionado para garantir que não existam contraindicações a uma punção por agulha. Áreas com infecção cutânea contínua, incisão cirúrgica recente ou cicatrização densa devem ser evitadas, se possível. Embora o vaso alvo possa ser encontrado por palpação e uso de pontos de referência, o padrão de cuidado consiste na orientação por ultrassom, que permite que a visualização da agulha seja mantida quando ela entrar no vaso alvo. O uso de orientação por imagem reduz substancialmente o risco de complicações relacionadas ao acesso. O ultrassom pode ser usado para garantir que o vaso alvo esteja patente antes que o paciente seja preparado e os campos aplicados. O técnico em radiologia intervencionista, muitas vezes, irá fazer isso para você, mas é uma boa ideia realizar esse processo pessoalmente. Se o vaso de escolha for inacessível em virtude de uma oclusão crônica ou da presença de trombo, verifique o lado contralateral (▸**Fig. 3.1**).

Antes de puncionar a pele, o local de acesso deve ser higienizado com uma solução antisséptica, e os campos devem ser aplicados na área ao redor. A partir desse ponto, você precisará vestir avental e luvas estéreis. Depois disso, poderá administrar lidocaína usando uma agulha hipodérmica próximo à área prevista para a punção da agulha.

A obtenção adequada de um acesso vascular requer coordenação das duas mãos. Você manterá a sonda de ultrassom em uma mão e a agulha na outra. Alguns profissionais preferem fixar uma seringa na agulha para a punção inicial, mas isso é uma questão de preferência pessoal. Em qualquer caso, a sonda é mantida perpendicularmente à pele e a agulha quase paralela a ela, com o bisel para cima. O objetivo é avançar a agulha no mesmo plano que a sonda, observando a ponta da agulha o tempo todo. Se você não tiver certeza de estar vendo a ponta da agulha, um movimento oscilatório suave da sonda mostrará a ponta entrar e sair do campo de visão. Existe uma tendência de olhar para baixo, a fim de visualizar a agulha, mas tente manter seus olhos na tela de ultrassom. Isso se tornará cada vez mais natural conforme sua sensibilidade nessa manobra aumentar com a prática.

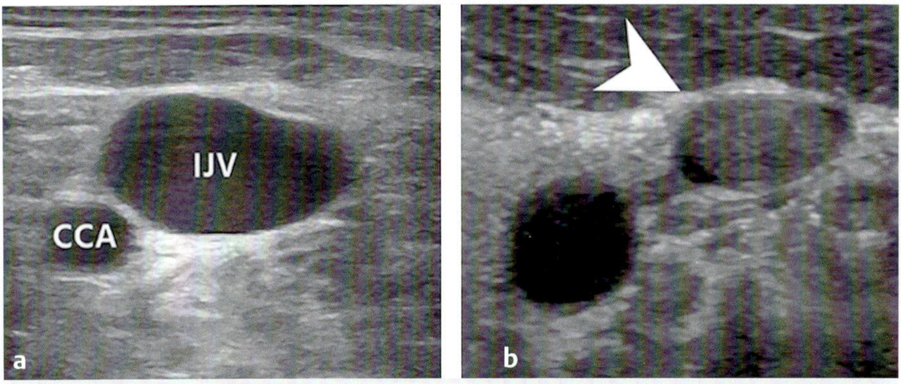

Fig. 3.1 (a) Relação normal entre a veia jugular interna (IJV) direita e a artéria carótida comum (CCA) direita mais medial. **(b)** A avaliação pré-procedimento da IJV por ultrassom direita revela um trombo oclusivo na veia (*ponta de seta*).

Idealmente, você observará a ponta da agulha entrar no vaso conforme ela é avançada. Outras indicações que ajudam na orientação incluem o aspecto de "tenda" na parede do vaso antes da perfuração pela agulha, assim como o *feedback* tátil da punção (▸**Fig. 3.2**). Deve haver retorno de sangue pela agulha quando ela estiver no interior da luz do vaso. Em uma artéria, o retorno do sangue será pulsátil, enquanto na veia ele gotejará para fora da agulha. Se uma seringa estiver acoplada à agulha, você pode tentar uma aspiração; com a agulha na veia, será obtido sangue venoso de cor escura, mas haverá resistência se a agulha estiver em posição extraluminal.

Quando a agulha estiver no interior do vaso, as etapas restantes do acesso vascular seguem a técnica de Seldinger, descrita no Capítulo 2. Ao avançar o fio-guia pela agulha, não deve haver resistência importante. Isso pode indicar a tentativa de passagem do fio-guia para o espaço da subíntima ou completamente para fora da luz do vaso. Após a entrada do fio-guia, uma lâmina de bisturi n° 11 pode ser usada para criar um pequeno corte na pele no ponto de entrada do fio-guia. O objetivo é garantir que as ferramentas seguintes possam ser passadas sem ficar presas na pele, o que exigiria uma força adicional. Deve-se ter cuidado para não cortar o vaso ou o fio-guia com a lâmina, ao fazer o corte na pele. Alternativamente, algumas pessoas preferem fazer esse corte na pele como primeira etapa, imediatamente antes da punção com agulha.

Com o fio-guia no local e a incisão na pele, a bainha dilatadora pode ser deslizada sobre o fio na direção do vaso. Depois que a bainha dilatadora estiver assentada na pele, o dilatador interno e o fio-guia são removidos, deixando-se apenas a bainha no local. O acesso ao vaso agora está seguro, e outras ferramentas (cateteres especializados, fios-guia etc.) podem ser inseridos.

3.1 Acesso Venoso

A maioria dos procedimentos de radiologia intervencionista que envolvem o sistema venoso começa com um acesso pela veia jugular interna ou pela veia femoral. É importante considerar tanto o local de acesso quanto a lateralidade. Por exemplo, a veia jugular interna (IJV) direita tem um trajeto mais reto até o coração e minimiza curvaturas do cateter, o que é desejável em alguns procedimentos. Ao tentar o **acesso pela IJV**, o ultrassom deve ser usado para identificar primeiro a

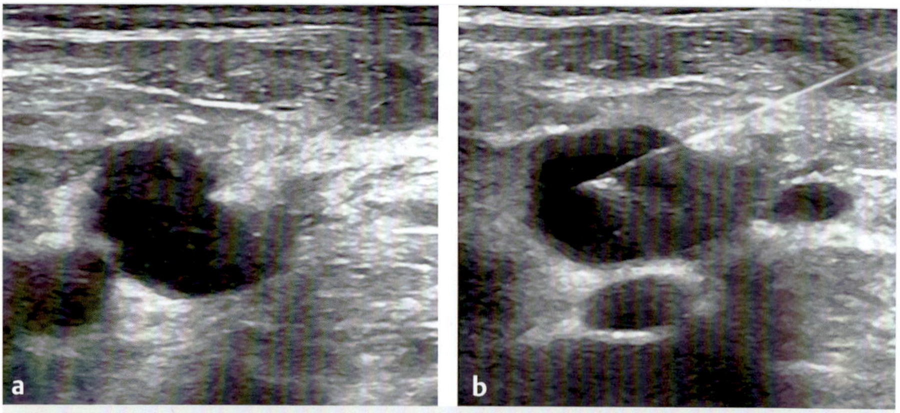

Fig. 3.2 Exemplo de acesso pela veia jugular interna (IJV) orientado por ultrassom. **(a)** O avanço da ponta da agulha para a parede exterior da veia forma uma "tenda" para dentro do vaso. **(b)** O avanço adicional da agulha, ou algumas vezes um movimento rápido e curto com a agulha permitirá que a ponta da agulha penetre na luz da jugular interna. A visualização da ponta da agulha na IJ pode ajudar a confirmar o posicionamento adequado antes de se prosseguir com o procedimento. (Imagens fornecidas por cortesia de Avinash Medsinge, MD e Pattana Wangaryattawanich, MD, University of Pittsburgh Medical Center.)

artéria carótida comum. A IJV deve estar lateral e anterior à artéria; contudo, isso é variável (▶ **Fig. 3.1**). Ela também deve ser compressível e aumentar de diâmetro com a manobra de Valsalva.

Se a IJV estiver ocluída, o lado contralateral ou a veia jugular externa podem ser usados como alternativa, e o acesso pela veia subclávia pode ser considerado, se as veias jugulares não estiverem acessíveis. A orientação por ultrassom para **acesso pela subclávia,** às vezes, pode ser difícil, porque a clavícula fica situada diretamente sobre a veia. O **acesso pela veia femoral** é relativamente simples usando-se ultrassom, com a veia femoral tipicamente situada medialmente à artéria ("venosa na direção do pênis").

O risco de complicações com o acesso venoso é menos importante em virtude da menor pressão intraluminal e das paredes de vasos mais delgadas. Mesmo assim, ocorrem complicações ocasionais que podem incluir trombose sintomática no local da punção, perfuração venosa e lesão de estruturas adjacentes. As complicações específicas do acesso pela IJV incluem pneumotórax e hemotórax, porém estas são raras. Hematomas podem ocorrer com acesso venoso, geralmente em pacientes com coagulopatias.

A orientação por ultrassom e o uso preferencial da IJV eliminaram quase totalmente o risco de pneumotórax. Embora casos de pneumotórax representem uma preocupação maior com acesso pela veia subclávia, é importante estar consciente da trajetória da agulha no acesso pela jugular interna, mantendo a agulha aproximadamente 1 cm acima da clavícula e realizando o monitoramento constante por ultrassom, se possível.

3.2 Acesso Arterial

Os locais de acesso arterial são limitados, com a maioria dos procedimentos sendo realizada por artéria femoral, artéria radial ou artéria braquial. O acesso arterial podálico ou anterógrado na região inferior da perna também pode ser obtido em alguns procedimentos vasculares periféricos.

Antes de tentar o acesso arterial, a força do pulso distal e o enchimento capilar devem ser verificados como precaução, caso ocorra uma complicação oclusiva ou embólica como resultado do procedimento. É particularmente importante verificar as medidas da pressão arterial e a perfusão dos dedos antes do acesso arterial na extremidade superior.

O acesso pela **artéria femoral comum (CFA)** é o mais rotineiro para intervenções arteriais. Contudo, a patência arterial pode impedir o acesso pela CFA. Por exemplo, se um paciente apresentar doença aortoilíaca grave e exigir uma investigação da artéria mesentérica, pode ser necessário o acesso pela artéria braquial ou radial. Para uma intervenção arterial na extremidade inferior, como recanalização de oclusão tibial ou femoropoplítea, o acesso femoral anterógrado com ou sem acesso podálico pode ser usado. A artéria dorsal do pé e a tibial posterior são duas opções no último caso.

O alvo para punção de artéria femoral é o segmento arterial acima da cabeça do fêmur (▶ **Fig. 3.3**). O ponto de referência ósseo oferece um suporte rígido para compressão e tamponamento da artéria femoral, quando necessário. Imediatamente abaixo do ligamento inguinal, um objeto radiopaco como um hemostato deve ser colocado com a ponta no local aproximado do ponto médio da cabeça do fêmur, e uma fluoroscopia *spot* anteroposterior (AP) deve ser efetuada para confirmar a posição. A artéria femoral deve ser acessada nesse local aproximado após palpação efetiva da artéria em um ponto imediatamente proximal e distal ao local de acesso desejado. A bifurcação femoral também deve estar mais baixa que esse ponto, o que é verificado usando-se ultrassom.

A artéria braquial é facilmente visível com o ultrassom, porém sua profundidade e a ausência de suporte abaixo diminuem a possível eficácia de uma compressão manual.

Nos últimos 20 anos, o suporte na comunidade de cardiologia intervencionista mudou de modo estável para um **acesso transradial (TRA)** como abordagem preferida em intervenções coronarianas. Recentemente, o uso de TRA na radiologia intervencionista também ganhou impulso, embora a implementação mais difusa seja limitada pela familiaridade e pelo treinamento do operador, assim como a disponibilidade do equipamento, o comprimento e o formato apropriados de cateter. O acesso radial apresenta benefícios notáveis em comparação com o acesso femoral. As vantagens do acesso radial incluem hemostasia mais efetiva após o procedimento, deambulação imediata após o procedimento e maior conforto para o paciente. Também é útil para intervenções em pacientes obesos, nas quais o acesso femoral é um desafio.

O **vasospasmo** é uma preocupação específica do acesso transradial, e várias estratégias são empregadas para reduzir esse risco. Estas incluem o uso de bainhas hidrofílicas especiais e injeção de uma solução antiespasmódica, que consiste em heparina, nitroglicerina e verapamil. Após a conclusão do procedimento, um dispositivo de compressão radial é embrulhado ao redor do punho para se obter uma hemostasia "patente" não oclusiva, que minimiza o risco de oclusão da artéria radial (▶ **Fig. 3.4**). A compressa pode ser removida de 75 a 90 minutos após a aplicação.

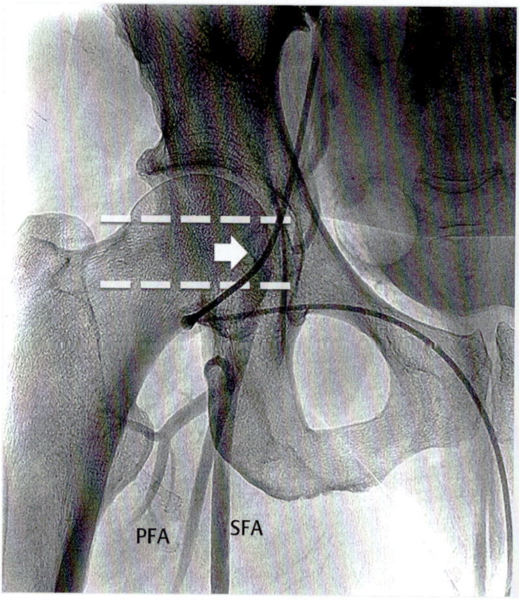

Fig. 3.3 A localização ideal para a arteriotomia da artéria femoral comum (CFA) deve ser no ponto onde a CFA cruza o terço médio da cabeça do fêmur. A cabeça do fêmur fornece uma "parede de apoio" firme para compressão, quando necessário, para obter hemostasia. SFA, artéria femoral superficial; PFA, artéria femoral profunda.

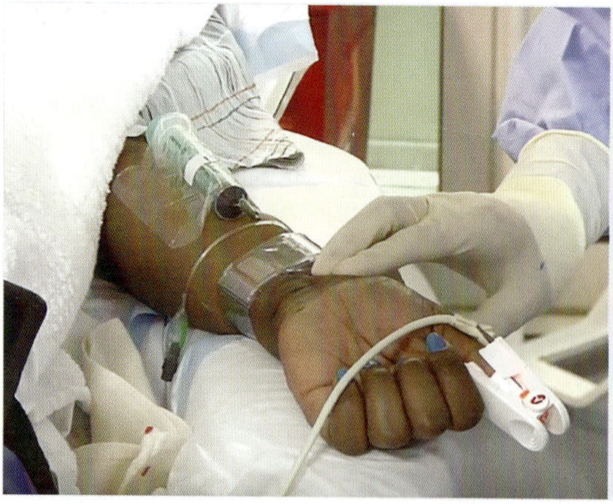

Fig. 3.4 Um dispositivo de compressão é usado para tamponamento do local de arteriotomia na artéria radial após acesso radial. Os pacientes tendem a sentir mais conforto após um acesso radial em comparação com o acesso pela artéria femoral.

A complicação mais comum relacionada ao acesso arterial é a formação de **hematoma**. Os fatores de risco incluem coagulopatia não corrigida, compressão inadequada no local de arteriotomia, colocação inadequada do dispositivo de fechamento e hipertensão não controlada. O risco pode ser reduzido com a reversão da heparina no fim do procedimento usando-se sulfato de protamina e administração de plasma fresco congelado (FFP) em qualquer paciente com INR acima de 1,5.

Os sinais, sintomas e complicações da formação de hematomas dependem da localização. Hematomas femorais com mais frequência estão associados a dor na virilha e na coxa, enquanto hematomas da artéria braquial podem estar associados a compressão do nervo mediano. No último caso, pode haver déficits neurológicos permanentes, se o compartimento não for descomprimido rapidamente. Exames neurológicos periféricos regulares após o procedimento são obrigatórios nesses pacientes. Uma lesão neurológica decorrente de um hematoma femoral é menos comum, mas ele pode ser bastante doloroso. Hematomas radiais são bem menos sintomáticos, porque costumam ser detectados precocemente e podem ser tratados de modo expectante. Instabilidade hemodinâmica resultante de um hematoma por acesso arterial é extremamente rara.

Pseudoaneurismas, algumas vezes, são confundidos com hematomas. Pseudoaneurismas iatrogênicos surgem quando não ocorre vedação do local de punção arterial, permitindo que o sangue fique aprisionado fora do vaso, contido pela adventícia, por tecidos vizinhos ou fáscia. Os fatores de risco para formação de pseudoaneurisma incluem o uso de cateteres e bainhas grandes, medicamentos anticoagulantes ou antiplaquetários e punção arterial em local inadequado (artéria femoral superficial, artéria ilíaca externa etc.).

Os pseudoaneurismas tipicamente se manifestam como uma massa dolorosa e pulsátil. São considerados instáveis, porque não possuem a integridade de uma parede intacta para conter o sangue que entra e sai deles. Sem tratamento, os pseudoaneurismas podem sofrer ruptura, resultando em hemorragia e lesão isquêmica do tecido. O aspecto típico de um pseudoaneurisma no ultrassom corresponde a um fluxo sanguíneo turbulento, que parece um "sinal de yin-yang" no fluxo colorido, com um padrão arterializado "para frente e para trás" no Doppler pulsado (▸ **Fig. 3.5**). Existem várias opções para o tratamento de pseudoaneurismas. Em radiologia intervencionista, o mais empregado é a injeção de trombina orientada por ultrassom no saco do pseudoaneurisma para precipitar trombose imediata. Uma alternativa mais conservadora é a compressão do colo do pseudoaneurisma usando-se a sonda do ultrassom. Em casos refratários, pode ser necessário um enxerto de *stent* pelo colo ou reparo cirúrgico aberto.

Uma **dissecção arterial** ocorre quando existe laceração da túnica íntima (geralmente devida a um trauma pelo fio-guia), produzindo uma luz falsa entre a túnica íntima e a túnica média. Em muitos casos, as dissecções podem ser prevenidas por uma técnica adequada. Se um fio-guia

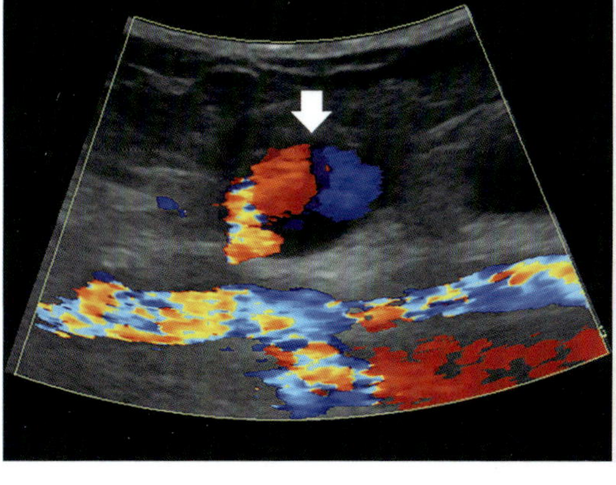

Fig. 3.5 Exemplo de uma imagem de ultrassom mostrando o "sinal de yin-yang" observado como um pseudoaneurisma (*seta*). O movimento para frente e para trás do sangue pelo pseudoaneurisma produz a aproximação e o afastamento do sangue em relação à sonda, criando um aspecto vermelho e azul característico. Este pseudoaneurisma ocorreu após acesso pela artéria femoral comum. (Imagem fornecida por cortesia de Scott Beasley, MD, University of Pittsburgh Medical Center.)

encontrar resistência durante a obtenção do acesso, ele deve ser puxado para fora, e a agulha de acesso deve ser reposicionada para garantir que esteja perfeitamente dentro da luz da artéria. Às vezes, um cateter ou uma bainha também podem provocar dissecção, quando seu avanço for forçado contra uma resistência.

O acesso transradial acarreta um risco teórico de acidente vascular cerebral, uma vez que o acesso à aorta descendente requer que as origens dos grandes vasos sejam atravessadas, possivelmente provocando dissecção. Contudo, estudos retrospectivos não demonstraram essa associação.

Uma suspeita de dissecção arterial pode ser confirmada por imagens que demonstrem sangue nos dois lados do retalho da íntima. Sem tratamento, uma dissecção arterial pode se propagar ao longo da extensão da artéria e para os ramos do vaso. Se houver acúmulo suficiente de sangue na luz falsa, a compressão ou oclusão da luz verdadeira pode provocar trombose arterial e lesão isquêmica. O tratamento típico de uma dissecção iatrogênica envolve reparo endovascular ou cirúrgico. Algumas dissecções arteriais podem desaparecer espontaneamente, em particular aquelas originadas em direção oposta à direção do fluxo sanguíneo arterial.

Uma **fístula arteriovenosa (AVF)** é uma conexão física entre a artéria e a veia. AVFs iatrogênicas podem se formar, se a artéria e a veia forem puncionadas durante o acesso. Quando pequena, a AVF pode ser assintomática e fechar espontaneamente. Se maior, os sinais e sintomas incluem frêmito palpável, sopro contínuo, dor e edema local. Casos graves podem provocar insuficiência cardíaca de alto débito e/ou isquemia distal. AVFs são diagnosticadas com ultrassom dúplex, que mostrará uma forma de onda pulsátil na veia envolvida, fluxo contínuo durante diástole na artéria. A intervenção endovascular com colocação de *stent* ou reparo cirúrgico é curativa para AVFs graves que não desaparecem sozinhas.

Uma **isquemia distal** é observada com mais frequência quando se tenta obter o acesso arterial em um segmento da artéria com aterosclerose. A ruptura da placa e a ateroembolia resultantes podem provocar isquemia a jusante. Pacientes com história de aterosclerose são considerados de risco para essas complicações, e as imagens devem ser examinadas antes do procedimento para garantir que o acesso local esteja livre de qualquer carga aterosclerótica. Uma embolização de material aterosclerótico da origem dos grandes vasos pode ocorrer durante o acesso nas extremidades superiores; deve-se ter cuidado ao atravessar esses segmentos para prevenir um acidente vascular cerebral.

No caso de intervenção na extremidade superior (em especial, com acesso transradial), um espasmo arterial também pode provocar isquemia distal em pacientes com circulação colateral derivada da artéria ulnar inadequada. Embora a melhor estratégia seja a prevenção com o uso de uma solução antiespasmódica durante o procedimento, a infusão intra-arterial de papaverina pode ser considerada, se ocorrer isquemia induzida por vasospasmo.

Antes de prosseguir com o acesso pela artéria radial, é necessário determinar a adequação da circulação colateral para a mão pelos arcos arteriais palmares. O teste de Barbeau, um teste de Allen modificado, pode ser usado para avaliar a patência palmar. Nesse teste, com a artéria radial proximal comprimida, um oxímetro de pulso avalia a forma de onda do pulso radial ao longo da artéria radial distal. Se a forma de onda for achatada após a compressão e a forma de onda original não retornar dentro de 2 minutos (Barbeau grau D), a patência palmar é inadequada para utilização segura do acesso pela artéria radial. Apenas a minoria dos pacientes (< 2%) apresenta Barbeau grau D.

Leituras Sugeridas

[1] Barbeau GR, Arsenault F, Dugas L, Simard S, Larivière MM. Evaluation of the ulnopalmar arterial arches with pulse oximetry and plethysmography: comparison with the Allen's test in 1010 patients. Am Heart J. 2004;147(3):489–493

[2] Beyer AT, Ng R, Singh A, et al. Topical nitroglycerin and lidocaine to dilate the radial artery prior to transradial cardiac catheterization: a randomized, placebo-controlled, double-blind clinical trial: the PRE-DILATE Study. Int J Cardiol. 2013; 168(3):2575–2578

[3] Boyer N, Beyer A, Gupta V, et al. The effects of intra-arterial vasodilators on radial artery size and spasm: implications for contemporary use of trans-radial access for coronary angiography and percutaneous coronary intervention. Cardiovasc Revasc Med. 2013; 14(6):321–324
[4] Fischman AM, Swinburne NC, Patel RS. A technical guide describing the use of transradial access technique for endovascular interventions. Tech Vasc Interv Radiol. 2015; 18(2):58–65
[5] Kaufman JA, Lee MJ. Vascular and Interventional Radiology: The Requisites. 2nd ed. Amsterdam: Elsevier; 2014
[6] Patel A, Naides AI, Patel R, Fischman A. Transradial intervention: basics. J Vasc Interv Radiol. 2015;26(5):722
[7] Ratib K, Mamas MA, Routledge HC, Ludman PF, Fraser D, Nolan J. Influence of access site choice on incidence of neurologic complications after percutaneous coronary intervention. Am Heart J. 2013;165(3):317–324
[8] Romagnoli E, Biondi-Zoccai G, Sciahbasi A, et al. Radial versus femoral randomized investigation in ST-segment elevation acute coronary syndrome: the RIFLE-STEACS (Radial Versus Femoral Randomized Investigation in ST-Elevation Acute Coronary Syndrome) study. J Am Coll Cardiol. 2012;60(24):2481–2489

4 Acessos, Tubos e Drenos

Devdutta Warhadpande ▪ Gregory J. Woodhead

A familiaridade com acessos e drenos é um dever para os estagiários de radiologia intervencionista (IR). Esses procedimentos, embora sejam considerados simples por muitos, têm o potencial de causar dores de cabeça, se não forem abordados com diligência. Leva algum tempo para se aprender sobre os diferentes tipos de equipamento, as indicações de cada um e as complicações que podem surgir.

4.1 Acesso Venoso Central

Embora muitas especialidades diferentes possam usar acessos centrais, aqueles colocados pela IR têm maior sucesso técnico e estão associados a menos complicações. O uso de orientação por imagem diminui o risco de complicações dos procedimentos, e a adesão à técnica estéril no ambiente controlado da sala de IR reduz o risco de infecção.

As práticas variam muito de um hospital para outro, tanto pelas preferências dos médicos encaminhadores quanto pelas políticas do departamento de IR. As orientações apresentadas neste capítulo devem ser condicionais e analisadas, uma vez que podem variar dependendo do ambiente da prática.

Os encaminhamentos para colocação de acesso venoso central são comuns em IR. Pelo volume de pedidos, muitos centros permitem que esses procedimentos sejam programados sem uma consulta formal. A colocação de acesso central é relativamente simples e não requer um exame físico extenso (**Boxe de Procedimento 4.1**). Entretanto, há algumas etapas importantes pré-procedimentos que não devem ser negligenciadas.

A primeira consideração é a indicação para o acesso e o período esperado em que o cateter estará posicionado. Os cateteres e os portais variam consideravelmente por número de luzes, calibre, condição de ser injetado à máquina e velocidades máximas de fluxo. É importante

Boxe de Procedimento 4.1: Acessos Centrais

Os cateteres centrais de inserção periférica (PICCs) podem ser posicionados à beira do leito sem orientação fluoroscópica, porém a taxa de mau posicionamento é maior, consequentemente. Após acessar uma veia periférica, um introdutor removível é inserido. O fio é posicionado na junção da veia cava superior (SVC) e átrio direito sob fluoroscopia e grampeado com um agente hemostático no *hub* do introdutor. O cateter então é cortado, para adequar seu comprimento, e inserido através do introdutor. Este é removido, deixando o cateter em posição. Em seguida, o *hub* pode ser fixado à pele.

Os cateteres e portais tunelizados colocados pela IR são inseridos tipicamente via IJV, usando orientação por ultrassom. O acesso pela IJ, ideal para portais e cateteres tunelizados, fica logo acima da clavícula. O curso desejado do cateter inclui uma curva delicada do cateter a partir do local de inserção até o término no átrio direito. Dependendo no tipo de acesso, o cateter é cortado no tamanho desejado, ou é utilizado um tamanho predeterminado. Sobre o fio, um introdutor removível é inserido. No caso de cateter tunelizado, é criada uma incisão na pele de, aproximadamente, 2 a 3 dedos abaixo da clavícula, através da qual o cateter é tunelizado. Após colocar o *cuff* sob a pele no local da incisão na pele, a ponta do cateter é inserida por todo o trajeto dentro da bainha, que, em seguida, pode ser removida. Após assegurar que a ponta se encontra na localização correta, o cateter é lavado com solução de heparina e fixado à pele com sutura.

Quando um portal é colocado, uma bolsa subcutânea é criada na extremidade distal do túnel onde o portal residirá. Será necessário fazer uma bolsa de tamanho suficiente para encaixar o reservatório, e não maior, uma vez que os portais podem se inverter, se não se encaixarem na bolsa. A porção do cateter é posicionada no mesmo trajeto do cateter tunelizado. O cateter é cortado no comprimento, fixado ao reservatório, lavado e, em seguida, inserido sob a pele, e então a pele pode ser fechada com suturas absorvíveis.

verificar sempre se o cateter correto foi escolhido para atender à necessidade clínica. Não raro, um tipo inadequado de acesso será solicitado por ordem de serviço.

Em pacientes com um histórico de colocações de múltiplos acessos, revise as imagens anteriores para avaliar a patência da veia e o histórico de complicações do acesso. Os pacientes que tinham acessos centrais anteriormente, em geral, apresentavam veias ocluídas ou trombosado, e será necessário um exame minucioso quando se faz a escolha do local apropriado para o acesso.

Também deve ser determinado se existe uma razão para que um acesso *não* seja colocado em uma localização específica. Isso é especialmente importante no caso de cateter de inserção periférica PICCs ou de acessos na veia subclávia em pacientes com insuficiência renal, quando pode haver uma necessidade prevista de criação de um acesso para diálise. Esses tipos de acesso devem ser evitados em pacientes que eventualmente possam necessitar de uma fístula, porém, se for absolutamente necessário, ele deve ficar *contralateral* ao braço selecionado para a criação da fístula. Esta é colocada mais comumente na extremidade não dominante, então um acesso PICC/subclávio deverá ser inserido no braço dominante.

O acesso venoso é amplamente dividido em quatro tipos: PICC, acesso central não tunelizado, acesso central tunelizado e portais implantáveis.

Um **PICC** é colocado através de uma veia periférica (basílica, cefálica ou braquial). As indicações para um PICC incluem a necessidade de antibióticos intravenosos por tempo prolongado, nutrição parenteral total (TPN), fluidos e outras medicações. Em muitos hospitais, estes podem ser colocados no piso por uma equipe de enfermeiras especialmente treinada e por paramédicos. A IR é tipicamente consultada para os casos desafiadores, incluindo os pacientes com histórico de oclusões anteriores, falha de colocação à beira do leito, indivíduos que necessitam de sedação e neonatos/bebês. Um PICC pode permanecer em posição durante semanas a meses.

Acessos centrais não tunelizados são comumente colocados nas veias jugular interna (IJ), subclávia ou femoral para acesso em situações de emergência. Quanto mais tempo permanecerem inseridos esses acessos temporários, maior será o risco de deslocamento e infecção. Quando o acesso central de longo prazo é necessário, a IR pode ser consultada para o implante de um **acesso central tunelizado**. A tunelização aumenta o ciclo de vida de um acesso central, fixando-o em posição e diminuindo o risco de uma infecção relacionada ao cateter. A maioria dos cateteres tunelizados tem um manguito que reside no túnel subcutâneo, o qual promove o crescimento tecidual, fixando o acesso em posição e limitando a migração de bactérias no local de entrada da pele até a venotomia (▶ **Fig. 4.1**).

Podem ser encontrados vários cateteres centrais chamados de tunelizados, incluindo o cateter de Hickman, o cateter de Groshong e o cateter de Broviac. Todos esses são de *pequeno calibre* único ou múltiplas luzes usadas para o acesso central. Embora sejam muito similares em funcionalidade, a diferença é que um cateter de Groshong possui uma válvula de três vias em sua ponta, que evita o refluxo de sangue para o interior do cateter assim como impede que o ar escape

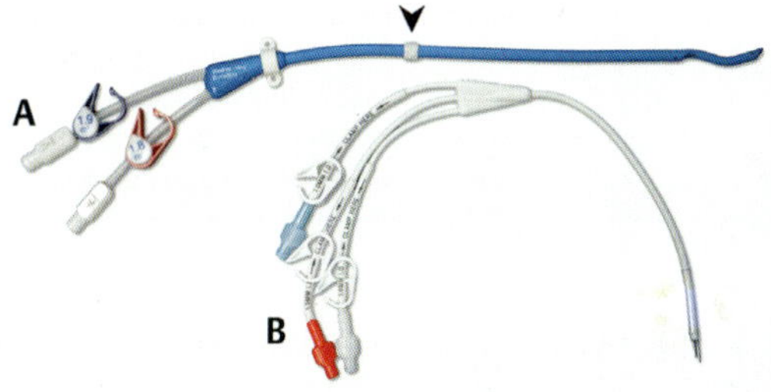

Fig. 4.1 (A) Cateter de diálise tunelizado. O cateter é suturado à pele no *hub* usando os dois orifícios. A bainha (*ponta de seta*) destina-se a ser introduzida no túnel subcutâneo, onde ela promove a formação de cicatriz, assegurando o cateter dentro do túnel. **(B)** Cateter Trialysis® não tunelizado. Note a falta de bainha. Ambos os dispositivos são cateteres de grande calibre, que permitem as altas velocidades de fluxo necessárias para a diálise.

para dentro do sangue. Os cateteres de Hickman precisam ser lavados com heparina após o uso, enquanto lavagens com solução salina normal são suficientes para os cateteres de Groshong. Os cateteres de Broviac também são muito similares aos cateteres de Hickman. O PowerLine (Bard Access Systems, Salt Lake City, UT) é outro tipo de cateter tunelizado que parece ser similar a um PICC, sendo frequentemente confundido com este, mas é inserido no peito e possui um *cuff*. A palavra "Power" sugere que o acesso é injetável à máquina, indicando que o cateter é capaz de tolerar velocidades de fluxo necessárias para injeções de grande volume, como aquelas para contraste intravenoso durante obtenção de imagens de CT.

Cateteres centrais tunelizados de grande calibre são necessários para o acesso de diálise e aférese, que requer velocidades de fluxo mais altas (▶**Fig. 4.1**).

Portocath, também conhecido como *mediport* ou *port-a-cath*, é um dispositivo (cateter) de acesso venoso central completamente subcutâneo, que consiste em um reservatório inserido nos tecidos subcutâneos da parede torácica conectado a um cateter tunelizado (▶**Fig. 4.2**). O reservatório é acessado por uma agulha quando o paciente necessita de retiradas de sangue, medicação ou administração de fluido. Estes são ideais para pacientes com câncer, que necessitam de acesso central para frequentes sessões ambulatoriais de quimioterapia. O tamanho, o número de luzes e a capacidade de fluxo dos portais variam, mas todos funcionam de maneira similar. Em razão da ausência de quaisquer componentes expostos, esses dispositivos acarretam um risco mais baixo de infecção. Os cateteres tunelizados podem ser deixados em posição por meses, embora alguns portais fiquem inseridos durante anos.

Além dos PICCs, a hierarquia de preferência da veia para a inserção do cateter venoso central é como segue: jugular interna direita > jugular interna esquerda > jugular externa direita > jugular externa esquerda > veia subclávia direita > subclávia esquerda. A veia jugular interna (IJV) direita é preferida por seu trajeto inferior na direção do coração. Embora se tenha demonstrado que a veia subclávia produz taxas mais baixas de infecção de cateteres não tunelizados, essa abordagem acarreta riscos adicionais durante a colocação, incluindo pneumótorax e a incapacidade para comprimir qualquer sangramento potencial devido à clavícula óssea sobrejacente (fato particularmente perigoso, se a artéria subclávia for inadvertidamente traumatizada). Os cateteres colocados via veia subclávia também são suscetíveis à "síndrome de pinçamento", que ocorre quando o cateter é pinçado e ocluído à medida que atravessa a primeira costela. Essa condição eventualmente pode levar à fratura do cateter, possibilitando que a ponta livre se desloque para dentro do coração. Veias da extremidade inferior, como a femoral ou a safena magna, podem ser utilizadas, porém esses locais geralmente são considerados de risco mais alto de infecção, e assim essas veias são raramente utilizadas para acesso de longo prazo. Se todas as veias viáveis estiverem indisponíveis para uso, os acessos translombar, trans-hepático e transrenal são uma opção, embora estes raramente sejam usados.

Para todos os cateteres centrais, geralmente é recomendada a colocação do acesso de tal forma que a ponta termine na SVC inferior, próximo à junção cavoatrial. A ponta de um cateter tunelizado ou portal pode migrar de 3 a 4 cm verticalmente quando o paciente está em pé, em posição ereta (particularmente em mulheres, nas quais o tecido mamário pode puxar o *hub* [cubo] do cateter para baixo e, portanto, a ponta para cima).

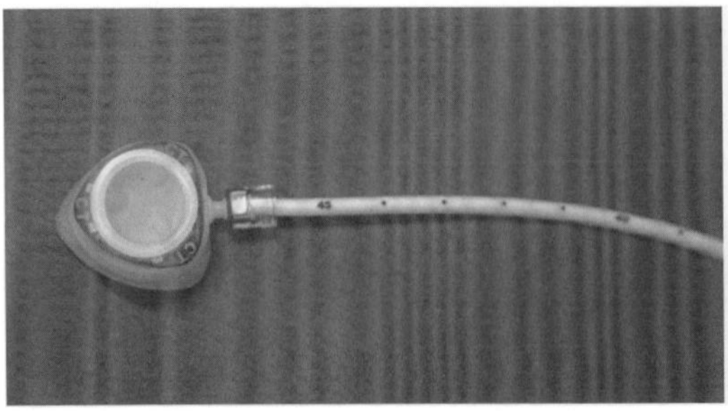

Fig. 4.2 O reservatório do portal reside dentro de uma bolsa subcutânea na parede torácica e pode ser acessado com uma agulha.

Quando o cateter está sendo inserido, a ponta tem de estar acima da porção média do átrio direito, enquanto o paciente está em posição supina, para explicar essa migração. As pontas do cateter colocadas muito altas na SVC têm risco de migração dessas pontas (dentro da veia braquiocefálica contralateral, veia jugular ou veia ázigo), assim como uma taxa maior de trombose e disfunção do cateter. As pontas do cateter colocadas muito inferiormente no átrio direito podem precipitar arritmias.

Complicações do Acesso

A IR geralmente não se mantém envolvida nos cuidados dos pacientes após a colocação de um acesso, a não ser que ocorram complicações. As complicações imediatas são aquelas encontradas durante o procedimento e são incomuns em virtude do uso de orientação por imagem. As complicações tardias tipicamente envolvem alguma forma de mau funcionamento do cateter.

O risco de **pneumotórax** é maior, quando se acessa a veia subclávia, e menor, quando o acesso jugular interno é guiado por ultrassom. Um pneumotórax pode ser identificado durante a fluoroscopia ou pela radiografia torácica pós-inserção, e apenas raramente é grande o suficiente para que o paciente se torne sintomático. Se o pneumotórax for pequeno e observado casualmente, em geral, é suficiente uma cuidadosa observação. Um pneumotórax maior pode necessitar da colocação de um tubo torácico.

Se não for reconhecida pela pulsatilidade do retorno do sangue durante as etapas iniciais do acesso, a **punção arterial** inadvertida será identificada rapidamente sob fluoroscopia quando o fio-guia corre ao longo do arco aórtico (à esquerda dos corpos vertebrais). Enquanto apenas o fio-guia é inserido, a agulha e o fio-guia podem simplesmente ser retirados mantendo-se a pressão sobre a arteriotomia antes de fazer uma nova tentativa. Se uma punção arterial não for identificada e um conjunto bainha/dilatador for inserido dentro da artéria, isso se tornará um problema mais sério. Dependendo do tamanho e da localização do acesso arterial inadvertido, a consideração de um reparo mais adequado deve incluir opções cirúrgicas aberta e endovascular.

Apesar de rara, a **embolia aérea** pode ser fatal. Esta geralmente ocorre após a remoção do dilatador interno da bainha removível, antes da inserção do cateter. Algumas bainhas têm uma válvula de uma via que impede a entrada de ar, mas uma boa prática é simplesmente cobrir a bainha com um dedo sempre que o dilatador estiver fora, para que o ar não seja sugado. No caso raro dessa ocorrência, o paciente pode apresentar dispneia, hipotensão, taquicardia, confusão ou dor no peito. Em caso de suspeita, coloque o paciente em posição de decúbito lateral esquerdo e forneça 100% de oxigênio. Vários casos podem necessitar de oxigenoterapia hiperbárica ou oxigenação extracorpórea (ECMO) até que o ar tenha se resolvido.

Até você tornar-se proficiente após a colocação de muitos acessos, um dos desafios do procedimento é assegurar que o cateter faça um trajeto suave. Quando o cateter se curva em ângulo agudo, poderá torcer e danificar-se. No caso de cateteres tunelizados, isso pode ser minimizado certificando-se de que o túnel subcutâneo está a uma distância adequada lateral à veia, e que a venotomia onde o cateter corre inferiormente é feita a cerca de 1 cm apenas acima da clavícula. As torções podem ser corrigidas usando-se a manipulação fluoroscópica para endireitar ou reposicionar o cateter, mas às vezes é bem mais fácil removê-lo e colocar um novo acesso. Raramente, pode ocorrer uma fratura, como na síndrome do pinçamento, e o fragmento distal poderá embolizar para o coração. A ponta de um cateter embolizado deve ser resgatada, se possível. Em alguns casos, o risco do resgate é maior que o risco de deixar um fragmento em posição. Esses pacientes precisam ser encaminhados a um centro experiente em resgates difíceis e aconselhados sobre os riscos da remoção *versus* simplesmente deixá-lo isolado antes de se fazer uma tentativa.

Infecção é um problema que se torna mais comum quanto maior for o tempo em que o acesso estiver posicionado. Um cateter serve como ninho de infecção, e se esta não for tratada, poderá levar à sepse. A incidência relatada de cateteres infectados varia amplamente na literatura. A **infecção da corrente sanguínea relacionada ao cateter (CRBSI)** deve ser suspeitada no quadro de febres, calafrios, hipotensão e eritema ou purulência ao redor da inserção do acesso.

A febre é o sinal clínico mais sensível. A purulência ao redor do local da inserção do acesso venoso possui alta especificidade, porém com pouca sensibilidade. A CRBSI é diagnosticada com hemoculturas, idealmente duas amostras de sangue do acesso central e uma amostra de um acesso intravenoso periférico. Se a cultura se tornar positiva para crescimento microbiano não explicada por outra fonte infecciosa (pneumonia concomitante, infecção do trato urinário etc.), o diagnóstico de CRBSI pode ser feito.

A remoção do cateter é necessária quando uma infecção no acesso é a causa presumida de sepse grave, instabilidade hemodinâmica ou endocardite infecciosa. Eritema ou purulência ao redor do local de inserção de um cateter, mesmo na ausência da confirmação da cultura, é uma indicação para sua remoção.

Nos casos de suspeita de CRBSI, deve-se iniciar vancomicina empírica e piperacilina-tazobactam após a extração de hemoculturas. Os antibióticos são diminuídos gradualmente com base nos resultados de hemoculturas e antibiogramas. As hemoculturas também são extraídas diariamente até estarem limpas e o paciente estiver afebril.

O salvamento do cateter pode ser tentado em casos selecionados. A terapia de bloqueio antimicrobiano é um método para instilar antibióticos em alta concentração dentro da luz de um cateter e é realizada em conjunto com antibióticos sistêmicos. O paciente não deve ter qualquer purulência ou outros sinais de infecção no local de saída/túnel, caso contrário essa estratégia não será útil. Certos micróbios, incluindo *Staphylococcus aureus* e *Candida*, também são uma contraindicação relativa. Se as culturas permanecerem positivas por 72 horas ou mais após se tentar a terapia de salvamento, o cateter deve ser removido.

A troca de cateteres sobre um fio-guia em um local de inserção venosa é uma prática relativamente comum em casos de CRBSI não complicada. Se a ponta do cateter removido mostrar evidência de flebite, trombo ou purulência, então a troca será inadequada, e um novo cateter deverá ser inserido em um local diferente.

Algumas vezes, um acesso terá mau funcionamento devido a uma camada de material que se acumula em torno do cateter. Uma bainha de fibrina pode se formar na ponta do cateter, podendo comprometer o retorno do sangue (comum) ou causar dificuldade de lavagem (menos comum). A bainha de fibrina age como uma válvula esférica, que interfere na aspiração. Uma solução é infundir o ativador de plasminogênio tecidual (tPA) dentro do dispositivo, na tentativa de romper o trombo na ponta. Se isso falhar, o dispositivo poderá ser injetado sob fluoroscopia, o que geralmente irá revelar o fluxo retrógrado de contraste ao longo do cateter, confirmando uma bainha de fibrina (▶**Fig. 4.3**). Há três opções para o manejo da bainha de fibrina em cate-

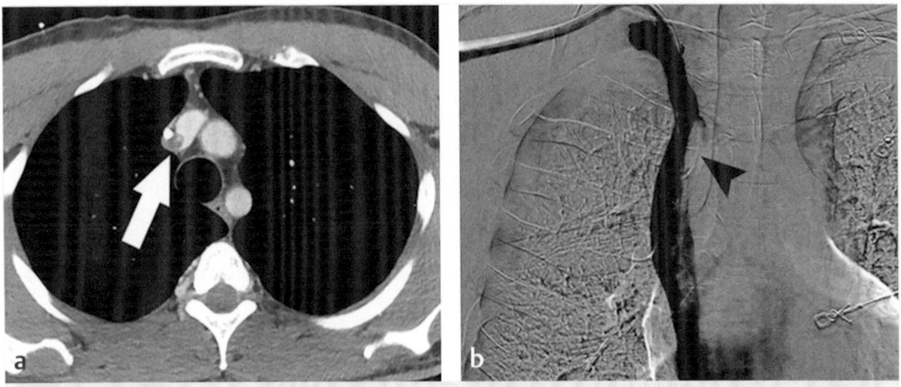

Fig. 4.3 (a) CT com contraste do tórax mostrando a ponta do cateter dentro da SVC, com um defeito circundando o enchimento (*seta*). **(b)** O contraste foi injetado, e o venograma subsequente identifica o defeito de enchimento ao longo da ponta do cateter (*ponta de seta*) devido a uma bainha de fibrina.

teres de diálise tunelizados: (1) troca de cateter, (2) troca de cateter e maceração da bainha de fibrina com um balão complacente, ou (3) retirada da bainha de fibrina. Várias manobras podem ser realizadas para retirar a bainha de fibrina. Por exemplo, um laço pode ser inserido a partir da virilha, e a bainha pode ser retirada do cateter a partir de baixo.

4.2 Acesso Entérico

O acesso entérico percutâneo é um dos procedimentos não vasculares mais comuns realizados pela IR (**Boxe de Procedimento 4.2**). Embora os tubos enterais também possam ser inseridos por via cirúrgica ou endoscópica, o uso de técnicas guiadas por fluoroscopia é mais seguro e apresenta alta taxa de sucesso técnico.

A indicação mais comum para o acesso enteral é o suporte nutricional para pacientes incapazes de ingestão oral, que pode ser o resultado de lesão neurológica, disfunção da deglutição ou malignidade. As alimentações por tubo geralmente são consideradas sempre que houver a expectativa de que o paciente passe mais de uma semana sem se alimentar. Outra indicação comum é para a descompressão do trato GI superior, o que pode ser útil para o tratamento de íleo ou obstrução intestinal.

Boxe de Procedimento 4.2: Colocação de Tubo Enteral

A inserção percutânea de tubos de alimentação (tubos de gastrostomia e gastrojejunostomia) pode ser realizada rapidamente e com risco relativamente baixo na maioria dos pacientes. Antes do procedimento, uma história de cirurgias abdominais anteriores deve ser avaliada. A avaliação de CT pré-procedimento é recomendada, se não estiverem disponíveis imagens recentes para avaliar a anatomia e identificar quaisquer estruturas interpostas a serem evitadas durante a inserção do tubo. Um período de jejum de 6 a 8 horas é necessário para o procedimento.

Um tubo NG é posicionado, e o estômago é insuflado com ar, para promover a aproximação deste com a parede abdominal anterior. Glucagon intravenoso pode ser usado para fechar o piloro e impedir que o ar escape do estômago. Gastropexia usando fechos T geralmente é realizada para fixar o estômago à parede abdominal anterior, o que impede a inadvertida colocação errada do tubo G dentro da cavidade peritoneal. Cada fecho T é inserido no estômago sob visualização fluoroscópica, com a injeção de contraste através de cada agulha confirmando posicionamento intraluminal antes de acionar o fecho.

O método usado com mais frequência para a colocação do tubo enteral na IR é a "técnica de push". Uma agulha é usada para puncionar o estômago sob orientação fluoroscópica, com a posição definitiva confirmada por aspiração do ar gástrico através da agulha e opacificação das rugas gástricas com injeção de contraste. Um fio é avançado dentro do estômago ou intestino delgado, dependendo do tipo de tubo que está sendo posicionado. O trato é dilatado com o uso de dilatadores sequencialmente maiores ou um dilatador com múltiplas etapas até um tamanho ligeiramente maior que o diâmetro desejado do tubo, e o tubo então é colocado através de um introdutor removível. Depois que o tubo é avançado dentro do estômago ou intestino delgado, o contraste é injetado através de cada lúmen do cateter sob fluoroscopia, confirmando a colocação apropriada. Tubos com balão de retenção requerem que o balão seja inflado sob fluoroscopia para assegurar que este seja posicionado com o estômago, e não com o piloro ou intestino delgado, o que pode causar obstrução da via de saída gástrica.

Uma variação dessa técnica, conhecida como o "método do puxão", envolve prender o fio inserido percutaneamente no estômago, usando um laço inserido por via oral. O fio é puxado para cima e para fora através da boca. O tubo de gastrostomia é conectado a um fio nessa extremidade antes de ser puxado de volta através da boca, dentro do estômago, e para fora da parede abdominal anterior. Uma peça de retenção tipo cogumelo, na extremidade luminal do tubo, o mantém no estômago, embora a tensão seja aplicada na extremidade externa do tubo, acomodando-o novamente na parede do estômago. Um amortecedor desliza sobre o tubo e contra a pele, mantendo-o em posição. Esse método é ideal para pacientes conhecidos por puxarem seus tubos. A taxa de sucesso relatado da técnica da colocação de tubo G percutâneo é maior que 99%.

Na maioria dos casos, o tipo inicial de acesso é a passagem de um tubo através da cavidade nasal ou oral para dentro do estômago (nasogástrico/orogástrico [NG/OG]) ou do intestino delgado (nasojejunal/orojejunal [NJ/OJ]). A vantagem desses tubos é a possibilidade de serem inseridos às cegas à beira do leito, embora tenham uma vida útil limitada e geralmente sejam bastante desconfortáveis para os pacientes despertos. A luz desses tubos é relativamente pequena, então tipicamente estes duram apenas algumas semanas antes de entupir. Caso se espere que o acesso seja de curto prazo (i.e., dias a semanas), esta é uma boa opção para o paciente. Por outro lado, se estiver evidente que o paciente necessitará de suporte nutricional em longo prazo, um tubo NG pode ser uma medida temporizadora até que o acesso percutâneo possa ser obtido. Igualmente, um tubo NG geralmente será suficiente para descompressão na situação de um íleo ou obstrução intestinal mecânica. O uso de um tubo percutâneo para descompressão é adequado quando existe um problema crônico como gastroparesia grave.

Opções para acesso entérico percutâneo incluem o seguinte:

1. **Gastrostomia** (tubo G): o tubo entra no estômago através da parede abdominal e a ponta reside dentro do estômago.
2. **Gastrojejunostomia** (tubo GJ): o tubo entra no estômago através da parede abdominal e é avançado até a ponta ficar alocada dentro do jejuno.
3. **Jejunostomia** (tubo J) ou de **cecostomia**: o tubo entra no intestino diretamente através da parede abdominal.

Os tubos G são uma boa opção para os pacientes com anatomia normal e motilidade normal no intestino delgado. Os tubos GJ são preferíveis para indivíduos com refluxo grave ou obstrução da saída gástrica, e esses tubos podem ter luz única ou dupla. Com a dupla luz, a porção gástrica pode ser usada para descomprimir o estômago enquanto a porção jejunal é usada para alimentação. A vantagem de um tubo GJ sobre o tubo G é que a ponta do tubo termina além do ligamento de Treitz, minimizando o risco de aspiração. Se o paciente tiver refluxo ou aspiração com alimentações por tubo G, ele poderá voltar para converter o tubo em GJ, desde que o trato tenha tido tempo de amadurecer (tipicamente cerca de uma semana, mas possivelmente até quatro). A jejunostomia é uma opção para os pacientes que tenham qualquer das indicações anteriores, mas que foram submetidos à gastrectomia anterior. Os tubos de jejunostomia, algumas vezes, são solicitados para pacientes submetidos à anastomose biliar-jejunal (p. ex., cirurgia de *bypass* gástrico Roux-en-Y ou um procedimento de Whipple) como um meio de descomprimir um ramo jejunal aferente dilatado ou dar acesso à árvore biliar para intervenções. Os tubos de cecostomia são os menos comuns, mas podem ser solicitados quando houver necessidade de descompressão colônica, ou algumas vezes para acesso à liberação de enemas anterógrados em pacientes com constipação crônica.

Ao revisar um pedido de inserção de tubo enteral, é importante examinar qualquer imagem anterior. Embora a radiografia abdominal possa prover alguma compreensão, a imagem em corte transversal é ideal. No caso de tubos G, o fator mais importante a considerar é a presença do parênquima hepático interposto ou do cólon, que pode interferir na punção gástrica. Isso isoladamente não é proibitivo; durante o procedimento, o estômago é insuflado, o que geralmente terá o efeito de afastar o fígado e o cólon, criando uma janela para o acesso. Um cateter retal descompressivo, algumas vezes, pode ajudar a causar o colapso do cólon para fornecer uma janela. Em casos muito desafiadores, contraste retal pode ser administrado no momento do procedimento para delinear a colônica.

Tumores gástricos conhecidos ou suspeitados, varizes, ascites em grande volume e doença ulcerosa péptica ativa são contraindicações relativas à colocação de tubo de gastrostomia percutânea. O sangramento significativo é incomum, mas, quando ocorre, a culpada geralmente é a artéria epigástrica superior. Como a artéria epigástrica superior corre dentro da bainha do reto, o acesso lateral ao músculo ou ao longo da linha média é recomendável. Artérias gástricas menores ao longo da superfície externa do estômago também podem ser lesionadas ocasionalmente. Independentemente, o procedimento é considerado de risco moderado para sangramento, e, assim sendo, a coagulopatia não corrigível é considerada uma contraindicação absoluta.

Complicações sérias da colocação do tubo de gastrostomia percutânea são raras. A peritonite pode ocorrer pela infusão inadvertida de solução de alimentação dentro da cavidade peritoneal, ou caso ocorra perfuração de uma alça intestinal durante o procedimento. É crítico identificar precocemente a peritonite nesses pacientes. As alimentações devem ser interrompidas, e os antibióticos, introduzidos. O pneumoperitônio que ocorre mais de 48 horas após o procedimento é considerado indicativo de extravasamento. Outras complicações incluem infecção da ostomia, deslocamento acidental e disfunção do tubo.

Os cuidados locais à ferida são importantes após a colocação de tubo entérico percutâneo. A limpeza adequada do local e as trocas regulares dos curativos podem ajudar a prevenir celulite e evitar antibioticoterapia desnecessária.

Após a colocação de um novo tubo enteral, a regra geral é manter as alimentações gástricas nas primeiras 24 horas (a duração pode variar por instituição). Depois disso, se não houver sinais de peritonite, podem-se começar as alimentações por tubo de gotejamento. Os resíduos são tipicamente medidos a cada 6 horas, enquanto as alimentações são gradualmente aumentadas até que seja alcançada a taxa de meta e tolerada.

Os tubos que se deslocam, geralmente, podem ser substituídos por um tubo de mesmo tamanho à beira do leito, desde que tenha se formado um trato amadurecido (tipicamente dentro de 4-6 semanas). No caso de tubos de gastrostomia recém-colocados, o trato pode começar a se fechar dentro de algumas horas após serem retirados. Uma prática comum é colocar um cateter de Foley dentro da gastrostomia como uma medida temporizadora para impedir que ela se feche completamente. Esses pacientes devem ser trazidos de volta à IR para substituição do tubo o mais cedo possível.

O entupimento do tubo é a complicação mais comum que os estagiários irão encontrar, e geralmente este se deve à liberação de medicação inadequada através do tubo. O entupimento pode ser prevenido assegurando-se que quaisquer conteúdos inseridos no tubo tenham sido adequadamente triturados. Quando um tubo está entupido, água quente ou uma seringa de alta pressão, em geral, podem eliminar a obstrução. Se isso não funcionar, uma mistura de pancrelipase, bicarbonato e 5 mL de água podem ser injetados no tubo para romper o material do entupimento. Um refrigerante carbonatado dentro do tubo pode ter o mesmo efeito (e é muito barato também!).

4.3 Drenagem de Fluido Transcateter

A drenagem dos acúmulos de fluido é outra fonte comum de encaminhamentos (**Boxe de Procedimento 4.3**). Ao receber uma consulta para a colocação de dreno, o exame completo procura responder a duas perguntas: (1) a drenagem é indicada? e (2) a drenagem é tecnicamente viável?

Pode-se suspeitar da causa da maioria dos acúmulos de fluido com base na localização destes no corpo, na história clínica e nas características da imagem. Os **abscessos** ocorrem com mais frequência na situação de cirurgia recente ou associados à infecção ao longo do intestino. Eles se apresentam de forma não específica com febres e leucocitose persistente ou tendendo à progressão. A dor pode ou não estar presente. A CT com contraste identificará um abscesso como um acúmulo de fluido sem contraste circundado por uma margem intensificada (▶ **Fig. 4.4**). Às vezes, é solicitado à IR para drenar um hematoma que foi confundido com um abscesso, porém hematomas estéreis não devem ser drenados. Se o hematoma se tornar infectado, o tratamento poderá ser bastante difícil.

Se as imagens e a história clínica não forem sugestivas de acúmulo infectado, outras etiologias serão, então, consideradas. Embora grandes abscessos devam ser drenados, outros acúmulos estéreis não necessariamente requerem drenagem.

Boxe de Procedimento 4.3: Drenagem Percutânea de Abscesso

A drenagem percutânea de acúmulos de fluido substituiu quase completamente as técnicas cirúrgicas abertas em virtude de uma taxa menor de complicações e excelentes resultados clínicos. Para acúmulos superficiais, o ultrassom é preferido pela ausência de radiação ionizante e pela capacidade de usar imagens em tempo real. Para acúmulos mais profundos ou pacientes de maior porte, a orientação por CT pode ser usada. Embora a via mais curta para o acúmulo-alvo seja preferida, isso nem sempre é possível (p. ex., em razão das alças intestinais interpostas ou de outras estruturas).

Depois de selecionar a modalidade de imagens, o passo seguinte é posicionar o paciente e identificar a extensão e o trajeto necessários para a punção por agulha. O comprimento apropriado da agulha é selecionado, e esta é inserida sob orientação de ultrassom ou CT até ela se encontrar dentro do acúmulo. A aspiração de uma pequena amostra do fluido é obtida para confirmar o posicionamento e avaliar a viscosidade.

Se for considerada necessária a colocação de um dreno, o calibre deste deverá ser de acordo com o tipo do acúmulo que está sendo drenado. Cateteres de calibre menor (8 Fr) são suficientes para drenar fluidos serosos ou serossanguinolentos, mas um cateter com calibre maior (10 Fr ou maior) geralmente é necessário para fluidos purulentos ou mais viscosos. Também devem ser consideradas localizações laterais do orifício. Cateteres de drenagem biliar podem ser usados em certas localizações, como no caso de haver um acúmulo longo, longitudinalmente orientado (como na localização subfrênica).

No caso de acúmulos de fluido loculados, uma agulha mais longa poderá ser utilizada para ganhar acesso profundo dentro do acúmulo e facilitar a ruptura das loculações usando-se uma agulha ou um fio. Utiliza-se um trocarte ou a técnica de Seldinger. Um fio-guia rígido pode prevenir torção e assegurar que o cateter não se desgarre em seu trajeto até o alvo. Antes de tentar avançar o dreno, deve-se sempre visualizar o fio espiralado no acúmulo.

Uma série de dilatadores de calibres sequencialmente maiores é usada para dilatar o trato (idealmente, até o tamanho de 1 Fr maior que o dreno pretendido), e o cateter então é colocado e espiralado dentro do acúmulo.

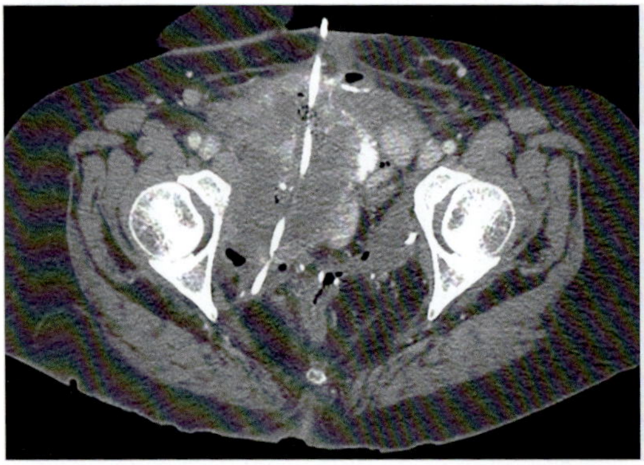

Fig. 4.4 Um paciente em pós-operatório desenvolveu um abscesso intra-abdominal que requer a colocação de um cateter de drenagem. O abscesso era alongado e complexo, então um cateter de drenagem biliar foi inserido para ampliar o formato e permitir a drenagem adequada ao longo da extensão do abscesso.

Quando a drenagem de um acúmulo é indicada, o intervencionista deve determinar se ela é tecnicamente possível ou não. A viabilidade técnica requer uma trajetória segura desde a pele até o acúmulo, sem interferência das alças intestinais ou de estruturas neurovasculares, assim como de um acúmulo de tamanho adequado. Pequenos acúmulos não são passíveis de colocação de dreno, porque alças trançadas não podem se formar em acúmulos com menos de 3 cm. A aspiração é uma opção para pequenos acúmulos, caso seja solicitada uma amostra de fluido, mas é sua responsabilidade informar o Serviço que encaminhou que não é possível deixar um dreno posicionado.

Acúmulos superficiais podem ser drenados com orientação de ultrassom, embora acúmulos mais profundos sejam abordados com mais frequência com orientação de CT. Depois de colocados, idealmente esses drenos devem ser acompanhados até a IR para assegurar sua adequada função e patência. A IR também deve estar envolvida na decisão de quando será possível retirar o dreno.

A via de saída do dreno deverá ser monitorada diariamente. Quando a drenagem diminuir para menos de 10 a 15 mL/dia, o tubo deverá ser checado quanto à patência usando-se um jato de solução salina; se for possível lavar o tubo e os conteúdos aspirados tiverem volumes similares à quantidade instilada, o dreno poderá ser removido, desde que haja também uma resposta clínica. Se os tubos não puderem ser lavados, ou quando o volume aspirado for significativamente inferior à quantidade instilada durante a lavagem, isso sugere obstrução ou mau posicionamento do tubo. Nesses casos, a reavaliação do acúmulo com o uso de imagens em corte transversal ou a injeção fluoroscópica de drenagem deverá ser realizada antes da remoção do tubo.

Acúmulos de Fluido Intratorácico

O tipo de acúmulo de fluido mais comum no tórax é a efusão ou **derrame pleural**, que pode ser o resultado de pneumonia, insuficiência cardíaca congestiva (CHF), malignidade, ou de uma série de outros processos estimuladores. Quando um paciente tem uma efusão pleural clinicamente significativa (i.e., o paciente está hipoxêmico, necessitando de quantidades crescentes de oxigênio, ou persistentemente febril apesar dos antibióticos), o primeiro passo é determinar se a efusão é transudativa ou exsudativa usando-se os critérios de Light. Uma toracocentese diagnóstica pode ser realizada para obter o fluido pleural para estudos laboratoriais. Embora a IR possa realizar facilmente esse procedimento, este é tipicamente simples o bastante para que o serviço clínico o realize à beira do leito com orientação de ultrassom.

É mais provável que a IR se envolva na situação de uma efusão exsudativa, que requer drenagem, ou se houver uma grande efusão transudativa, que necessite de drenagem em longo prazo. Efusões mais transudativas são passíveis de drenagem percutânea com um cateter *pigtail* ou cateter tunelizado, como o PleurX (Becton, Dickinson and Company, Franklin Lakes, NJ).

Os pacientes internados com drenos pleurais devem ser acompanhados diariamente. Alterações na quantidade de fluido pleural podem ser monitoradas com raios X de tórax e medições do fluxo de saída do dreno. No caso de melhor cenário, a efusão se resolverá radiograficamente, e o paciente apresentará melhora clínica. Nesse ponto, o dreno poderá ser removido. Na remoção de tubos pleurais, o orifício deverá ser coberto com um curativo oclusivo (gaze com vaselina cobrindo o orifício, 4 × 4s e fita de seda) para evitar pneumotórax.

A situação nem sempre é tão simples assim. Efusões exsudativas podem representar vários desafios. Efusões parapneumônicas graves o suficiente para justificar o encaminhamento para IR tendem a se tornar loculadas, que podem dificultar a drenagem percutânea. Se não tratadas de maneira adequada, as efusões exsudativas poderão ser envolvidas por uma crosta fibrinosa. Nesse ponto, a drenagem percutânea talvez seja impossível.

No caso de efusões loculadas, uma mistura de tPA e DNase pode ser instilada através de dreno *pigtail* para tentar romper as loculações. Esse processo é repetido duas vezes ao dia, às vezes por alguns dias. A equipe de IR pode cuidar disso, mas em alguns hospitais é a consulta pneumológica ou outro serviço que lida com injeções e determina quando parar. A lise bem-sucedida das loculações aumentará a via de saída do dreno e mostrará melhora da aparência dos raios X de tórax. Se não obtiver sucesso e se formar uma crosta ao redor da efusão, será necessária a descorticação cirúrgica do paciente e a drenagem via toracoscopia assistida por vídeo.

Pode ser útil ter o conhecimento acerca do funcionamento de um dispositivo Pleur-Evac (Teleflex Medical, Morrisville, NC) e de qual a informação que ele poderá fornecer. Já no caso de pacientes com drenos pleurais, isso geralmente se resume ao que o Pleur-Evac está lhe informando.

Cateteres PleurX são drenos pleurais tunelizados de longo prazo que são destinados aos pacientes com efusões malignas. A tendência dessas efusões é recorrer rapidamente, caso seja usado e removido um dreno temporário. Esses cateteres de longo prazo otimizam o conforto do paciente por permitir que ele vá para casa com um dreno tampado posicionado. Os próprios pacientes irão drenar o fluido em intervalos regulares, ou isso será ditado pela velocidade de recuperação do fluido ou por um novo desenvolvimento dos sintomas. Alguns pacientes irão necessitar de visitas de saúde domiciliares, durante as quais uma enfermeira pode, periodicamente, retirar a tampa do cateter e drenar o fluido pleural.

Embora seja menos comum, o trauma ao ducto torácico pode resultar em **quilotórax**, que geralmente é iatrogênico na situação de cirurgia cardiotorácica. Geralmente o quilotórax é detectado após a cirurgia torácica, quando tubos torácicos residentes começam a drenar fluido leitoso esbranquiçado. A química do fluido e o achado positivo de quilomícrons no fluido são tipicamente confirmatórios.

O tratamento do quilotórax inicialmente é conservador, uma vez que extravasamentos do ducto torácico se fecham espontaneamente. O paciente pode ser posto sob uma dieta de baixo teor de gordura com triglicerídeos de cadeia média. Se o fluxo de saída do quilo exceder 1 L/dia apesar do tratamento conservador, justifica-se o tratamento intervencionístico ou cirúrgico. A cirurgia para quilotórax é a ligação do ducto torácico. A IR pode realizar uma **embolização do ducto torácico (TDE)** menos invasiva.

A TDE começa com linfangiografia. Pequenas agulhas são inseridas nos linfonodos em cada virilha e se injeta lipiodol lentamente, opacificando os vasos linfáticos pélvicos. Imagens *spot* em série são obtidas até a cisterna do quilo (dilatação sacular na extremidade caudal do ducto torácico) ficar opacificada. Embora a viscosidade e o efeito esclerosante leve do lipiodol possam fechar o extravasamento, tipicamente o acesso percutâneo dentro da cisterna é tentado com o uso de uma agulha. Um microcateter pode então ser inserido no ducto torácico para tentar identificar um local específico de extravasamento. Mesmo que nada seja identificado, o ducto torácico poderá ser ocluído usando-se espirais e material embólico líquido. Existem técnicas avançadas adicionais, incluindo as técnicas de acesso retrógrado a partir do fim da drenagem venosa do ducto torácico, e para o tratamento de extravasamento linfático envolvendo outras áreas, incluindo a cavidade peritoneal. Indivíduos com extravasamento persistente de quilo podem necessitar de cirurgia.

Acúmulos de Fluido Intra-Abdominal

Abscessos são o acúmulo intra-abdominal mais comum e geralmente se formam na situação de pós-operatório ou em associação com infecção intra-abdominal. Podem se formar abscessos praticamente em qualquer local no abdome.

Abscessos hepáticos piogênicos se formam quando uma infecção intra-abdominal (diverticulite, apendicite etc.) resulta em tromboflebite localizada, que pode levar a êmbolos sépticos que passam pelo sistema venoso portal e fazem a semeadura no fígado.

Os pacientes tipicamente se apresentam com febre, leucocitose e dor abdominal superior, que geralmente levam a um estudo com CT. Além de iniciar antibióticos, abscessos hepáticos piogênicos devem ser drenados percutaneamente, se possível. O curso ideal percutâneo dentro de um abscesso hepático deve evitar atravessar quaisquer grandes vasos, uma vez que pode ocorrer a semeadura da circulação sistêmica se grandes vasos forem violados. O abscesso também deve ser adentrado via fígado normal para evitar extravasamento.

O acúmulo peri-hepático que pode ser confundido com um abscesso é um **biloma**. O biloma é um acúmulo de bile fora da árvore biliar e pode ser intra ou extra-hepático. Os bilomas se formam após lesão iatrogênica ou traumática na árvore biliar. A lesão iatrogênica pode ocorrer durante cirurgia hepatobiliar, quimioembolização transcateter arterial (TACE), drenagem biliar percutânea ou colangiopancreatografia retrógrada endoscópica (ERCP). Bilomas geralmente não causam sintomas, mas têm potencial para induzir peritonite química.

Bilomas assintomáticos podem ser detectados nas imagens de CT de rotina; geralmente, são suspeitados com base em sua localização, na menor atenuação da aparência e na história clínica.

Os bilomas devem ser drenados. A drenagem percutânea é uma boa opção, uma vez que a maioria desses acúmulos é prontamente acessível sob orientação de ultrassom ou CT. Se houver lesão associada à árvore biliar, esta também necessitará de tratamento (discutido no Capítulo 6).

Abscessos esplênicos são relativamente raros, mas podem ser vistos em pacientes imunossuprimidos e usuários de drogas intravenosas. A infecção geralmente se origina em qualquer lugar e se desloca para o baço por via hematogênica. A infecção também pode ocorrer após trauma ou infarto esplênico. Uma série de lesões esplênicas pode mimetizar abscessos, assim é importante assegurar que a história se encaixe e que sejam obtidas imagens adicionais, se necessário. O tratamento com antibióticos e drenagem percutânea pode ter sucesso, mas a esplenectomia pode ser indicada para alguns pacientes, especialmente para abscessos multifocais.

A maioria dos **abscessos perientéricos** ocorre após diverticulite perfurada ou apendicite. Esses pacientes podem necessitar de cirurgia definitiva com uma colectomia/apendectomia sigmoide, entretanto a drenagem precoce do abscesso geralmente leva a uma cirurgia mais segura e mais bem-sucedida. Pacientes com doença de Crohn são outro grupo propenso ao desenvolvimento de abscessos intra-abdominais.

Acúmulos de fluido no pâncreas, geralmente, estão associados a sequelas de pancreatite e podem ser estéreis ou infectados. **Pseudocistos pancreáticos** são acúmulos isolados de amilase/sucos pancreáticos circundados por uma margem de tecido fibroso/de granulação. Geralmente, se formam semanas após uma crise de pancreatite aguda. Muitos pseudocistos não causam sintomas e são detectados somente por imagens do acompanhamento de rotina após episódios de pancreatite. Geralmente, os pseudocistos se resolvem por si só, mas se tornam problemáticos em razão do efeito de massa ou infecção sobreposta.

Um pseudocisto em um paciente sem sinais clínicos de infecção deve ser deixado por si só, visto que o acesso percutâneo pode introduzir bactérias no acúmulo de fluido e resultar em um pseudocisto anteriormente estéril que se torna infectado. Se, contudo, houver a probabilidade de que o pseudocisto já esteja infectado, a drenagem é indicada. Embora alguns acúmulos pancreáticos sejam acessados por via endoscópica (i.e., cistogastrostomia), a drenagem percutânea é uma abordagem razoável em muitos casos. Os acúmulos pancreáticos, geralmente, drenam abundantemente, e os pacientes devem ser informados de que a drenagem em longo prazo é a norma para essa condição. A possibilidade de colocação de dreno permanente deve ser considerada. O fluido proveniente dos pseudocistos infectados deve ser enviado para detecção de amilase e lipase, além de cultura, para confirmar o diagnóstico.

Necrose pancreática é uma complicação muito séria de pancreatite e geralmente pode ser diagnosticada por CT. Esses pacientes estão muito doentes com anormalidades laboratoriais significativas. Como os pseudocistos, os acúmulos necróticos estéreis devem permanecer intocados (▸ **Fig. 4.5**). Se um acúmulo infectado for suspeitado, pode-se solicitar que a IR realize uma aspiração percutânea para obter uma amostra para cultura. Uma das preocupações de muitos clínicos é que a amostragem de necrose pancreática percutânea introduza bactérias

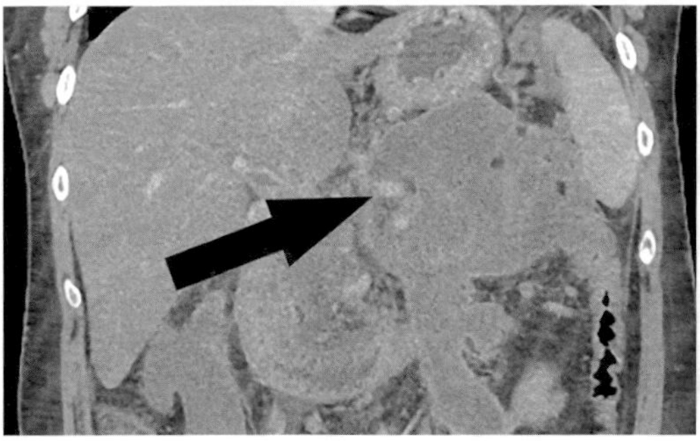

Fig. 4.5 A pancreatite aguda neste paciente resultou em um grande acúmulo necrótico peripancreático isolado (*seta*). O acúmulo segue interiormente no abdome inferior. Este era um acúmulo estéril e não exigiu drenagem.

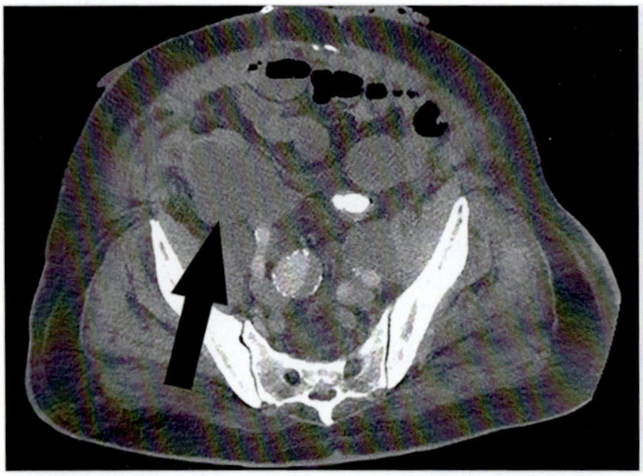

Fig. 4.6 Este paciente desenvolveu um urinoma após uma cistoprostatectomia para câncer de bexiga. Um acúmulo de fluido pode ser visto no quadrante direito inferior, onde o ureter insere-se no conduto ileal.

inadvertidamente em um acúmulo anteriormente estéril, causando uma infecção. Portanto, uma técnica estéril estrita é particularmente importante ao lidar com esses casos.

Acúmulos necróticos infectados devem ser evacuados. Embora a necrosectomia aberta seja realizada no passado, cistogastrostomia endoscópica e necrosectomia atualmente são favorecidas. O papel da IR nas necrosectomias é limitado, embora possa haver algumas ocasiões em que somos solicitados a prover um acesso percutâneo ao acúmulo. Após a criação do acesso, o trato é dilatado para que um laparoscópio possa ser inserido no acúmulo, e os restos necróticos removidos.

Urinomas são encontrados com mais frequência após lesão iatrogênica ao sistema coletor, que permite que a urina extravase do defeito e forme um discreto acúmulo (▶**Fig. 4.6**). Pacientes com urinomas geralmente são assintomáticos, sendo o acúmulo descoberto apenas casualmente em imagens em corte transversal. Alguns pacientes podem se tornar sintomáticos secundariamente a dor, efeito de massa ou infecção.

Pequenos urinomas estéreis podem ser tratados de maneira conservadora, embora acúmulos maiores com mais frequência requeiram intervenção. O primeiro e mais crítico passo é o desvio urinário com um tubo de nefrostomia. O dreno permite a cicatrização do urotélio. Algumas vezes, o desvio urinário é suficiente para lidar com o urinoma. Em outros casos, quando o urinoma está causando sintomas ou parece estar infectado, a drenagem percutânea é indicada e geralmente é simples. As amostras devem ser enviadas para medir o nível de creatinina e cultura.

Raramente, o desvio urinário e a drenagem são insuficientes para abordar o problema. Nesses casos, o reparo cirúrgico pode ser considerado para os pacientes que são candidatos. A embolização ureteral também pode ser considerada para ocluir permanentemente o ureter. Isso geralmente é reservado aos pacientes terminais com pequena expectativa de vida.

Acúmulos de Fluido Pélvico

As infecções mais comuns dentro da cavidade abdominal também podem levar à formação de abscesso na pelve. Diverticulite ou apendicite rota podem resultar em infecção que se dissemina dentro da bolsa de Douglas em mulheres ou na bolsa retovesical em homens, que é a porção mais dependente da cavidade peritoneal.

Em geral, o acesso percutâneo aos abscessos pélvicos profundos pode ser muito difícil em virtude da cintura pélvica óssea. As abordagens alternativas incluem acessos transglúteo, transretal e transvaginal. O acesso transglúteo deve ser realizado com cuidado para evitar que o nervo ciático seja atingido. O trajeto da agulha deve ser o mais próximo possível do sacro/cóccix e permanecer livre da tuberosidade isquiática. Atravessar o músculo piriforme é particularmente doloroso para os pacientes, portanto isso também deve ser evitado, se possível. O acesso transretal e transvaginal é o ideal para abscessos no fundo-de-saco pélvico, sendo relativamente simples com o equipamento adequado.

Abscessos tubo-ovarianos (TOAs) podem se formar como uma complicação da doença inflamatória pélvica. Os sintomas predominantes são a dor pélvica e a secreção vaginal, embora febre e leucocitose também sejam comuns. Quando um TOA se rompe, o paciente terá sinais peritoneais ao exame abdominal, e sepse poderá se desenvolver rapidamente. Na maioria dos casos, suspeita-se de TOA quando uma paciente com doença inflamatória pélvica falha em responder aos antibióticos. Essas pacientes serão submetidas a ultrassom transvaginal, que, no caso de um TOA, mostrará um acúmulo de múltiplas localizações que obscurece a anatomia anexial normal. A CT é solicitada com mais frequência quando uma patologia abdominal está no diferencial.

Os achados de um TOA roto são uma indicação para o tratamento cirúrgico urgente. Para um TOA não roto, a antibioticoterapia isoladamente, em geral, é suficiente, enquanto o paciente estiver hemodinamicamente estável e o abscesso for relativamente pequeno. Grandes abscessos e os pacientes que falham em iniciar uma antibioticoterapia são candidatos à drenagem transcateter.

Abscessos prostáticos são uma complicação relativamente rara de prostatite bacteriana, vistos com mais frequência em pacientes imunocomprometidos e diabéticos. A apresentação é similar à da prostatite aguda; os pacientes terão dor perineal ou suprapúbica, disúria, febre e calafrios. O tratamento da prostatite bacteriana aguda com antibióticos geralmente tem sucesso. Se os indivíduos não melhorarem, deve-se suspeitar de abscesso prostático, sendo indicada uma avaliação com ultrassom transretal (TRUS). O TRUS identificará prontamente um acúmulo complexo dentro da próstata.

Os abscessos prostáticos podem ser drenados por abordagem transretal ou perineal. A instrumentação da uretra aumenta o risco de translocação bacteriana para a circulação sanguínea e deve ser evitada, se possível.

Leitura Sugerida

[1] Mermel LA, Allon M, Bouza E, et al. Clinical practice guidelines for the diagnosis and management of intravascular catheter-related infection: 2009 update by the Infectious Diseases Society of America. Clin Infect Dis. 2009; 49(1):1–45

[2] National Healthcare Safety Network. Bloodstream Infection Event (Central Line-Associated Bloodstream Infection and Non-Central Line-Associated Bloodstream Infection). http://www.cdc.gov/nhsn/PDFs/pscManual/4PSC_CLABScurrent.pdf; access date: 8/14/2017

5 Emergência em Radiologia Intervencionista

Matthew Evan Krosin ▪ L. C. Alexander Skidmore ▪ Rakesh Navuluri

O tratamento de sangramentos é responsável pela maioria das emergências em radiologia intervencionista (IR). O sangramento pode ocorrer essencialmente em qualquer parte do corpo, incluindo trato gastrointestinal (GI), órgãos sólidos abdominais, retroperitônio e tecidos moles superficiais. A embolização é uma ferramenta minimamente invasiva e versátil para abordar a hemorragia em emergências.

5.1 Hemoptise Massiva

A hemoptise varia em gravidade desde o escarro sanguinolento até a hemorragia intensa. A hemoptise massiva pode representar um risco de vida, geralmente como resultado de asfixia em vez de choque hemorrágico. A hemoptise massiva é definida como mais de 500 mL de sangue expelido na tosse em um período de 24 horas, ou a uma velocidade de 100 mL/h. A maioria dos casos de hemoptise origina-se das artérias brônquicas, embora raramente também se origine do sistema arterial pulmonar de baixa pressão (▸**Fig. 5.1**).

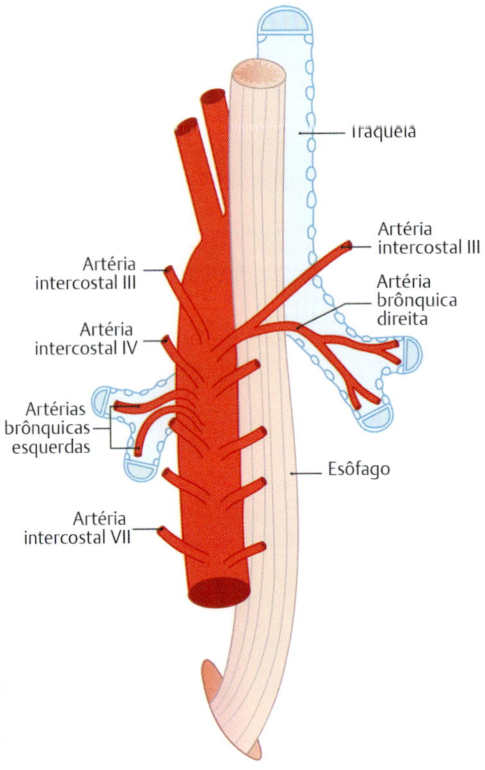

Fig. 5.1 Vista posterior da aorta torácica mostrando anatomia da artéria brônquica mais comum, com artéria brônquica direita única surgindo do tronco intercostobronquial e duas artérias brônquicas esquerdas surgindo diretamente da aorta. As origens são tipicamente entre as vértebras T3 e T5. (Fonte: 6 Artérias brônquicas (Ramos Bronquiais). In: Wacker F, Lippert H, Pabst R, eds. Arterial Variations in Humans: Key Reference for Radiologists and Surgeons. 1st Edition. Thieme; 2017.)

Abordagem à Hemoptise Massiva

Quando um paciente se apresenta com suspeita de hemoptise, um dos primeiros passos é decidir se trata-se de uma hemoptise verdadeira ou se a fonte de sangramento se origina da orofaringe ou do trato GI (▶ **Fig. 5.2**). O exame físico isoladamente, em geral, permite a diferenciação entre hemoptise e hematêmese, mas o sangramento da orofaringe ou das passagens nasais pode ser mais óbvio. A consideração dos fatores de risco do paciente, incluindo história de tabagismo, fibrose cística (CF) ou vasculite, pode ajudar a mudar a suspeita de hemoptise, quando o diagnóstico é incerto.

Caso se acredite que o sangramento seja hemoptise, a causa de base e a lateralidade são então determinadas. As causas mais comuns de hemoptise incluem infecções, malignidades de pulmão e doenças associadas à bronquiectasia, como a CF.

Uma radiografia torácica inicial pode ajudar na localização do sangramento no pulmão direito ou esquerdo, mas a maioria desses pacientes também obterá CT de tórax. Neoplasias, lesões cavitárias, infartos pulmonares e bronquiectasia podem ser evidentes na CT.

A broncoscopia, geralmente, é realizada após a estabilização do paciente. O objetivo mínimo é estabelecer qual pulmão (e possivelmente qual lobo) está com sangramento. Se a lateralidade for determinada, o paciente deverá ser posicionado deitado com o pulmão afetado para baixo. Isso impede que o sangue se derrame dentro do pulmão contralateral. Embora não essencial, a angiotomografia computadorizada (CTA) pode ajudar a confirmar a origem do sangramento e deve ser considerada com base em cada caso, antes ou depois da broncoscopia. Além do sangramento ativo, a CTA pode identificar o número e a localização das artérias brônquicas e qualquer anatomia arterial variante, uma informação útil de se ter ao avaliar para uma intervenção.

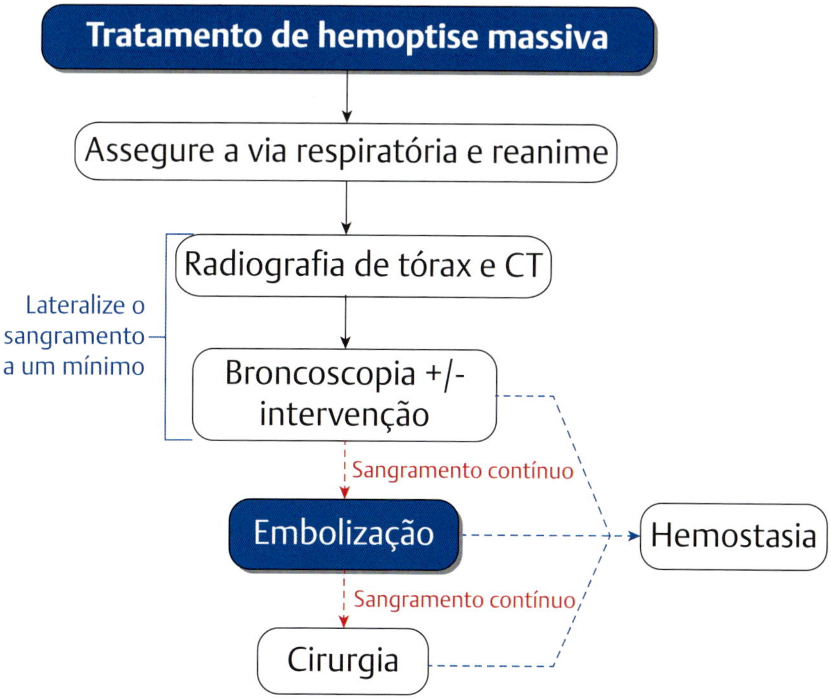

Fig. 5.2 Algoritmo simplificado para tratamento de hemoptise massiva.

Tratamento da Hemoptise

Antes de qualquer diagnóstico ou intervenção, os pacientes com hemoptise massiva requerem reanimação com fluido. A intubação geralmente é necessária para proteger a via respiratória.

Como muitos casos de hemorragia ocorrem perifericamente no pulmão, a broncoscopia é primariamente um procedimento diagnóstico, embora existam alguns tratamentos broncoscópicos. As intervenções incluem coagulação a laser, eletrocautério e agentes hemostáticos locais (p. ex., epinefrina, trombina etc.). No caso de hemorragia unilateral, um bloqueador bronquial é usado, algumas vezes, pelo broncoscopista como uma medida contemporizadora. Isso envolve a inflação de um balão dentro de um brônquio do pulmão em sangramento para prevenir o derramamento de sangue dentro das vias respiratórias não afetadas.

A angiografia convencional com embolização se tornou a terapia de primeira linha para os casos de hemoptise grave, uma vez que a broncoscopia tem um limitado potencial terapêutico, e a cirurgia intratorácica de emergência está associada à alta mortalidade perioperatória (**Boxes de Procedimento 5.1** e **5.2**). A cirurgia (ressecção em cunha/lobectomia/pneumonectomia) é reservada aos pacientes nos quais as opções mais conservadoras falharam.

Os pacientes tratados com embolização da artéria brônquica são monitorados cuidadosamente em um ambiente de cuidados críticos. A extubação deve ser considerada apenas quando o risco de ressangramento é baixo. A tendência da hemoglobina não é tão útil, uma vez que hemorragias de pequeno volume também podem causar asfixia sem um efeito significativo nos valores do hematócrito. Nos casos em que um diagnóstico subjacente permanece enganoso, a broncoscopia geralmente é repetida após a embolização para avaliar melhor as vias respiratórias. O ressangramento não é um problema incomum, particularmente em pacientes com CF.

Boxe de Procedimento 5.1: Embolização da Artéria Brônquica

Um angiograma bronquial envolve a cateterização das origens da artéria brônquica; estas geralmente são encontradas no segmento médio da aorta torácica, próximo ao tronco principal dos brônquios. Em todos os arteriogramas bronquiais, deve-se dar atenção cuidadosa e deliberada para identificar quaisquer artérias medulares que se comuniquem com a artéria espinal anterior, particularmente a **artéria de Adamkiewicz** (artéria radiculomedular magna anterior), que surge tipicamente de uma artéria intercostal entre as vértebras T9 e T12 e proporciona o maior suprimento para a medula espinal anterior. As artérias medulares demonstram um padrão característico, com um curso para cima acompanhado por uma alça em "grampo de cabelo" antes de adentrar a artéria espinal anterior. A embolização inadvertida de uma artéria espinal pode resultar em déficits neurológicos graves, incluindo paraplegia. As artérias brônquicas com um grande ramo espinal podem ser tratadas, mas é necessário posicionar um microcateter além desse ramo, com meticulosa atenção para evitar o refluxo.

Em pacientes com pneumonia necrosante ou bronquiectasia devida a CF, as artérias colaterais podem crescer em direção ao local da lesão para perfusão e reparo. Esses novos colaterais podem surgir de múltiplas artérias sistêmicas, incluindo as artérias mamária interna, tireocervical, intercostal, torácica lateral e frênica. Essas "artérias parasitadas" são propensas à hemorragia. A avaliação de uma CTA pré-angiograma pode ser útil para identificar artérias parasitadas que podem necessitar de interrogação angiográfica e possível embolização.

Achados angiográficos, como vasos anormalmente tortuosos ou hipertróficos, parênquima pulmonar hipervascular, pseudoaneurismas ou extravasamento de contraste dentro das vias aéreas, indicam fontes de hemoptise. As partículas usadas para embolização têm tipicamente um tamanho de 500 a 700 mm (maiores que a maioria das artérias espinais) e são consideradas agentes embólicos de primeira linha para hemoptise. As partículas embolizam-se distalmente dentro da árvore arterial-alvo, introduzindo-se nas pequenas artérias associadas a tumor subjacente, infecção etc. O uso de partículas permite a repetição da intervenção, caso haja recorrência de hemoptise. As espirais são menos desejáveis, uma vez que a reintervenção no mesmo vaso, além de uma espiral posicionada, pode ser difícil ou impossível.

Boxe de Procedimento 5.2: Embolização da Artéria Pulmonar

As indicações, a técnica e as complicações potenciais da embolização da artéria pulmonar variam consideravelmente em comparação com a embolização da artéria brônquica. Na embolização da artéria pulmonar, a veia femoral comum é acessada, e o trato de saída pulmonar é selecionado com um cateter duplo (*pigtail*) especial curvo, como o Van Aman ou Grollman. Depois de selecionada a artéria pulmonar direita ou esquerda, realiza-se a angiografia pulmonar. Com mais frequência, o alvo da embolização da artéria pulmonar é uma malformação arteriovenosa (AVM) pulmonar. Pseudoaneurismas da artéria pulmonar também podem estar implicados, particularmente no quadro de colocação anterior de cateter de Swan-Ganz ou infecção micobacteriana.

Em contraste com a embolização da artéria brônquica, as espirais e os tampões vasculares são os agentes embólicos preferidos para embolizações de artéria pulmonar. As AVMs pulmonares criam *shunts* da direita para a esquerda, desviando-se da rede capilar alveolar pulmonar interposta. Se as partículas ou a cola forem posicionadas dentro de uma AVM, esses agentes são pequenos o suficiente para passar diretamente para dentro do fluxo venoso pulmonar em virtude da ausência de capilares interpostos. A embolização não direcionada na circulação sistêmica pode causar complicações devastadoras, como acidente vascular encefálico, infarto visceral e isquemia do membro. Agentes embólicos devem ser selecionados cuidadosamente para embolização de AVMs a fim de prevenir a migração através da malformação dentro das veias pulmonares.

A cirurgia tem um papel adjuvante para certos pacientes após a embolização. Se a causa da hemoptise decorrer de uma lesão de massa ou micetoma, a ressecção em cunha e a lobectomia são opções viáveis, desde que o paciente seja um candidato cirúrgico. Quando a hemoptise recorrente se deve a uma doença pulmonar difusa (CF, sarcoidose, vasculite), o transplante de pulmão continua a ser uma opção de último recurso.

5.2 Sangramento GI Superior

O sangramento do trato GI proximal ao ligamento de Treitz é considerado sangramento do GI superior (UGIB), enquanto o sangramento distal a ele é considerado sangramento do GI inferior (LGIB). Embora o UGIB possa resultar em hospitalizações sérias, é encontrado com menos frequência pela IR. A endoscopia (EGD) superior geralmente tem sucesso no controle de UGIB. A intervenção endovascular é, entretanto, uma ferramenta importante para UGIB *refratário*.

Podem ocorrer tanto as formas arteriais como as venosas de UGIB; as últimas tipicamente são uma consequência das varizes gastroesofágicas (discutidas separadamente no Capítulo 6).

As úlceras pépticas são a causa mais comum de UGIB. O sangramento ocorre quando as úlceras penetram além da mucosa dentro da submucosa, causando inflamação, necrose e eventual ruptura de uma artéria. Infecção por *Helicobacter pylori*, uso de anti-inflamatórios não esteroidais (NSAIDs) e gastrite hemorrágica também são razões comuns. Outras causas de UGIB estão listadas na ▶**Tabela 5.1**.

Tabela 5.1 Causas arteriais de sangramento GI superior

• Úlceras pépticas (gástricas ou duodenais)	• Câncer gástrico
• Laceração de Mallory-Weiss	• Angiodisplasia
• Gastrite/duodenite/esofagite	• Hemobilia (iatrogênica)
• Lesão de Dieulafoy	• Fístula aortoduodenal

Exame Completo para UGIB

Hematêmese e/ou melena são os sintomas mais comuns de apresentação de um UGIB. É mais provável que a hematoquezia seja proveniente de um sangramento GI inferior, mas pode ser visto em decorrência de sangramento vindo de cima com trânsito rápido através do trato GI. É mais provável que os pacientes com esses sangramentos ativos sejam hemodinamicamente instáveis e necessitem de intervenção de emergência. Se a presença de UGIB for incerta, o fluido gástrico poderá ser lavado via sonda nasogástrica (NG) e testado em cartão de pesquisa de sangue nas fezes com guaiacol, embora isso possa omitir o sangramento que ocorre dentro do duodeno proximal.

Certos indícios podem auxiliar diretamente o médico para a causa do sangramento. As úlceras pépticas causam dor epigástrica e saciedade precoce e podem se apresentar com um histórico de uso de NSAID ou doença ulcerosa anterior. A laceração de Mallory-Weiss deve ser suspeitada quando a êmese não sanguinolenta preceder a hematêmese em um paciente alcoólico. A gastrite hemorrágica produz hematêmese em borra de café, geralmente em um paciente de unidade de terapia intensiva (ICU) ou em indivíduo com história de uso crônico de esteroide.

Hipotensão e choque hemodinâmico são ameaças iminentes à vida em casos de sangramento GI. O tratamento médico de suporte à pressão sanguínea deve sempre ter prioridade em relação a outros exames diagnósticos (▶ **Fig. 5.3**).

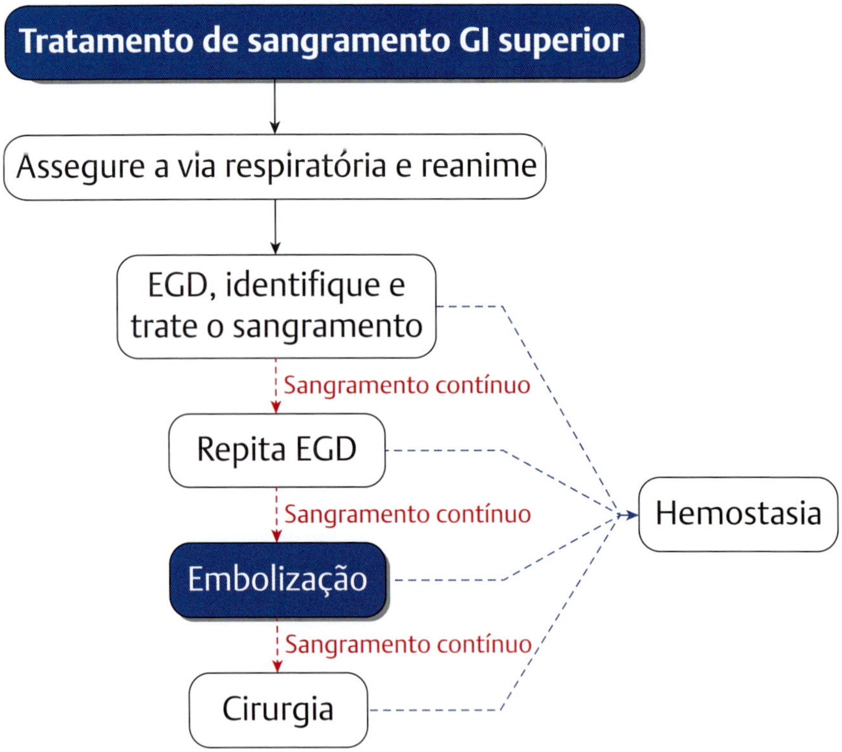

Fig. 5.3 Algoritmo simplificado para tratamento de sangramentos GI superiores. EGD, esofagogastroduodenoscopia.

Quase todos os pacientes com UGIB inicialmente submetem-se à endoscopia pela capacidade desta em localizar sangramento e proporcionar uma terapia direcionada rápida. As opções de terapia durante a endoscopia incluem ligaduras com clipes, bandagem, termocoagulação e injeção de vasoconstritor/esclerosante. A colocação de clipes, mesmo quando incapaz de interromper o sangramento, pode servir como um marcador radiopaco útil para a localização deste durante angiografia subsequente. A origem do sangramento, algumas vezes, não é identificada, e o ressangramento após o tratamento ocorre em quase um quarto dos pacientes após intervenção endoscópica. Apesar disso, em quase todos os pacientes que sangraram novamente, deve-se repetir a EGD antes de uma tentativa de intervenção endovascular. A exceção é o sangramento hepatobiliar, por estar fora de alcance da endoscopia.

Se a endoscopia falhar em revelar uma fonte de sangramento, a CTA pode ser realizada para localizá-la. A CTA oferece imagens transversais de alta resolução, do trato GI e seu suprimento arterial. Também possui alta sensibilidade, detectando sangramentos tão lentos quanto 0,3 mL/min (comparado a 0,5 mL/min detectado pela angiografia convencional). O material de contraste hiperdenso que forma camadas dentro da luz intestinal, na fase arterial, e aumenta na fase retardada é indicativo de sangramento ativo. A cintilografia com radionuclídeos, também conhecida como marcação radioativa de células sanguíneas vermelhas (RBC), raramente é usada em casos de UGIB. Tanto a CTA como a cintilografia são usadas com menos frequência para o diagnóstico de um UGIB suspeitado, visto que a endoscopia geralmente é eficaz na identificação de uma fonte.

Tratamento dos UGIBs

A via respiratória sempre deve ser assegurada e a hemodinâmica controlada antes de submeter o paciente à endoscopia ou à angiografia para intervenção.

Na preparação para a endoscopia, o paciente deve estar em regime de nada por via oral (NPO) e posto sob inibidor da bomba de prótons (PPI) intravenoso, como pantoprazol. Os PPIs promovem formação de coágulo dentro do trato GI e reduzem as taxas de ressangramento.

Os instrumentos endoscópicos podem alcançar hemostasia por meios físicos, químicos ou térmicos. A oclusão física de um vaso é realizada com o uso de bandas metálicas ou borracha. A injeção química de vasoconstritores, como epinefrina, é tipicamente mais eficaz quando usada em conjunto com outras terapias. A termocoagulação atua de modo similar ao eletrocautério.

Os pacientes com UGIB apresentam-se à IR por terem falhado as tentativas de hemostasia endoscópica, ou porque o paciente está muito instável para avaliação por endoscopia. Os casos de hemobilia suspeitada ou conhecida, em geral, também prosseguirão diretamente para intervenção endovascular. Muitas IRs preferem que o paciente obtenha uma CTA antes do procedimento. Ela nem sempre identifica a localização do sangramento, mas, quando o faz, é muito maior a chance de sucesso do procedimento de embolização. A embolização dos UGIBs geralmente tem uma alta taxa de sucesso e pode ser repetida, se o estudo inicial for negativo ou nos casos de ressangramento (**Boxe de Procedimento 5.3**).

A cirurgia é reservada aos pacientes em que o tratamento endoscópico e endovascular falhou. Aproximadamente um quarto dos casos de UGIB que são tratados por IR, eventualmente, irá necessitar de cirurgia. O procedimento cirúrgico depende da causa de UGIB e varia desde a ligação das artérias em sangramento até a ressecção de uma porção do estômago ou duodeno. Os pacientes com hemobilia não controlada podem se submeter à ressecção do fígado em casos extremos.

Boxe de Procedimento 5.3: Embolização de Sangramento Gastrointestinal Superior

Após a obtenção de acesso em artéria femoral ou radial, a cateterização seletiva da artéria celíaca geralmente é o primeiro passo. Os principais ramos para o estômago incluem as artérias gástricas esquerda e direita e gastroepiploica direita (▸**Fig. 5.4**). Além disso, um ramo principal que supre o duodeno é a artéria gastroduodenal (GDA), que geralmente surge da artéria hepática comum e emite a artéria pancreaticoduodenal (PDA) superior.

Após a avaliação do eixo celíaco, a artéria mesentérica superior (SMA) é então investigada. Seu ramo principal para o intestino delgado proximal é a PDA inferior. As PDAs superior e inferior formam a arcada pancreaticoduodenal, que permite o fluxo colateral entre a celíaca e a SMA. Essa é uma redundância útil no caso de uma oclusão, mas pode causar problemas com sangramento recorrente após a embolização. O sangramento que continua após a embolização como resultado de um desses colaterais geralmente é referido como sangramento de "porta dos fundos". O conhecimento da anatomia vascular nessa região é essencial para o planejamento de uma embolização.

O **sinal angiográfico** direto de UGIB ativo é o extravasamento de contraste e o acúmulo deste no estômago ou intestino proximal (▸**Fig. 5.5**). Os sinais indiretos que sugerem uma anormalidade vascular incluem pseudoaneurisma, espasmo vascular ou enchimento precoce do fluxo venoso. Um "rubor" de contraste ou uma área de hipervascularidade inesperada pode representar um processo inflamatório ou neoplasia como a causa de base.

Depois de identificado um sangramento, o objetivo é diminuir seletivamente a perfusão para o local da lesão arterial via embolização, permitindo que ocorra trombose ou reparo do vaso endógeno. Espirais, Gelfoam, cola e partículas podem ser usados para tratar UGIB. Espirais são utilizadas com mais frequência por serem baratas e por poderem ser posicionadas com precisão. Os sangramentos que surgem de uma via colateral bem desenvolvida requerem embolização com espiral proximal e distal à lesão. As partículas podem ser usadas, se o sangramento se originar de um ramo inacessível distal, ou se for necessário desvascularizar um tumor sangrante. Em geral, agentes embólicos permanentes podem ser usados com mínima preocupação com isquemia intestinal ao tratar UGIBs pelo excelente suprimento sanguíneo colateral. Gelfoam, como um agente mais temporário, geralmente é usado em combinação com espirais, mas é raro seu uso isoladamente. Gelfoam degrada-se com o tempo, o que permite que os vasos se recanalizem dentro de semanas. O risco de isquemia intestinal e embolização não direcionada é maior quando são usadas partículas e cola, geralmente quando os pacientes apresentam fluxo sanguíneo colateral diminuído em consequência de cirurgia anterior.

Em alguns casos, a embolização empírica de uma artéria gástrica ou da GDA pode ser considerada se o angiograma for negativo, mas tiver sido localizada uma fonte clara de sangramento para os territórios supridos por essas artérias na endoscopia.

5.3 Sangramento GI Inferior

Como no UGIBs, os LGIBs podem ser provenientes de fontes arteriais e venosas. O sangramento venoso geralmente está associado a hemorragia varicosa mesentérica ou hemorroidas. Essa distinção é importante sempre que está em jogo uma consulta para LGIB, uma vez que as intervenções que a IR oferece para hemorragia venosa decididamente são diferentes e geralmente mais limitadas. O foco desta seção são as causas arteriais de LGIB.

O LGIB pode ser subdividido naqueles que surgem do intestino delgado e naqueles que surgem do cólon ou reto. O tratamento do sangramento do intestino delgado geralmente é mais complexo em função da maior variedade de patologias contribuintes e da anatomia, que, muitas vezes, é inacessível por endoscopia.

AVMs, malignidades, divertículos, úlceras, trauma e formas de enterite, como a doença de Crohn, podem ser responsáveis por LGIB no intestino delgado (▸**Fig. 5.6**). O sangramento no intestino grosso ocorre com mais frequência em razão de divertículos e angiodisplasia (AVMs minúsculas, geralmente relacionadas ao envelhecimento). São causas menos comuns tumores, colite e intervenções recentes (p. ex., polipectomia) (▸**Tabela 5.2**).

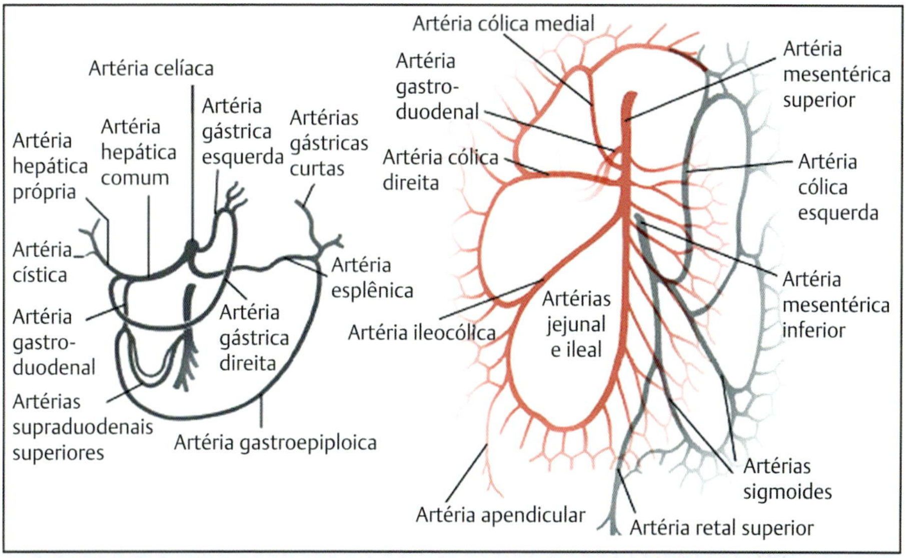

Fig. 5.4 Diagrama do suprimento arterial para os órgãos viscerais e a relação com as estruturas adjacentes. Os principais ramos incluem as artérias gástrica esquerda, gástrica direita, gastroepiploica esquerda e gastroepiploica direita.

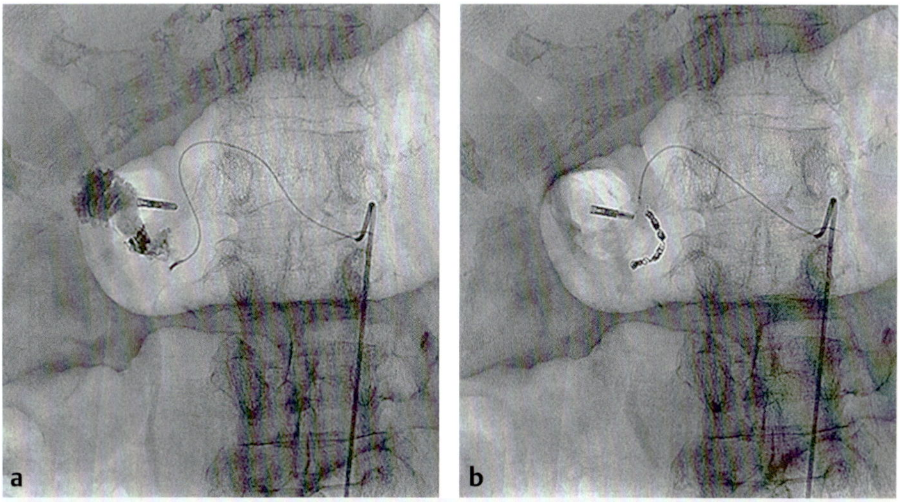

Fig. 5.5 (a) Um cateter é posicionado no eixo celíaco com um microcateter na artéria gastroduodenal (GDA). Um angiograma demonstra o extravasamento ativo de contraste da GDA. **(b)** Embolização em espiral foi realizada.

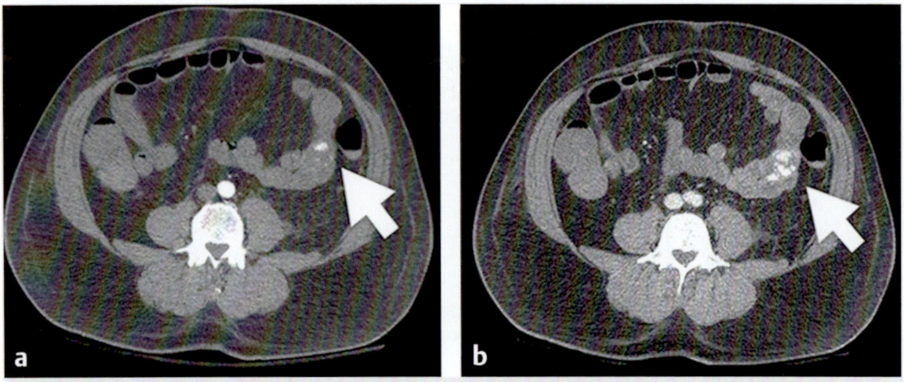

Fig. 5.6 (a) CT multifásica demonstra acúmulo de contraste de fase arterial dentro da luz da porção média do jejuno. **(b)** Contraste adicional é visto acumulando-se em imagens da fase venosa, indicando extravasamento ativo. O sangramento se deve a uma malformação arteriovenosa jejunal. (Imagens fornecidas por cortesia de Matthew Evan Krosin, MD, University of Pittsburgh Medical Center.)

Tabela 5.2 Causas arteriais de sangramento gastrointestinal inferior

Intestino delgado (jejuno e íleo)	Intestino grosso (cólon e reto)
• Enterite • Úlcera • Tumor • Malformação arteriovenosa (AVM) • Trauma • Divertículo (menos comum) • Fístula aortoentérica (rara)	• Divertículos • Angiodisplasia • Tumor • Colite • Pós-procedimento (polipectomia, biópsia)

Exame Físico Completo para Sangramento GI Inferior

Hematoquezia é a apresentação típica de um LGIB, embora também possa ser vista como um UGIB ativo. A melena é rara no LGIB, uma vez que o sangramento distal ao ligamento de Treitz não se mistura com os sucos gástricos e pancreáticos que causam oxidação e escurecimento do sangue. Entretanto, a melena *pode* ser vista no caso de um LGIB proximal ou quando há um tempo de trânsito excepcionalmente lento.

Como nos UGIBs, a reanimação pode ser realizada simultaneamente com o exame completo inicial para um LGIB. Uma colonoscopia quase sempre é indicada, mas o momento oportuno depende da urgência do caso (▸ **Fig. 5.7**). Os pacientes que estão estáveis após a reanimação geralmente são internados e recebem preparação intestinal antes da colonoscopia. A instabilidade hemodinâmica e o sangramento constante podem necessitar apenas de uma preparação mais breve, e muitos endoscopistas hesitam em realizar o procedimento sem preparação. Os pacientes com LGIB geralmente são mais estáveis que os pacientes com UGIB; hematoquezia grave e instabilidade devem levantar a suspeita de UGIB. Esses pacientes são submetidos a EGD ou aspiração por sonda NG para descartar um sangramento vindo de cima antes da colonoscopia.

A colonoscopia nem sempre identifica com sucesso a fonte de hemorragia em virtude da dificuldade técnica e/ou da presença de fezes no cólon preparado de forma aquém do ideal. Quando a endoscopia não tem sucesso e o paciente está hemodinamicamente estável, uma CTA pode ser realizada para ajudar a localizar o sangramento. A CTA pode determinar a localização do sangramento, a patologia de base e a anatomia vascular.

```
                    ┌─────────────────────────────────────┐
                    │  Tratamento de sangramento GI inferior │
                    └─────────────────────────────────────┘
                                      │
                   Sim         ┌──────┴──────┐    Não      Profundamente
              ┌──────────────  │   Estável   │  ──────┐    instável
              │                └─────────────┘        │   ----------→ ┌─────────┐
              │                                       │               │ Cirurgia│
              ▼                                       ▼               └─────────┘
     ┌─────────────────┐                    ┌──────────────────┐
     │  Profundamente  │                    │     EGD para     │
     │     instável    │                    │  descartar UGIB  │
     └─────────────────┘                    └──────────────────┘
              │                                       │
              ▼                                       ▼
     ┌─────────────────┐                    ┌──────────────────┐
     │ Colonoscopia após│                   │   Colonoscopia e  │
     │  prep. intestinal│                   │intervenções endoscópicas│
     └─────────────────┘                    └──────────────────┘
              │                                       │
              │                                       ▼
              │                              ┌──────────────┐
              │                              │ Sangramento  │
              │                              │   contínuo   │
              │                              └──────────────┘
              │                                       │
              ▼                                       ▼
     ┌─────────────┐                    ┌─────────────────────────┐
     │ Hemostasia  │ ◄──────────────── │ Angiografia/embolização │
     └─────────────┘                    └─────────────────────────┘
```

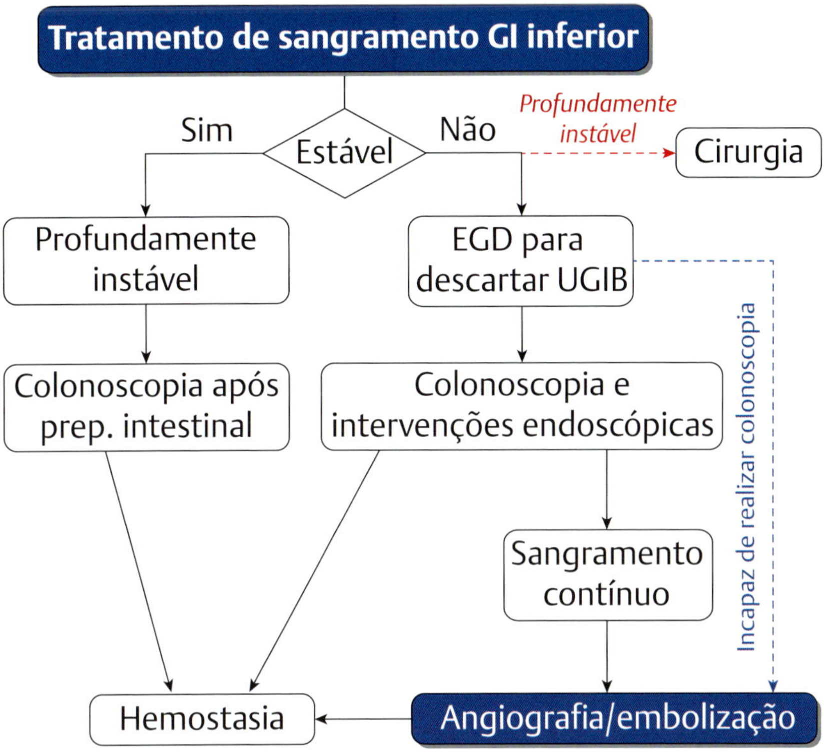

Fig. 5.7 Algoritmo simplificado para tratamento de sangramentos GI inferiores.
EGD, esofagogastroduodenoscopia; UGIB, sangramento do GI superior.

A cintilografia com radionuclídeos (marcação radioativa de RBC) é outra ferramenta de diagnóstico disponível para LGIB. É o detector mais sensível de sangramentos tão lentos quanto 0,1 mL/min. O estudo envolve a marcação das células sanguíneas do próprio paciente com o radiotraçador tecnécio-99 m. As células radiomarcadas são reinjetadas na corrente sanguínea, e o paciente é colocado sob câmera gama. São então adquiridas imagens a cada poucos minutos durante cerca de 30 a 90 minutos. O radiotraçador que começa a aparecer movendo-se dentro do intestino indica um sangramento ativo. Esse estudo apresenta um tempo de preparação mais longo, menor resolução e falta de localização em corte transversal. As vantagens sobre a CTA são a maior sensibilidade e evitar o contraste iodado.

A tomografia computadorizada por emissão de fóton único (SPECT-CT) é um estudo híbrido que produz imagens CT em corte transversal mostrando a posição tridimensional do radiotraçador com maior resolução. Ela oferece a melhor sensibilidade de todos os estudos por imagem de um sangramento GIB. As desvantagens incluem sua disponibilidade limitada em pequenas instituições e a incapacidade de distinguir entre sangramento arterial e venoso.

Tratamento de Sangramentos GI Inferior

Os LGIBs agudos irão cessar espontaneamente em muitos pacientes, destacando a importância do tratamento médico apropriado. O monitoramento hemodinâmico e a reanimação por fluidos são as prioridades iniciais.

Comparados aos pacientes com UGIB, os pacientes com LGIB apresentam níveis mais altos de hemoglobina, necessitam de menos transfusões e têm menor probabilidade de descompensar. Disto isso, é mais provável que os casos vistos por IR sejam mais graves e devem ser abordados com cuidado.

A vantagem da colonoscopia como um teste de primeira linha é que ela pode ser diagnóstica e terapêutica. O sangramento ativo e o vaso visível sem sangramento são indicações para o tratamento. Clipes, coagulação com plasma de argônio ou térmica e epinefrina são terapias disponíveis para uso durante a colonoscopia. Seja espontaneamente ou por meio de intervenção, o sangramento cessará, na maioria dos casos. No entanto, o ressangramento ocorre em uma minoria de pacientes, não raro durante a mesma hospitalização. As diretrizes ainda não são claras sobre a melhor estratégia para o tratamento do ressangramento precoce, mas, se o paciente estiver estável, é razoável realizar outra colonoscopia, especialmente quando o intestino já foi preparado.

Na maioria das instituições, a colonoscopia é considerada a opção diagnóstica e terapêutica inicial preferida. Medidas mais agressivas serão apropriadas se o paciente estiver muito instável para a colonoscopia. Se houver necessidade de reanimação e até memso uma preparação intestinal rápida não possa ser completada, uma consulta cirúrgica geralmente é indicada. Se ainda não foi feita, será necessário descartar um UGIB.

O tratamento cirúrgico para LGIB instável é tipicamente realizado com a ressecção intestinal. Os dados são relativamente esparsos, mas alguns estudos demonstraram mortalidade mais alta associada ao tratamento cirúrgico. As diretrizes do American College of Gastroenterology recomendam a cirurgia somente quando todas as outras opções foram exauridas. Entretanto, em razão da morbidade e mortalidade associadas à cirurgia aberta, a angiografia e a embolização são opções minimamente invasivas geralmente consideradas para os pacientes instáveis antes da intervenção cirúrgica (**Boxe de Procedimento 5.4**).

Similar aos UGIBs, a CTA pode ser extremamente útil antes da angiografia para acelerar a procura do sangramento e diminuir o volume do contraste necessário para a investigação e o tratamento. O objetivo desse procedimento é primeira e principalmente, identificar o

Boxe de Procedimento 5.4: Embolização de Sangramento Gastrointestinal

Após se obter um acesso arterial, realiza-se primeiramente um aortograma para mapear as origens da SMA e da artéria mesentérica inferior (IMA). A SMA e a IMA são então sequencialmente cateterizadas e injetadas com contraste, sendo o ramo inicial escolhido com base no local mais provável de hemorragia. Em certos casos em que a SMA e a IMA não são reveladas, pode-se também realizar angiografia pélvica das artérias ilíacas internas, uma vez que esses vasos suprem as artérias retais média e inferior. Se um sangramento for visualizado, são realizados angiogramas mais seletivos usando-se um microcateter avançado no interior dos pequenos ramos vasculares. Se nenhum sangramento for identificado, mas a suspeita permanecer alta, podem ser consideradas manobras provocativas, como a injeção seletiva de anticoagulantes, vasodilatadores ou fibrinolíticos, mas devem-se tomar precauções, incluindo deixar em espera na sala tanto os hemoprodutos quanto a cirurgia.

Como no caso de UGIB, achados angiográficos diretos de LGIB incluem extravasamento ativo ou acúmulo de contraste no intestino. Achados indiretos incluem pseudoaneurismas, enchimento precoce de uma veia drenante devido a AVM/angiodisplasia, vasospasmo no quadro de lesão em um vaso, um vaso abruptamente truncado e hiperemia no quadro de tumor.

Múltiplos agentes embólicos podem ser usados para controlar ou interromper o fluxo para um território em sangramento. As espirais são os agentes usados com mais frequência para tratar LGIB. O objetivo é posicionar as espirais o mais próximo possível de um sangramento sem ameaçar o suprimento sanguíneo saudável adjacente. O potencial para bloquear o acesso distal à espiral, conhecido como "aprisionar" o sangramento, torna crítica a precisão durante o posicionamento da espiral. Algumas espirais são "removíveis" ou "parcialmente recuperáveis" e oferecem mais controle. Partículas, cola e gelfoam também podem ser eficazes, mas são usados com menos frequência, uma vez que são mais difíceis de controlar e acarretam um risco mais alto de causar isquemia intestinal.

sangramento e, em seguida, tentar a hemostasia com embolização. Mesmo que a embolização não seja possível, localizar o sangramento pode fazer a diferença entre a hemicolectomia e uma colectomia total para o paciente (▶ **Fig. 5.8**).

Outra indicação para angiografia é o caso de ressangramento, quando a colonoscopia inicial não obteve sucesso em identificar a fonte do sangramento. Como esses casos são menos urgentes, a marcação radioativa de RBC deve ser considerada de antemão. O sangramento ativo na RBC radiomarcada pode ser seguido imediatamente por angiografia para se tentar o tratamento.

Após a intervenção, os pacientes com LGIB são monitorados em uma unidade de internação hospitalar adequada. A tendência da hemoglobina e as fezes são monitoradas para detectar evidência de ressangramento. Os indivíduos embolizados com sucesso, eventualmente, necessitarão de colonoscopia para avaliação adicional do problema de base.

O suprimento arterial do trato GI inferior é menos redundante que o do trato GI superior, o que aumenta o risco de isquemia intestinal após embolização. O uso de partículas e cola aumenta esse risco, pois estas ocluem os vasos distais além do local onde o fluxo colateral pode impedir a isquemia. Os pacientes devem ser monitorados para isquemia intestinal após todos os procedimentos de embolização de LGIB. Os sinais peritoneais ou o lactato sérico com tendência a aumentar podem justificar a obtenção de outras imagens.

5.4 Trauma Abdominal e Sangramento de Órgão Sólido

Além do sangramento GI, as emergências envolvendo os órgãos sólidos também são uma razão comum para consulta de IR. A abordagem e o tratamento são similares para cada um desses órgãos. As lesões envolvendo outros órgãos intra-abdominais, incluindo intestino, mesentério, são potencialmente tratadas pela IR, mas são menos comuns e não serão discutidas.

Abordagem aos Sangramentos Traumáticos

As emergências em IR envolvendo os órgãos abdominais sólidos se devem, com mais frequência, a trauma. O fígado e o baço estão em estreita proximidade com as costelas, são bem vascularizados e anatomicamente fixados pelos ligamentos. Isso os torna altamente suscetíveis às forças de cisalhamento, o que pode resultar em contusão e laceração. As lesões traumáticas envolvendo os rins também podem ocorrer, mas são menos frequentes. É mais provável que os mecanismos de alta energia, como as colisões de veículos motorizados e quedas de altura, causem lesão em órgão sólido do que as lesões de baixo impacto.

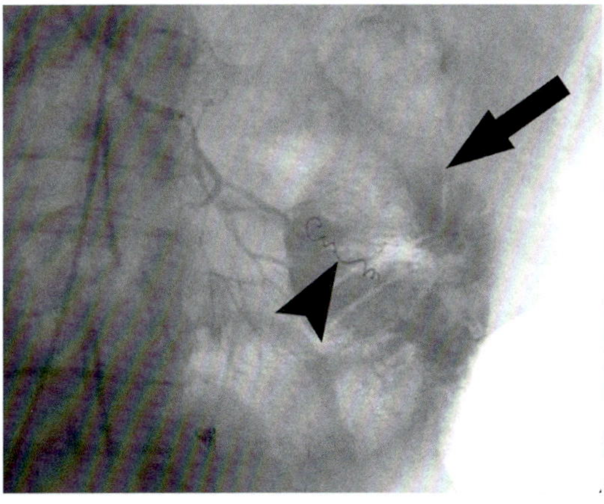

Fig. 5.8 Este paciente apresentou-se com intenso sangramento GI inferior a partir de um ramo jejunal da artéria mesentérica superior. O contraste é visto opacificando a luz intestinal, indicando sangramento ativo (*seta*). A embolização com espiral melhorou a hemodinâmica do paciente e permitiu o tratamento definitivo com a ressecção de um pequeno segmento do intestino (*ponta de seta*). (Imagem fornecida por cortesia de Matthew Evan Krosin, MD, University of Pittsburgh Medical Center.)

Embora o trauma seja responsável pela maioria das emergências intra-abdominais tratadas pela IR, os processos neoplásicos como carcinoma hepatocelular roto ou angiomiolipoma renal são circunstâncias em que a IR também tem um papel. O tratamento nesses casos, porém, segue as mesmas regras do tratamento de trauma.

Exame Completo dos Pacientes de Trauma

Os pacientes com lesão intra-abdominal traumática apresentam-se diretamente do campo ou por transferências de hospitais da comunidade para centros maiores, mais bem equipados. A avaliação inicial começa no serviço de emergências de trauma, onde uma pesquisa primária avalia os ABCs – via respiratória, respiração e circulação (▸**Fig. 5.9**). Geralmente, múltiplas coisas estão acontecendo ao mesmo tempo: estão sendo obtidos os sinais vitais, um profissional de saúde

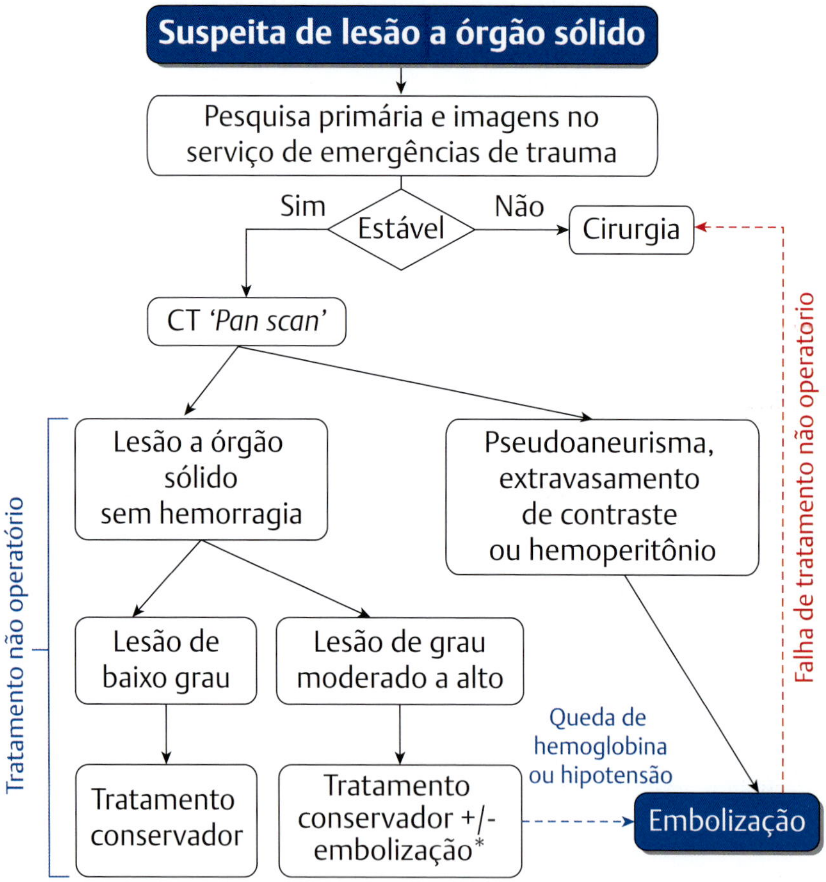

Fig. 5.9 Algoritmo simplificado para tratamento de trauma fechado e lesão a órgão sólido abdominal. *O tratamento é variável para pacientes estáveis com lesões a órgão sólido de grau moderado a alto. Alguns cirurgiões optam por operar (especialmente no caso de trauma esplênico), porém há uma tendência crescente ao tratamento não operatório desses pacientes estáveis (tratamento conservador + embolização). Para os pacientes estáveis que estão sendo tratados de maneira conservadora, qualquer queda de hemoglobina ou descompensação é uma indicação para embolização IR.

está avaliando a via respiratória, outro está tentando obter um acesso intravenoso periférico e a equipe de trauma está realizando pesquisas primária e secundária. Um cuidadoso exame abdominal é o teste inicial para sinais de lesão intra-abdominal.

Imagens no serviço de emergência de trauma incluem radiografia de tórax, radiografia pélvica e ultrassom (avaliação focalizada com ultrassonografia abdominal focalizada para trauma [FAST]*scan*). Estes são obtidos dentro de minutos da chegada do paciente. Um hemo ou pneumotórax merece uma sonda torácica. O tamponamento pericárdico requer uma pericardiocentese. A imagem FAST pode mostrar fluido intra-abdominal livre, caso em que o paciente provavelmente necessitará de uma laparotomia exploratória (*ex-lap*).

Ao tratar o trauma abdominal, os principais pontos giram em torno do mecanismo da lesão, da estabilidade hemodinâmica, dos achados nas imagens no serviço de emergência de trauma e da ausência concomitante de lesão intratorácica no paciente.

Os pacientes com trauma *penetrante* no abdome (ferida por projétil de arma de fogo ou lesão perfurante) provavelmente serão submetidos diretamente a uma *ex-lap*, uma vez que não há uma maneira imediata de saber quais órgãos foram violados até que uma avaliação intraoperatória das vísceras seja realizada. É provável que pacientes com trauma fechado, incluindo queda de altura, colisão de veículo motorizado ou ataque, apresentem lesões em um órgão sólido, que pode ou não ser imediatamente evidente.

Para pacientes hemodinamicamente instáveis com imagens FAST positivas, a hemorragia intra-abdominal é provável, sendo indicada a imediata laparotomia exploratória. Os pacientes, em geral, vão diretamente para a sala cirúrgica (OR), estando muito instáveis para se obter outras imagens ou intervenções endovasculares menos invasivas.

Para pacientes hemodinamicamente estáveis com uma imagem FAST negativa, o passo seguinte no exame completo é a CT de tórax, abdome e pelve. Note que alguns cirurgiões de trauma enviam o paciente para obtenção de CT, caso apresente uma imagem FAST positiva, desde que esteja estável o suficiente. A obtenção de imagens de corpo inteiro (a "*pan scan*" para trauma) se tornou uma rotina em centros de trauma. A imagem com contraste, em geral, inclui o tórax e a parte superior do abdome, durante a fase arterial, e a parte superior do abdome e pelve, durante a fase venosa. O fluido intraperitoneal com densidade medindo de 40 a 60 HU indica sangue, e a evidência direta de lacerações parenquimatosas pode ser aparente. Com esse protocolo, as imagens de fígado, baço e rins são incluídas durante ambas as fases de contraste, aumentando a sensibilidade para lesão vascular.

A lesão vascular pode ser amplamente dividida em hemorragia contida ou incontida. Na **hemorragia contida**, a parede de um vaso foi violada, mas o extravasamento de sangue está contido ou circundando o parênquima do órgão ou o tecido conjuntivo perivascular. Os pseudoaneurismas são um exemplo de hemorragia contida. Essas lesões têm bordas razoavelmente bem-definidas, que se alteram de maneira significativa entre as fases de contraste, e geralmente estão localizadas em continuidade com um vaso importante ou adjacente a ele. A **hemorragia incontida**, ou extravasamento ativo, é mais preocupante. É caracterizada por extravasamento maldefinido de contraste que aumenta de tamanho e densidade, forma camadas e/ou se redistribui a distância em imagens subsequentes da fase venosa.

Se houver suspeita de lesão ao sistema coletor renal, com base na presença de hematúria ou lesão renal de alto grau em imagens iniciais, imagens de CT retardadas obtidas em 10 a 15 minutos após injeção de contraste podem detectar ruptura do sistema urinário, uma vez que o contraste foi excretado no sistema coletor nesse ponto. O contraste diluído também pode ser infundido através de um cateter de Foley antes de se escanear para avaliar a ruptura da bexiga.

A American Association for the Surgery of Trauma (AAST) estabeleceu um sistema de classificação baseado em CT para lesão de órgão sólido (Escala de Lesão AAST), que pode ser revisto independentemente. Um grau mais alto indica lesão mais grave. Embora a Escala de Lesão AAST seja uma medida rápida e de fácil substituição da gravidade de uma lesão a órgão, o principal aspecto adverso do esquema de classificação é não considerar a presença de hemorragia, que geralmente é um dos achados mais importantes em imagens para determinar se o paciente será ou não tratado por IR.

Tratamento das Lesões Traumáticas de Órgão Sólido

As opções de tratamento da lesão traumática a órgão sólido incluem o tratamento conservador, embolização ou cirurgia. O tratamento conservador e a embolização são, às vezes, considerados em conjunto sob o termo "tratamento não operatório".

O tratamento conservador inclui reanimação adequada, cuidadoso monitoramento dos sinais vitais e resultados laboratoriais e exames abdominais seriais.

A hemodinâmica, a presença ou ausência de hemorragia na CT e a gravidade da lesão ao órgão são os fatores mais importantes que conduzem as decisões de tratamento em emergências abdominais.

Considere um paciente que é apresentado com um trauma de força fechado. Se o paciente estiver instável, será feita sua triagem no serviço de emergências de trauma e ele será diretamente conduzido à OR. Se o paciente estiver estável, será enviado para se submeter à CT para obter "*pan scan*" de trauma. As imagens podem não revelar qualquer lesão intra-abdominal, uma lesão de baixo grau a órgão sólido, ou uma lesão de grau moderado a alto a órgão sólido. Se o paciente se tornar hemodinamicamente instável em algum momento, a maioria dos cirurgiões tem um limite baixo para conduzi-lo à OR. Se permanecerem estáveis, porém, os pacientes serão candidatos ao tratamento não operatório.

O objetivo do tratamento não operatório é evitar a cirurgia. Esses pacientes são tratados de maneira conservadora, mas também podem ser enviados à IR para serem submetidos à embolização, dependendo dos achados da CT. O extravasamento de contraste, hemoperitônio e formação de pseudoaneurisma são características que indicam um risco maior de falha do tratamento não operatório. A embolização nesses pacientes selecionados serve como a opção menos invasiva para evitar a cirurgia e esperançosamente salvar o órgão.

O tratamento conservador tem mais sucesso na situação de um paciente com uma lesão a órgão sólido de baixo grau e nenhuma hemorragia ativa. Muitos são jovens e, sob outros aspectos, saudáveis, com robustos mecanismos internos de coagulação, vasos capazes de adequar o vasospasmo e boa reserva cardiopulmonar. Esses pacientes são observados no hospital e recebem alta depois de excluídas outras lesões. O tratamento conservador de qualquer órgão também é mais favorecido em crianças, mesmo naquelas com lesões que podem ser graves o suficiente que justifiquem uma intervenção em adultos.

O tratamento endovascular é mais útil em pacientes estáveis com lesões a órgão de grau moderado a alto e achados de CT mostrando extravasamento de contraste ou pseudoaneurismas. A embolização nesses pacientes pode aumentar a chance de sucesso do tratamento não operatório e poupa o paciente de uma cirurgia. A hemorragia contida e não contida dentro de fígado, baço e rins pode ser abordada usando-se técnicas endovasculares similares. O tratamento de lesões de grau moderado a alto varia ligeiramente com o órgão envolvido.

Mesmo as **lesões esplênicas** de alto grau podem ser tratadas de maneira não operatória em alguns casos, apesar de algumas vezes as imagens terem aparência assustadora. Embora as práticas institucionais variem, os candidatos à embolização incluem aqueles com achados de CT de extravasamento ativo, hemoperitônio, ou lesão vascular que resulte em formação de fístula AV ou pseudoaneurisma. Também é viável em um paciente que tenha hemoglobina com tendência a queda ou episódios recorrentes de hipotensão, embora permaneça responsivo a fluido. Em pacientes com esses achados, o tratamento conservador isoladamente tende a resultar em ressangramento e esplenectomia retardada (falha do tratamento não operatório). A embolização da artéria esplênica diminui esse risco (**Boxe de Procedimento 5.5**).

Boxe de Procedimento 5.5: Embolização da Artéria Esplênica

A embolização da artéria esplênica pode ser realizada para tratar sangramento ou diminuir a perfusão bem como reduzir o tamanho do baço no quadro de trombocitopenia devida a sequestro. Além disso, pode ser realizada em alguns casos de sangramento varicoso gástrico em que um *shunt* portossistêmico intra-hepático transjugular (TIPS) não é possível e um baço massivo está presente. Há duas estratégias para a embolização da artéria esplênica: proximal e distal.

A embolização proximal envolve o acesso à artéria celíaca e a identificação da artéria esplênica tortuosa à medida que ela corre em direção ao quadrante superior esquerdo. Um angiograma do baço é realizado, e a extensão da lesão avaliada. Se múltiplas áreas do baço estiverem lesionadas e demonstrarem formação de pseudoaneurisma ou extravasamento ativo, um agente embólico como um tampão ou "pacote" de espirais é colocado proximalmente na artéria esplênica (▶**Fig. 5.10**). O objetivo da embolização proximal é diminuir a pressão arterial para o baço, permitindo ao mesmo tempo a perfusão esplênica de baixo volume via pequenos vasos colaterais. O vaso deve ser ocluído distal à origem da artéria pancreática dorsal para prevenir isquemia pancreática e permitir a perfusão esplênica colateral. Além da arcada pancreática, as artérias gastroepiploicas e artérias gástricas curtas também fornecem perfusão colateral ao baço, que pode prevenir necrose esplênica seguindo-se essa técnica. É mais provável que a cascata de coagulação intrínseca do paciente se ative e aumente a cura do órgão sob a diminuição da pressão de perfusão. A embolização esplênica proximal é análoga ao bloqueio de uma importante rodovia em construção em que se força o tráfego a se desviar para ruas laterais menores. Eventualmente, o tráfego alcança o destino, mas faz isso a uma velocidade mais lenta, de modo que a construção da estrada possa ocorrer mais facilmente sem ser congestionada.

A realização da embolização esplênica distal pode ser mais desafiadora e é considerada quando a lesão esplênica envolve apenas uma porção do órgão. Um microcateter é avançado distalmente dentro dos pequenos ramos nutrícios do parênquima esplênico lesionado, próximo ao local da hemorragia. Gelfoam, partículas ou espirais podem ser posicionados para desvascularizar o segmento esplênico lesionado; minimizar o grau de oclusão vascular é crítico para preservar o máximo possível do parênquima esplênico. A embolização distal deve ser realizada com cautela; infartos esplênicos são uma complicação em potencial e são vistos com mais frequência em embolizações distais do que em proximais.

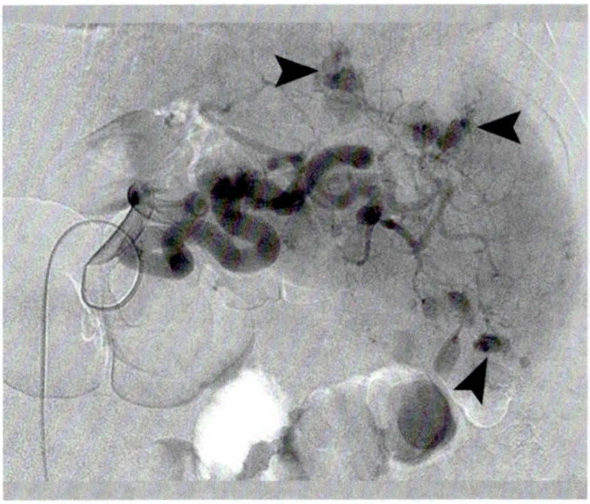

Fig. 5.10 Angiografia por subtração digital demonstra múltiplos pseudoaneurismas esplênicos em um paciente de trauma (*pontas de seta*). Como estão envolvidos múltiplos segmentos do baço, este paciente foi tratado com embolização da artéria esplênica proximal. A embolização da artéria esplênica proximal reduz o tempo do procedimento, reduz a dose de radiação, além de diminuir o risco de complicações pós-operatórias. (Imagem fornecida por cortesia de Matthew Evan Krosin, MD, University of Pittsburgh Medical Center.)

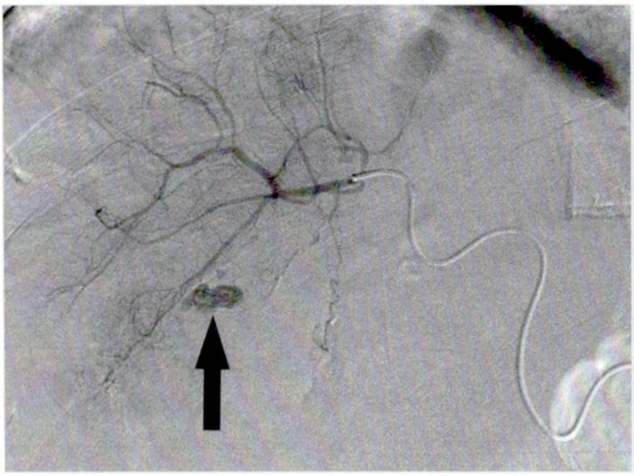

Fig. 5.11 Angiografia por subtração digital demonstrou extravasamento ativo de um ramo da artéria hepática direita (*seta*). Esta foi embolizada com sucesso com espiral. (Imagem fornecida por cortesia de Matthew Evan Krosin, MD, University of Pittsburgh Medical Center.)

Com o **trauma ao fígado**, o tratamento não operatório é a via preferida para os pacientes estáveis. A cirurgia hepática aberta acarreta altas morbidade e mortalidade e, portanto, é evitada, quando possível. Se for observado um extravasamento ativo na CT, a embolização é indicada (▶**Fig. 5.11**). O tratamento conservador geralmente é suficiente na ausência de extravasamento ativo, embora alguns cirurgiões de trauma possam solicitar a embolização empírica da artéria hepática no quadro de lesões de alto grau, até mesmo sem extravasamento. Pseudoaneurismas são raros no quadro agudo, mas podem ser identificados nas imagens de acompanhamento. Esponja gelfoam, espirais, tampões, cola e partículas podem ser apropriados para a embolização, dependendo da lesão e do tamanho dos vasos associados. Isquemia é uma preocupação menor com a embolização da artéria hepática em razão do suprimento sanguíneo do fígado, e assim o tratamento pode ser agressivo.

Em comparação com outros órgãos sólidos, é mais provável que, para **lesões renais**, o tratamento conservador seja apropriado. Os rins têm uma cápsula dura e são contidos dentro de um pequeno espaço pela fáscia perirrenal, o que significa que o potencial para hemorragia em grande volume é muito baixo. A embolização é realizada na situação de trauma renal, se houver pseudoaneurismas na CT. Os rins possuem um suprimento sanguíneo colateral mínimo, assim a embolização deve ser feita de maneira seletiva e moderada. Uma abordagem abertamente agressiva pode causar infarto de uma porção significativa dos rins e levar à insuficiência renal.

A lesão renal é tratada com menor frequência com cirurgia, exceto nos casos envolvendo extravasamento urinário ou dano ao pedículo vascular. A interrupção da perfusão pode levar ao infarto renal poucas horas depois da lesão, o que tipicamente não é tempo suficiente para levar o paciente à IR para tratamento endovascular. Esses casos são tratados com a cirurgia de emergência para tentar salvar os rins.

Tratamento Pós-Procedimento

Os pacientes com lesão a órgão abdominal, independentemente do tratamento realizado, são monitorados em uma unidade de tratamento intensivo, com cuidados que diminuem progressivamente, como hemodinâmica, necessidades de fluido, controle da dor e exames laboratoriais. Nos pacientes de embolização esplênica e esplenectomia, devem ser administradas imunizações para microrganismos encapsulados, incluindo *Meningococcus*, *Pneumococcus* e *Haemophilus*.

Extravasamento de bile é uma complicação única do trauma hepático, assim as lesões hepáticas devem ser monitoradas com provas de função hepática (LFTs). Quando for suspeitada, uma imagem de medicina nuclear HIDA pode ser útil para diagnosticar e localizar a fonte.

A repetição de imagens de CT com contraste geralmente é realizada em 24 a 48 horas para avaliar quanto a complicações precoces, incluindo necrose tecidual, fístula arteriovenosa pós-traumática e ruptura retardada de órgão.

A formação de abscesso é uma complicação notável que ocorre no baço (e, algumas vezes, nos rins), particularmente quando se realiza a embolização distal. Em pacientes que não melhoram enquanto hospitalizados, ou que recebem alta e depois retornam com dor abdominal e sinais sistêmicos e infecção, a repetição de imagens em corte transversal pode confirmar o diagnóstico de abscesso. Os abscessos são tratados geralmente com colocação de drenos percutâneos ou esplenectomia. Os abscessos hepáticos são menos comuns em virtude do duplo suprimento sanguíneo.

5.5 Trauma Pélvico

O trauma pélvico, em geral, pode ser potencialmente fatal. Fraturas ou diástase na sínfise púbica ("pelve em livro aberto") aumentam o volume da cavidade pélvica, que tem potencial para permitir que múltiplos litros de sangue se acumulem. Esses pacientes podem exsanguinar rapidamente.

As lesões pélvicas graves, geralmente, se devem a acidentes com veículos motorizados, mas também podem ocorrer com quedas de altura ou trauma penetrante. Isso pode resultar em sangramento de artérias, veias e espaço medular do osso fraturado.

A maioria dos pacientes com trauma pélvico significativo tem múltiplos locais de lesão e, portanto, podem ter um sangramento proveniente de múltiplas localizações, simultaneamente. Essas situações de politrauma complicam os cuidados e causam dilemas de tratamento.

Exame Completo para Lesões Pélvicas Traumáticas

Como em outras emergências, a avaliação dos pacientes com lesões pélvicas começa com as pesquisas primária e secundária no serviço de emergência de trauma (▸**Fig. 5.12**). A aplicação de força anteroposterior às cristas ilíacas bilaterais com o paciente em posição supina numa maca de testes para trauma para instabilidade pélvica. A rigidez sugere uma pelve intacta, enquanto a mobilidade ou a deformação sob pequenas quantidades de força levanta a preocupação de ruptura pélvica.

Os sinais indiretos de lesão pélvica incluem hematúria, deslocamentos do quadril e sensibilidade suprapúbica. Esses achados de exame levantam a suspeita de lesão pélvica mesmo antes de se obterem imagens.

Grandes fraturas tipicamente serão detectadas ao raio X pélvico no serviço de emergências de trauma. As radiografias são sensíveis para a detecção de diástase (alargamento) na sínfise púbica ou em articulações sacroilíacas. Os deslocamentos do quadril também podem ser detectados.

A imagem FAST geralmente pode identificar lesão intra-abdominal concomitante. Se o paciente estiver hemodinamicamente instável com uma imagem FAST positiva, é indicado que o paciente vá para a OR.

A CT com contraste é o padrão ouro para a avaliação diagnóstica da lesão pélvica em pacientes estáveis. O extravasamento de contraste indica sangramento ativo e a necessidade de um tratamento mais agressivo. O benefício real da CT para a lesão pélvica é o seu valor preditivo negativo, que se aproxima de 100%. O tratamento conservador da lesão pélvica pode ser considerado, quando a CT é negativa para sangramento.

Tratamento das Lesões Pélvicas

Para os pacientes estáveis sem evidência de extravasamento arterial ativo, a lesão pélvica é tratada de maneira conservadora. Pacientes instáveis com lesões pélvicas são levados à OR. Muitos desses pacientes têm lesões intra-abdominais simultâneas que necessitam de tratamento operatório. No entanto, a cirurgia *não* é o tratamento definitivo dos sangramentos pélvicos. Lesões pélvicas são notoriamente difíceis de tratar com cirurgia em razão de extensas anastomoses arteriais pélvicas. Pode ser difícil identificar os vasos pélvicos, pois estão individualmente sepultados dentro do espaço retroperitoneal, e a hemostasia operatória é um desafio em virtude da colateralização.

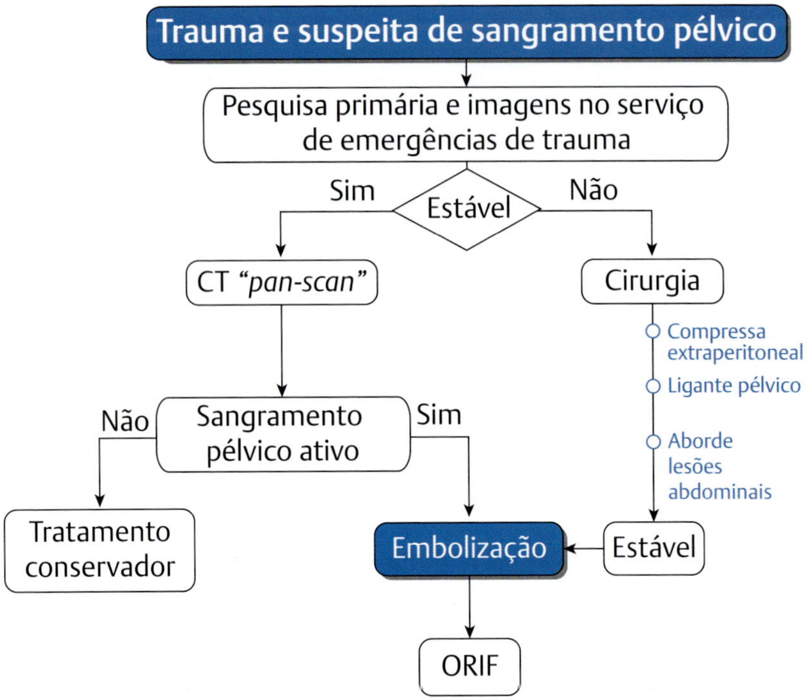

Fig. 5.12 Algoritmo simplificado para tratamento de lesões pélvicas traumáticas. ORIF, redução aberta e fixação interna.

A colocação de compressas extraperitoneais é uma estratégia cirúrgica para controlar hemorragia pélvica. A ideia é colocar compressas no espaço potencial onde a hemorragia iria se acumular livremente. Para pacientes instáveis que são conduzidos diretamente para a OR, a colocação de compressas extraperitoneais pode ser realizada como uma ponte para a embolização.

Para pacientes instáveis com lesões pélvicas, podem ser usados ligantes pélvicos para aumentar a pressão intrapélvica e tamponar a hemorragia. O ligante pélvico também ajuda na redução fechada inicial das fraturas pélvicas. Geralmente, o benefício é temporário, uma vez que o sangramento pode reaparecer quando o ligante é removido. Algo a ser lembrado é que os ligantes pélvicos podem representar um desafio logístico para o radiologista intervencionista, pois cobrem fisicamente as regiões inguinais, e pode ser necessário cortá-los com tesoura a fim de permitir uma janela para o acesso femoral.

Os pacientes com sangramentos arteriais pélvicos, estáveis ou instáveis, eventualmente, irão à IR para uma embolização. Embora os critérios institucionais sejam variáveis, os pacientes que se submetem à embolização por lesões pélvicas são aqueles com alguma combinação de extravasamento ativo na CT, instabilidade hemodinâmica e fraturas pélvicas complexas (**Boxe de Procedimento 5.6**). Na ausência de hematúria ou outros sinais clínicos que sugiram lesão uretral, um cateter de Foley geralmente é inserido para descomprimir a bexiga e remover qualquer acúmulo de contraste em seu interior. Esse é um passo importante, visto que bexiga radiopaca distendida pode obscurecer os vasos pélvicos, dificultando uma angiografia.

Os pacientes com fraturas pélvicas eventualmente irão necessitar de redução aberta. Esta geralmente é feita no curso agudo, depois que outras lesões potencialmente fatais são abordadas.

Boxe de Procedimento 5.6: Embolização de Sangramento Pélvico

O acesso arterial femoral para angiografia pélvica deve, idealmente, ser estabelecido contralateral à hemorragia, caso esta pareça ser assimétrica. Alternativamente, o acesso radial pode ser utilizado. A artéria ilíaca interna é selecionada, e a angiografia é realizada. Esse vaso fornece extensas anastomoses arteriais pélvicas por meio de até 11 ramos totais a partir de suas divisões anterior e posterior.

Quando múltiplos locais distais de lesão vascular ou extravasamento são identificados, a injeção não seletiva de gelfoam pode ser realizada a partir da artéria ilíaca interna proximal. Se a lesão parecer isolada aos ramos anteriores com base na CT e nas características angiográficas, a injeção geralmente é realizada exatamente na divisão anterior, poupando os ramos posteriores suprindo a musculatura lombar e glútea e o sacro.

Gelfoam é mais eficaz em pacientes sem coagulopatias, por depender de mecanismos de coagulação intrínseca. A excelência de gelfoam na pelve é seu efeito temporário, que permite a recanalização de vaso eventual semanas depois de ocorrer a cicatrização. Isso preserva as anastomoses arteriais pélvicas em longo prazo. A cola é uma opção em casos de coagulopatia grave (nos quais gelfoam pode não ser eficaz), mas é mais difícil de usar e não permite a recanalização. Lesões vasculares isoladas, indicadas pelos pseudoaneurismas focais ou extravasamento, ocasionalmente, podem ser tratadas no local da lesão usando-se espirais liberadas por um microcateter.

Um importante sinal angiográfico, geralmente não notado, é o aparecimento de uma artéria abruptamente truncada, que pode representar um vaso completamente transeccionado, temporariamente ocluído pelo uso de um ligante pélvico ou por tamponamento devido a um hematoma adjacente em expansão. Se não tratados, esses vasos transeccionados estarão em alto risco de ressangramento retardado. O tratamento com o uso de espirais ou tampões colocados distais (se possível) e proximais ao local da lesão pode reduzir o risco de hemorragia retardada ou persistente.

5.6 Sangramentos Retroperitoneais e de Tecidos Moles

O **sangramento retroperitoneal (RPB)** e certas formas de sangramento do tecido mole têm características comuns e, ocasionalmente, podem passar para os cuidados de um radiologista intervencionista. Essas formas de sangramento, muitas vezes, são um desafio para diagnosticar e têm potencial para se tornar bastante sérias.

Rico em estruturas vasculares e vários órgãos vitais, o retroperitônio tem muitas fontes de sangramento. A atenção à localização dentro do retroperitônio pode ser um indício em direção à identificação de uma fonte. O sangramento no central retroperitônio (Zona 1) ocorre a partir da aorta abdominal, da veia cava inferior (IVC), do eixo celíaco, da artéria mesentérica superior (SMA), da artéria mesentérica inferior (IMA), da vasculatura renal, do pâncreas e duodeno. O sangramento no retroperitônio lateral (Zona 2) ocorre a partir dos rins, das glândulas suprarrenais e dos ureteres proximais. O sangramento abaixo da bifurcação aórtica (Zona 3) ocorre a partir de vasos ilíacos, cólon ou ureteres distais.

Sangramentos podem ocorrer praticamente em qualquer lugar. Um sangramento comum do qual se deve estar ciente é o hematoma na bainha do reto. Os **hematomas na bainha do reto (RSH)** ocorrem dentro da parede abdominal anterior, abaixo da linha arqueada, onde os vasos se fixam, portanto são suscetíveis a forças de cisalhamento. Apesar do efeito de tamponamento das camadas fasciais abdominais, o choque hemorrágico ainda pode ocorrer a partir de um grande extravasamento.

Ao considerar RPB e RSH não traumáticos, as causas-raízes podem ser classificadas como espontâneas e iatrogênicas. Sangramentos espontâneos geralmente são vistos em pacientes sob anticoagulantes. O aumento da pressão intra-abdominal, como na tosse, no vômito, ou na manobra de Valsalva, pode ser gatilho. Um RPB também pode ocorrer a partir de tumores em órgão sólido, aneurismas arteriais ou pancreatite necrosante aguda.

Formas iatrogênicas de RPB e RSH ocorrem como resultado de intervenções cirúrgicas, percutâneas ou endovasculares. Nefrectomia, colocação de tubo de nefrostomia e recuperação de filtro da IVC são exemplos de procedimentos que acarretam o risco de RPB. O RSH é causado, com mais frequência, pelo dano a uma artéria epigástrica inferior ou, ocasionalmente, a uma artéria ilíaca circunflexa profunda durante punções ou incisões dentro da parede abdominal anterior. O exemplo clássico é uma paracentese realizada às cegas sem atenção aos pontos de referência anatômicos. O ultrassom com fluxo de Doppler colorido deve ser usado idealmente para identificar e evitar esses vasos potencialmente perigosos.

Exame Completo para RPB/RSH

Os clínicos devem estar alerta aos fatores de risco para RPB e RSH mencionados anteriormente, uma vez que a apresentação pode variar amplamente. Grandes sangramentos, especialmente em um paciente obeso, podem não mostrar sintomas até o ponto de desenvolver instabilidade hemodinâmica (▶**Fig. 5.13**). Sangramentos lentos, mas persistentes, como são observados em pacientes anticoagulados, podem se apresentar com taquicardia, hemoglobina com tendência a queda, dor no flanco ou equimoses.

Quando um paciente com um hematoma/RSH de tecido mole é visto, pode ser útil usar um marcador de pele para desenhar um círculo ao redor das bordas do hematoma. Isso permite à equipe rastrear o crescimento/regressão do hematoma. Alterações cutâneas sobrejacentes devem ser monitoradas, uma vez que pode ocorrer necrose cutânea de pressão secundária a um grande hematoma subjacente. Um exame físico focalizado deve avaliar quanto a efeito de massa em estruturas adjacentes. Por exemplo, um hematoma na extremidade merece um exame neurológico e vascular periférico, um hematoma no pescoço requer avaliação da via respiratória etc.

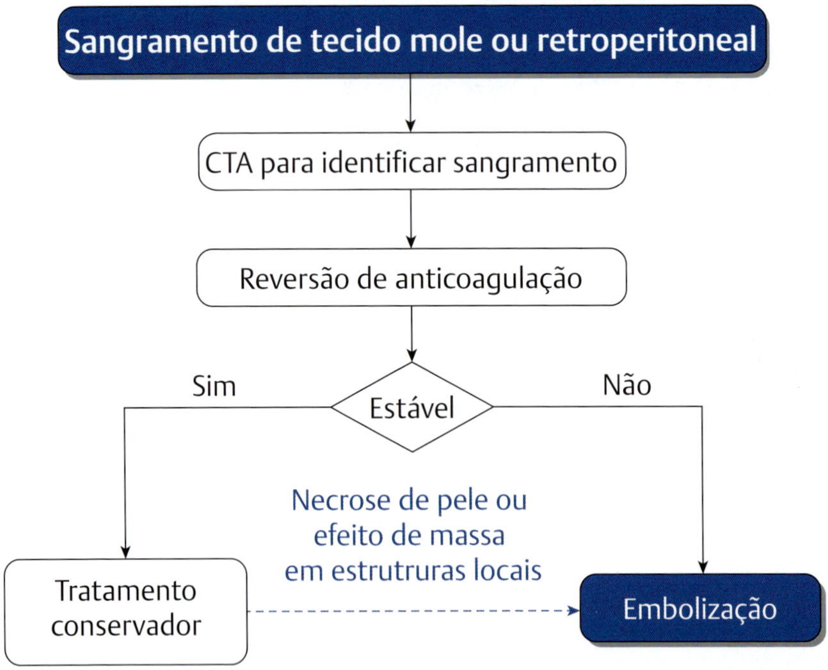

Fig. 5.13 Algoritmo simplificado para tratamento de sangramentos retroperitoneais e de tecido mole.

Se o hematoma for grande o suficiente, a CT sem contraste pode mostrar uma massa de tecido mole ou um acúmulo denso de sangue (▶ **Fig. 5.14**). A CTA pode identificar um rubor hiperdenso quando há sangramento ativo. Fases retardadas podem demonstrar camadas hiperdensas de contraste dentro de um hematoma, o que adiciona mais evidência de sangramento constante (▶ **Fig. 5.15**).

Finalmente, quando visto em consulta para hematoma/RPB de tecido, o paciente deve sempre estar ciente de que o sangramento venoso é bastante comum. Isso é importante de ser lembrado, uma vez que o sangramento venoso dentro dessas áreas raramente é controlável com técnicas endovasculares.

Tratamento de RPB/RSH

Os hematomas da bainha do reto geralmente são autolimitados pela presença de camadas fasciais e, portanto, são tratados de maneira conservadora na maioria dos casos. Na situação de estabilidade hemodinâmica, o tratamento conservador e a reversão de anticoagulação sempre devem ser abordados. Muitos sangramentos de tecido mole se resolvem por si só depois de normalizado o estado de coagulação do paciente. Dependendo do anticoagulante usado, isso pode envolver a espera passiva, ou a administração dos agentes de reversão, se forem necessários resultados imediatos.

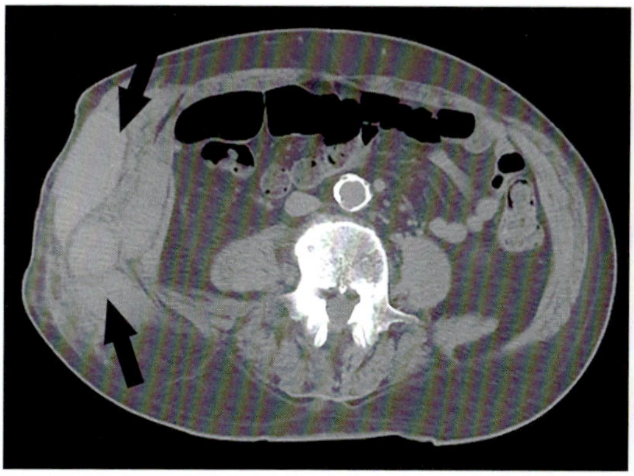

Fig. 5.14 CT axial demonstra um hematoma na parede abdominal lateral direita. Tamanho, aparência aguda e instabilidade hemodinâmica levaram à obtenção de uma angiografia para confirmar e tratar o sangramento ativo (Imagem fornecida por cortesia de Matthew Evan Krosin, MD, University of Pittsburgh Medical Center.)

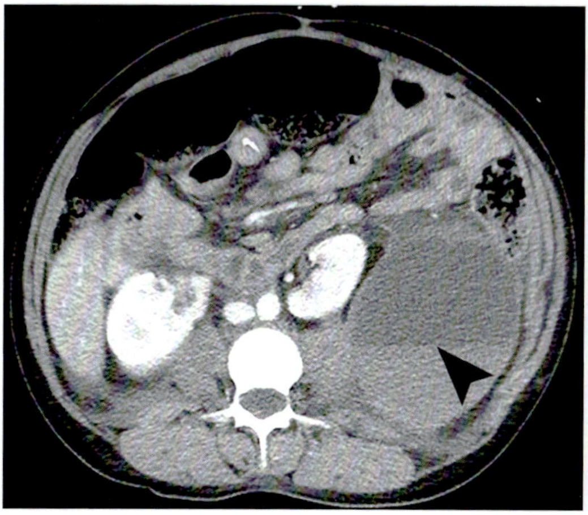

Fig. 5.15 CT axial com contraste de fase arterial demonstra um nível de fluido-fluido no espaço retroperitoneal esquerdo (*ponta de seta*). As camadas de densidades indicam hemorragia recente ou contínua. O paciente teve uma relação normalizada internacional supraterapêutica. (Imagem fornecida por cortesia de Matthew Evan Krosin, MD, University of Pittsburgh Medical Center.)

Os pacientes com hematomas de tecido mole que desenvolvem instabilidade hemodinâmica persistente requerem aumento progressivo dos cuidados. Além disso, os achados do exame como necrose cutânea ou evidência de efeito de massa em estruturas circundantes também são indicações para outras intervenções.

A terapia endovascular tem substituído a cirurgia como opção primária de tratamento (**Boxe de Procedimento 5.7**). Uma incisão cirúrgica dentro do hematoma e subsequente descompressão tendem a liberar o efeito de tamponamento, resultando em ressangramento. A única exceção a essa regra é o hematoma no pescoço e se houver preocupação com o comprometimento iminente da via respiratória. Equipes de cirurgia e anestesia precisam ser envolvidas imediatamente para assegurar a via respiratória e evacuar cirurgicamente o hematoma.

Como ocorre em hematomas nos tecidos moles, pacientes hemodinamicamente instáveis com sangramentos RPs de uma fonte arterial requerem intervenção. Embora o tratamento endovascular seja o preferido, algumas vezes a cirurgia é necessária. A IR tem a vantagem de estar apta a obter um fácil acesso à anatomia retroperitoneal, a qual geralmente é difícil de explorar cirurgicamente.

A exploração raramente é indicada em casos de sangramentos RPs espontâneos. Os pacientes enviados para cirurgia são aqueles nos quais a embolização endovascular falha, qualquer indivíduo com síndrome compartimental abdominal, ou que necessitem de cirurgia por outras razões.

Tratamento Pós-Procedimento

Nos casos de RPB e RSH espontâneos que se submetem à embolização, o sucesso técnico (evidência angiográfica de hemostasia) é muito alto. Acredita-se que os poucos casos que apresentam ressangramento sejam causados por novos sangramentos espontâneos.

A normalização da hemoglobina e os valores do painel de coagulação são sinais tranquilizadores no acompanhamento desses pacientes, porém os sinais clínicos de ressangramento podem novamente ser ambíguos. Os pacientes com suspeita de ressangramento tipicamente são apropriados para a repetição da embolização. A cirurgia é recomendada nos raros casos de sangramento refratário à embolização, hematoma superinfectado ou síndrome do compartimento abdominal.

Boxe de Procedimento 5.7: Sangramentos Retroperitoneal e de Tecido Mole

A investigação endovascular de um sangramento retroperitoneal começa com DSA da aorta para mapear as principais saídas arteriais; isso pode ser omitido se a CTA fornecer um adequado "mapa rodoviário. A investigação dos principais ramos retroperitoneais é realizada, geralmente iniciando com a mesma fonte mais comum de sangramento, as artérias lombares. As artérias intercostal, frênica inferior, renal, adrenal, mesentérica ilíaca também podem ser pesquisadas (▶**Fig. 5.16**). Depois de identificado um sangramento, as espirais são usadas para vasos nutrícios maiores ou mais proximais. Gelfoam geralmente é usado como adjuvante de embolização de vasos distais ou pequenos, pelo rico suprimento colateral no retroperitônio.

Nos casos de RSH que persistem apesar da terapia conservadora ou resultam em instabilidade hemodinâmica, deve-se proceder à angiografia e à embolização da artéria epigástrica inferior ou da ilíaca circunflexa profunda sangrante, as quais surgem da artéria ilíaca externa distal ao nível do ligamento inguinal. A arteriografia ilíaca é realizada para identificar as origens do ramo, que são então selecionadas com um cateter de base. A arteriografia e embolização é tipicamente realizada, então, através de um microcateter, se uma anormalidade for identificada. De forma similar ao tratamento de sangramentos retroperitoneais, Gelfoam é preferido para a embolização de vasos distais ou pequenos que não podem ser alcançados com um microcateter; as espirais podem ser posicionadas proximais e distais aos locais de sangramento, para prevenir o sangramento contínuo, através de vias colaterais em lesões que afetam segmentos maiores desses vasos.

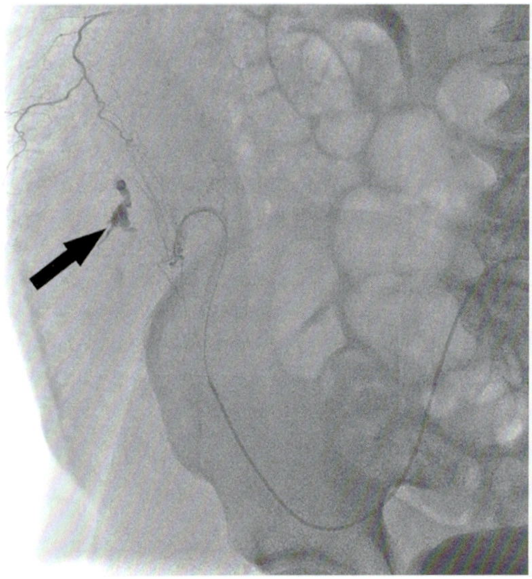

Fig. 5.16 Angiografia por subtração digital demonstra extravasamento de contraste na distribuição da artéria circunflexa profunda direita (*seta*), a causa de uma hemorragia na parede abdominal. N-BCA, uma cola, foi lentamente infundida, alcançando a hemostasia. (Imagem fornecida por cortesia de Matthew Evan Krosin, MD, University of Pittsburgh Medical Center.)

5.7 Emergências Obstétricas

As emergências obstétricas envolvem hemorragia pós-parto secundária a atonia uterina ou anormalidades de implante placentário. As pacientes que sofrem hemorragia pós-parto intratável irresponsiva a fluidos, fármacos e manobras manuais podem se submeter à embolização de artéria uterina com gelfoam ou partículas para interromper a hemorragia. Essa intervenção é importante, uma vez que tem potencial para evitar a histerectomia quando a preservação do útero e a futura fertilidade são o foco principal.

Anormalidades do implante placentário (placentas increta/acreta/percreta) geralmente são diagnosticadas em imagens do pré-natal e podem ser tratadas profilaticamente por IR. Isso envolve a colocação de balões de oclusão dentro das divisões anteriores das artérias ilíacas internas bilaterais antes da secção C planejada e/ou histerectomia. Com os balões em posição, o obstetra ou o radiologista intervencionista podem inflar e ocluir as artérias uterinas hipertrofiadas, se o sangramento for incontrolável durante a cirurgia, e até injetam gelfoam gelatinoso às cegas para controlar o sangramento, se necessário.

5.8 Emergências Ortopédicas

Ocasionalmente, emergências ortopédicas se beneficiarão de uma intervenção de IR quando houver lesão vascular. Com mais frequência, um osso fraturado pode lacerar um vaso adjacente. O tratamento dessas lesões é similar às intervenções vasculares periféricas usando-se enxerto de *stents* e espirais.

Além da lesão vascular, a IR pode estar envolvida com os pacientes que sofrem de metástase óssea. Certos cânceres como de célula renal, mama, pulmão e melanoma criam metástase óssea hipervascular. Quando ocorre uma fratura patológica, os ortopedistas realizam cirurgias para fixar o osso e, em geral, pedem embolização pré-operatória para limitar a perda sanguínea intraoperatória. A embolização de tumores ósseos pode ser realizada com uma variedade de agentes embólicos, e o tratamento pós-procedimento depende de um tratamento ortopédico concomitante.

Leituras Sugeridas

[1] Chimpiri AR, Natarajan B. Visceral arteriography in trauma. Semin Intervent Radiol. 2009;26(3):207–214
[2] Ierardi AM, Duka E, Lu, cchina N, et al. The role of interventional radiology in abdominopelvic trauma. Br J Radiol. 2016; 89(1061):20150866
[3] Khalil A, Fedida B, Parrot A, Haddad S, Fartoukh M, Carette MF. Severe hemoptysis: from diagnosis to embolization. Diagn Interv Imaging. 2015; 96(7–8):775–788
[4] Lopera JE. Embolization in trauma: principles and techniques. Semin Intervent Radiol. 2010;27(1):14–28
[5] Navuluri R, Kang L, Patel J, Van Ha T. Acute lower gastrointestinal bleeding. Semin Intervent Radiol. 2012;29(3):178–186
[6] Navuluri R, Patel J, Kang L. Role of interventional radiology in the emergent management of acute upper gastrointestinal bleeding. Semin Intervent Radiol. 2012; 29(3):169–177
[7] Newsome J, Martin JG, Bercu Z, Shah J, Shekhani H, Peters G. Postpartum Hemorrhage. Tech Vasc Interv Radiol. 2017; 20(4):266–273
[8] Scemama U, Dabadie A, Varoquaux A, et al. Pelvic trauma and vascular emergencies. Diagn Interv Imaging. 2015; 96(7–8):717–729

6 Hepatobiliar

Orrie Close ▪ Alexandria S. Jo ▪ Patrick Grierson ▪ Bill Saliba Majdalany

Os radiologistas intervencionistas cuidam dos pacientes com doenças hepatobiliares agudas e crônicas. Os pacientes com doença hepatobiliar aguda, geralmente, apresentam dor no quadrante superior direito (RUQ) e são diagnosticados com uma combinação de exames laboratoriais e por imagens. Pacientes com doença crônica podem estar assintomáticos e são diagnosticados somente depois que achados casuais em imagens demonstram alterações morfológicas no fígado. Em cada caso, a identificação do padrão das provas de função hepática (LFTs) geralmente é um bom primeiro passo para a abordagem da doença do sistema hepatobiliar.

As LFTs anormais devem ser interpretadas em conjunto com a história e o exame físico do paciente. Isso deve estreitar o diferencial antes da obtenção de imagens. Não é necessário que se entenda o diferencial total e o exame físico completo, mas é útil ter uma compreensão básica de certos padrões de LFT.

Transaminases elevadas geralmente são uma indicação de dano ao hepatócito, e o grau de elevação é uma importante distinção. Números em milhares são vistos na hepatite viral, no dano medicamentoso ou isquêmico. Os números em centenas podem decorrer de hepatite crônica, outras infecções ou congestão hepática relacionadas à insuficiência cardíaca. Elevações leves podem ser vistas na doença hepática alcoólica. Embora a alanina aminotransferase (ALT) seja específica dos hepatócitos, a aspartato aminotransferase (AST) nem tanto, e ambas podem estar elevadas na rabdomiólise ou em outros distúrbios dos músculos.

Se houver suspeita de doença hepática e os exames laboratoriais mostrarem fosfatase alcalina (ALP) significativamente elevada, a colestase ou uma obstrução biliar devem ser consideradas. Como na AST, a ALP é inespecífica, e uma elevação isolada na ALP pode estar relacionada a uma série de diferentes doenças. Entretanto, a elevação da ALP em conjunto com a elevação na gamaglutamil transferase (GGT) aumenta a especificidade para a doença hepática. Hiperbilirrubinemia *direta* sugere que os hepatócitos são funcionais, mas que o fígado não é capaz de excretar normalmente, possivelmente por uma obstrução. Hiperbilirrubinemia *indireta* é mais compatível com hemólise ou disfunção intrínseca do hepatócito.

Certos exames laboratoriais também podem indicar a saúde geral do fígado. Se este estiver significativamente danificado, podem-se notar sinais de função sintética comprometida. Tempo de protrombina (PT) e razão normalizada internacional (INR) elevados e albumina baixa podem ser vistos, porém outros fatores como confusão desnutrição, má absorção ou uso de varfarina precisam ser descartados para se atribuir a culpa a determinada disfunção sintética.

6.1 Princípios Anatômicos Gerais

O fígado consiste em três lobos funcionais: direito, esquerdo e caudado. A veia hepática média separa os lobos esquerdo e direito. O ligamento falciforme, as veias porta e hepáticas restantes subdividem ainda os lobos direito e esquerdo em oito segmentos funcionais, conhecidos como **sistema de classificação de Couinaud** (▸ **Fig. 6.1**). Cada segmento tem seu próprio suprimento arterial e drenagens venosa e biliar.

O suprimento arterial para o fígado origina-se do eixo celíaco via artéria hepática comum, embora isso represente somente uma porção do suprimento sanguíneo. Mais de 75% é proveniente da veia porta.

O sistema venoso portal inclui as veias que drenam sangue do trato GI, baço e pâncreas. A veia porta principal é formada pelas veias mesentérica superior e esplênica. Ela entra no fígado na *porta hepatis* (porta hepática), onde se bifurca nos lobos hepáticos esquerdo e direito.

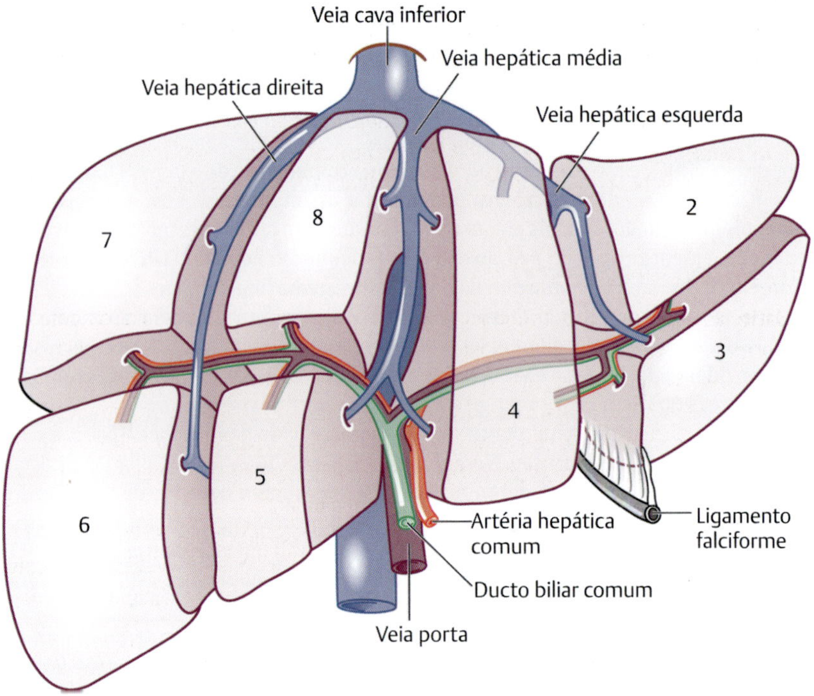

Fig. 6.1 Anatomia hepática mostrando os segmentos do fígado e sua relação com as veias hepáticas, artérias hepáticas e ductos biliares. (Fonte: 9 Normal Anatomy and Variants. In: Beek E, Van Rijn R, eds. Diagnostic Pediatric Ultrasound. 1st Edition. Thieme; 2015.)

As veias hepáticas, como parte da circulação sistêmica, permitem a passagem de sangue do parênquima hepático para a veia cava inferior (IVC) na confluência das veias hepáticas direita, média e esquerda (▶**Fig. 6.1**). O lobo caudado drena diretamente na IVC (razão pela qual é tipicamente poupado nos processos de doença como a síndrome de Budd-Chiari). Existe uma série de anastomoses entre o sistema venoso portal e sistêmicas, as quais serão importantes para entender nossa discussão da hipertensão portal.

O sistema biliar intra-hepático engloba os ductos hepático direito e esquerdo, que correm em paralelo com as veias portas e se unem para formar o ducto hepático comum. A drenagem biliar do lobo caudado é variável, mas ocorre tipicamente através dos ductos que se unem aos ductos hepáticos esquerdo e direito. Os ductos hepáticos esquerdo e direito se unem para se tornar o ducto hepático comum, o qual se une ao ducto cístico extra-hepaticamente para se tornar o ducto biliar comum (CBD).

6.2 Doença Biliar

A fisiologia normal do sistema biliar é regulada de forma neuro-hormonal, alternando o armazenamento e a passagem da bile durante estados de jejum e digestivo, respectivamente. Quando esse fluxo é interrompido, acredita-se que a elevação das concentrações de colesterol na bile induz uma resposta inflamatória junto com o revestimento epitelial do ducto biliar. A inflamação geralmente, mas nem sempre, está associada a alguma forma de obstrução mecânica dentro da árvore biliar.

Os pacientes com doença biliar apresentam-se diferentemente, dependendo de uma série de fatores. A localização da obstrução/inflamação dentro da árvore biliar determina o grau de desordens laboratoriais e a presença ou ausência de icterícia. A dor é tipicamente uma consequência do grau de rapidez de surgimento do problema e pode estar ausente nos casos crônicos. A agudeza do problema, e portanto a abordagem ao tratamento, é determinada pelo grau de inflamação e, algumas vezes, pela presença de um processo infeccioso sobreposto. Sob a perspectiva da IR, a doença biliar pode ser dividida em patologia de vesícula biliar, CBD ou ductos hepáticos.

Doença da Vesícula Biliar

A **colecistite aguda,** com mais frequência, é o resultado de doença calculosa, embora também possa ocorrer em pacientes sem cálculos (colecistite acalculosa). Um cálculo que obstrui o ducto cístico resulta em vesícula biliar inflamada. Os pacientes classicamente apresentam-se com dor em RUQ, febre de grau baixo, náusea, vômito e leucograma elevado. A dor pode ser, primeiramente, em cólica, mas torna-se constante subsequentemente. As LFTs são tipicamente normais ou apenas ligeiramente elevadas. Anormalidades significativas na LFT devem ser um indício de que o problema se encontra em outra parte do sistema biliar.

Os pacientes com uma apresentação sugestiva de colecistite aguda inicialmente serão submetidos a ultrassom de RUQ. Os achados positivos incluem vesícula biliar distendida com colelitíase, espessamento da parede, fluido pericolecístico e um sinal de Murphy ultrassonográfico (dor ao aplicar pressão com a sonda do ultrassom diretamente sobre a vesícula). O espessamento da parede é o sinal mais sensível, mas não é específico. Quando os achados ultrassonográficos são indeterminados, um exame HIDA de medicina nuclear pode ser usado. A cintilografia com radionuclídeos (HIDA) é a modalidade de imagem mais acurada para diagnosticar colecistite; um estudo positivo demonstrará o não enchimento de radiomarcador da vesícula biliar, o que indica a obstrução do ducto cístico. CT ou MRI com contraste é mais sensível para a detecção de colecistite gangrenosa, que é uma complicação grave que resulta de isquemia da parede da vesícula biliar.

A combinação de exame físico positivo, sinais sistêmicos de inflamação e de, pelo menos, um achado característico nas imagens é necessária para se fazer o diagnóstico definitivo de colecistite aguda.

Depois de diagnosticado, o paciente é posto sob NPO, são administrados analgésicos e antibióticos, e é feita consulta de cirurgia geral. Para os pacientes sintomáticos saudáveis o suficiente para serem submetidos à cirurgia, a colecistectomia laparoscópica (*lap chole*) é considerada o tratamento de escolha. Além disso, para o alívio sintomático, o tratamento cirúrgico imediato pode prevenir complicações de colecistite aguda, como ruptura e sepse da vesícula biliar. Idealmente, a cirurgia deve ser realizada no primeiro dia de hospitalização, pois seu atraso demonstrou aumentar a incidência de complicações e a conversão para colecistectomia aberta.

Indivíduos muito doentes para serem submetidos à cirurgia podem se beneficiar com a colocação de um **tubo de colecistostomia percutânea (PCT)** por IR (**Boxe de Procedimento 6.1**) (▸ **Fig. 6.2**). A finalidade desse tubo é drenar o fluido infectado e diminuir a inflamação da vesícula biliar. Embora não seja um tratamento tão definitivo quanto a cirurgia, pode obter um controle adequado do sintoma e reduzir o risco de complicações, ao mesmo tempo que atenua o processo inflamatório. Existem poucas contraindicações à colocação de PCT, o que é eventual no caso de pacientes muito doentes. A ascite tem sido historicamente considerada uma contraindicação relativa que não causa preocupação e que pode impedir a formação de um trato para o tubo, porém mais recentemente estudos refutaram isso.

A determinação de qual paciente deve se submeter à cirurgia *versus* PCT nem sempre é clara. Recomendações estabelecidas pelas diretrizes de Tóquio, atualizadas mais recentemente em 2018, oferecem um sistema de graduação para o tratamento baseado em uma série de fatores de risco do paciente (▶**Tabela 6.1**).

Os pacientes com colecistite aguda de grau I (leve) devem ser submetidos à *lap chole*, contanto que estejam saudáveis o suficiente para passar por cirurgia sob o ponto de vista de comorbidade. Indivíduos que não são saudáveis o suficiente para a cirurgia são tratados de maneira conservadora com antibióticos. A cirurgia é considerada caso o estado desses pacientes se altere favoravelmente. Os pacientes de grau II (moderados) podem se submeter à *lap chole* se estiverem saudáveis o suficiente *e* forem tratados em um centro cirúrgico avançado. Por outro lado, a drenagem biliar com PCT deve ser considerada quando o paciente não responder ao tratamento

Boxe de Procedimento 6.1: Tubo de Colecistostomia

A colocação de colecistostomia é realizada com mais frequência para drenagem da vesícula biliar no quadro de colecistite aguda em candidatos não cirúrgicos. O acesso percutâneo à vesícula biliar pode ser obtido através de abordagem trans-hepática ou transperitoneal. Uma abordagem trans-hepática geralmente é preferida, em razão de maior estabilidade do cateter, maturação mais rápida do trato, diminuição da incidência da peritonite biliar e menor chance de lesão intestinal. O acesso transperitoneal é tipicamente reservado aos pacientes com doença hepática difusa, coagulopatia não corrigível, ou vesícula biliar pendular posicionada longe da superfície do fígado. A vesícula biliar, geralmente, é acessada usando-se uma agulha calibre 21 ou 22 e um acesso intraluminal confirmado com 5 cc de contraste; uma grande dose de contraste deve ser evitada, pois pode potencializar a sepse. Depois que um fio-guia é colocado na vesícula biliar, o dreno de colecistostomia pode ser avançado sobre o fio. Em pacientes selecionados e nas mãos de um operador experiente, o acesso direto à vesícula biliar usando um estilete afiado e técnica de trocarte também pode ser realizado.

Após o procedimento, o cateter deve ser lavado delicadamente a cada 24 horas. O trato do cateter amadurece em cerca de 4 a 6 semanas; os cateteres de longo prazo devem ser trocados a cada 3 meses. O dreno pode ser puxado, se houver confirmação da resolução da colecistite e evidência de um ducto cístico patente, confirmada por tubo de colecistostograma. Algumas vezes, o dreno permanece posicionado até o paciente ir para a sala cirúrgica por uma colecistectomia de intervalo e é removido nesse momento.

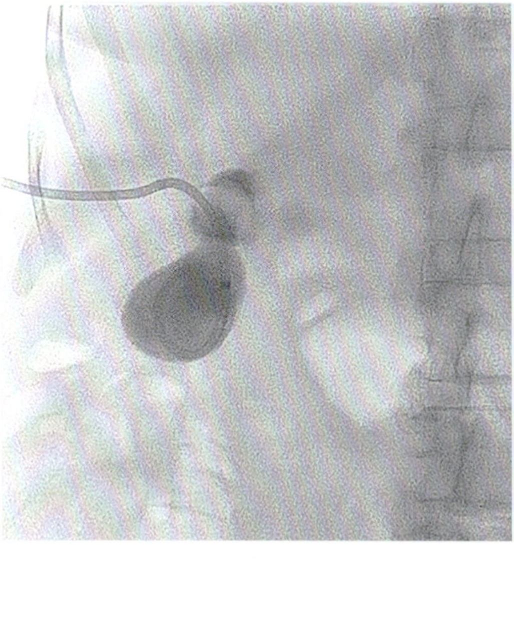

Fig. 6.2 Tubo *pigtail* de colecistostomia 8,5 Fr colocado por abordagem trans-hepática em um paciente com colecistite aguda que era um mau candidato cirúrgico.

Tabela 6.1 Diretrizes de Tóquio sobre graduação de gravidade para colecistite aguda

Grau	Critérios
I	Paciente saudável sem disfunção de órgão Alterações inflamatórias leves da vesícula biliar
II	WBC > 18.000 Massa palpável no RUQ > 72 h de sintomas Complicações da colecistite (colecistite gangrenosa, formação de abscesso, peritonite biliar)
III	Disfunção cardiovascular, hipotensão requer pressores Insuficiência respiratória Insuficiência renal aguda Disfunção neurológica Disfunção hepática Trombocitopenia

Abreviações: RUQ, quadrante superior direito; WBC, leucócitos.

médico inicial. Quando se adota a cirurgia, o cirurgião deve estar preparado para convertê-la para colecistectomia aberta ou realizar uma colecistectomia subtotal, se necessário. Os pacientes de grau III (grave) mostram evidência de disfunção de órgão e, historicamente, não são considerados candidatos à cirurgia. As diretrizes atualizadas sugerem que as disfunções renal e cardiovascular são mais favoráveis que outros tipos de falência de órgão, portanto podem não impedir a cirurgia, se houver um tratamento médico inicial e o paciente for tratado em um centro cirúrgico avançado. Entretanto, a maioria dos pacientes de grau III é mais bem tratada com a colocação de PCT.

Para indivíduos submetidos à colocação de PCT, pode-se realizar uma colecistectomia com base eletiva depois de a inflamação ceder e se o paciente for saudável o suficiente para a cirurgia. Ainda não foi realizado um estudo controlado randomizado para determinar o momento ideal para a colecistectomia após PCT, mas alguns estudos observacionais sugeriram que a cirurgia precoce, após drenagem percutânea da vesícula biliar, está associada a maior incidência de complicações. Não há um consenso sobre o momento ideal para a cirurgia após PCT, mas isso pode mudar à medida que mais dados se tornem disponíveis.

O sistema de graduação das diretrizes de Tóquio é validado por numerosos estudos retrospectivos que identificaram os fatores associados a risco operatório mais alto em pacientes com colecistite aguda. Mesmo com todos esses estudos, é difícil comparar diretamente os resultados entre a *lap chole* de emergência e a drenagem percutânea (com ou sem colecistectomia subsequente), pois existe um viés intrínseco de seleção para pacientes mais doentes que estejam recebendo essa última. O estudo CHOCOLATE é um estudo prospectivo multicêntrico que procura resolver essa questão randomizando os pacientes de alto risco com colecistite aguda para o tratamento com *lap chole* ou PCT. Quando os resultados desse grande estudo prospectivo forem publicados, estes poderão redefinir como o PCT se encaixa ao algoritmo de tratamento de colecistite aguda.

Colecistite acalculosa representa uma circunstância especial em que o PCT pode ser benéfico. Em contraste com a colecistite calculosa, esses pacientes geralmente são internados com sepse grave sem nenhuma fonte de origem conhecida. Como parte do exame completo de sepse, um ultrassom de RUQ pode ser realizado, se houver suspeita de etiologia biliar. Na colecistite acalculosa, a vesícula biliar mostrará sinais de inflamação sem cálculos identificáveis. Alguns desses pacientes preencherão alguns critérios diagnósticos, mas não todos, para colecistite aguda. Se um PCT for colocado em um desses pacientes e este melhorar, isso apoiará a colecistite acalculosa como fonte da sepse. Pode-se fazer cultura do fluido drenado para fins de adaptação personalizada dos antibióticos.

Quando os cálculos biliares causam crises repetidas de colecistite subaguda, pode resultar **colecistite crônica**. Radiograficamente, a vesícula biliar encontra-se fibrótica, encolhida e repleta de cálculos. O tratamento da colecistite crônica é a colecistectomia, especialmente se estiver presente uma vesícula biliar de porcelana (uma vez que esta também pode ser vista no carcinoma de vesícula biliar). Tipicamente, a IR não é envolvida nos cuidados aos pacientes com colecistite crônica, a não ser que ocorra um surto agudo e os pacientes tenham uma indicação para PCT.

Doença do Ducto Biliar

A colecistite afeta a vesícula biliar e o ducto cístico, embora, na maioria das circunstâncias, o resto da árvore biliar permaneça relativamente não afetado, permitindo o fluxo desimpedido da bile do fígado para o duodeno. Quando a obstrução e a inflamação afetam o CBD ou os ductos hepáticos, a bile não flui mais livremente. Ela volta para dentro do fígado, causando disfunção hepática e aumento dos componentes biliares que entram na circulação sistêmica. Nesses pacientes, os exames laboratoriais mostrarão uma bilirrubinemia direta, e o paciente poderá apresentar icterícia escleral, icterícia e fezes cor de barro.

A obstrução aguda do CBD ocorre na **coledocolítiase**. Com a passagem de um cálculo biliar dentro do CBD que resulte em obstrução, a fisiopatologia da coledocolitíase será similar à da colecistite, originando-se da reação inflamatória de colestase. Os pacientes têm dor em RUQ, náusea, vômito e febre leve, mas, além disso, apresentam bilirrubinemia. Valores laboratoriais também podem identificar transaminases elevadas, ALP e GGT.

A obstrução crônica da ampola biliar ou dos ductos biliares pode se dever a uma série de etiologias benignas, incluindo estrituras anastomóticas, ou a etiologias malignas como câncer pancreático ou colangiocarcinoma (▸**Tabela 6.2**). Como seu desenvolvimento é relativamente lento, em geral, o paciente apresenta icterícia indolor. Quando ocorre a completa oclusão do CBD, a vesícula biliar se torna distendida, podendo ser palpável ao exame (sinal de Courvoisier).

A obstrução biliar, independentemente da etiologia ou da cronicidade, é um fator de risco para **colangite ascendente**. A interrupção do fluxo normal de bile pode permitir a migração retrógrada das bactérias do intestino delgado para dentro da árvore biliar. Uma vez no interior do ducto biliar, a infecção pode se disseminar rapidamente para a corrente sanguínea e resultar em sepse. Esses pacientes apresentam icterícia, febre e dor no RUQ (tríade de Charcot), assim como leucocitose e, eventualmente, hipotensão.

Uma série de processos intra-hepáticos (p. ex., cirrose biliar primária, colangite esclerosante primária, reações a medicamentos) também pode levar à colestase. O mecanismo pode decorrer de disfunção do hepatócito, distúrbio metabólico de produção de bile, ou destruição dos ductos biliares intra-hepáticos. O sintoma mais comum associado à colestase intra-hepática é o prurido, sendo a icterícia menos comum do que no caso de colestase extra-hepática.

Tabela 6.2 Etiologias da obstrução do ducto biliar

Benigna	Maligna
Trauma	Neoplasia hepatobiliar primária
Cirurgia e radiação	Neoplasias pancreáticas
Infecção	Carcinoma de vesícula biliar
Colangite esclerosante primária, pseudocisto, pancreatite crônica	Aumento de tamanho de linfonodo regional
Isquemia	
Síndrome de Mirizzi, cálculos biliares, colangiopatia portal	

Para os pacientes com um padrão colestático em LFT, a distinção entre uma causa intra e extra-hepática deve ser determinada precocemente, uma vez que o exame completo para cada uma é bem diferente.

Quando um paciente apresenta icterícia, antes de ser solicitada qualquer imagem, é importante descartar os problemas emergentes, incluindo colangite aguda, insuficiência hepática ou hemólise massiva. Estes podem ser potencialmente fatais e requerem atenção imediata.

Se houver suspeita clínica de obstrução biliar baseada em história e exames laboratoriais, a modalidade de imagem inicial preferida é o ultrassom. Um CBD dilatado no ultrassom é sugestivo de obstrução distal dentro do ducto, e a coledocolitíase é provável se a apresentação for aguda. Embora o ultrassom nem sempre identifique o cálculo obstrutivo (frequentemente, o caso decorre de gás intestinal sobrejacente), a presença de cálculo na vesícula biliar e o achado de um CBD dilatado sugerem fortemente coledocolitíase. A ausência de cálculos na vesícula biliar sugere que possa haver outra causa. Se o CBD não estiver distendido, a obstrução poderá ser mais proximal nos ductos intra-hepáticos.

A CT abdominal geralmente também é usada para a obtenção inicial de imagens (▶**Tabela 6.3**). A CT é rápida e não é dependente do operador. Apesar de não ser o ideal, a CT pode mostrar ductos dilatados e/ou cálculos calcificados, assim como exclui diagnósticos alternativos. A CT pode ser preferida em dois cenários: (1) quando houver baixa suspeita de obstrução e for desejável um exame visual detalhado do fígado, ou (2) quando a apresentação sugerir fortemente uma obstrução maligna e a varredura for melhor para o delineamento da massa. As características das imagens de uma obstrução maligna incluem massa periductal, a hiperintensificação biliar, espessura da parede maior que 1,5 mm, envolvimento do segmento longo e espessamento assimétrico da parede. É mais provável que uma estritura regular, simétrica ou focal seja benigna.

Tabela 6.3 Opções de imagens para obstruções biliares

Ferramenta diagnóstica	Vantagens	Desvantagens
US RUQ	Excelente para avaliar patologia da vesícula biliar, ducto biliar comum, lesão focal do fígado	Operador-dependente; compleição física e gás intestinal podem limitar a avaliação
CT abdominal	Anatomia transversal abrangente providenciada; rápida, amplamente disponível e reprodutível	Exposição à radiação; não avalia a patologia de vesícula biliar assim como a US RUQ; não avalia adequadamente a árvore biliar distal
MRCP	Fornece delineamento completo da árvore biliar	Mais caro, consome tempo e é suscetível ao movimento de artefato
ERCP	Fornece o delineamento da árvore biliar distal; pode aliviar obstruções distais através da colocação de *stent*; pode realizar esfincterotomia para facilitar a passagem de cálculos; pode fazer biópsia de lesões distais	Procedimento invasivo; risco de pancreatite, hemorragia, lesão biliar; sistema biliar proximal pode ser difícil de opacificar
PTC	Fornece delineamento total da árvore biliar (proximal e distal); pode aliviar a obstrução pela colocação de *stent*; pode proporcionar uma via alternativa para a drenagem biliar	Procedimento invasivo, atravessando a cápsula hepática com risco de hemorragia; potencial desconforto do paciente, se o dreno permanecer posicionado

Abreviações: ERCP, colangiopancreatografia retrógrada endoscópica; MRCP, colangiopancreatografia por ressonância magnética; PTC, colangiografia trans-hepática percutânea; US RUQ, ultrassom do quadrante superior direito.

Se houver grande probabilidade de obstrução do CBD com base no ultrassom ou na CT, geralmente o próximo passo é a **colangiopancreatografia retrógrada endoscópica (ERCP)**. A ERCP é realizada por gastroenterologista e é valiosa em termos diagnósticos para a diferenciação entre coledocolitíase, estritura biliar e massas distais no CBD. Tem a vantagem de ser capaz de diagnosticar simultaneamente o problema e realizar as intervenções ou obter amostras de tecido. A desvantagem é o risco de pancreatite iatrogênica associada ao procedimento. É também a única alternativa adequada para pacientes com anatomia GI normal.

Colangiopancreatografia por ressonância magnética (MRCP) é uma alternativa à ERCP. A MRCP evita o uso de radiação e contraste e não acarreta os mesmos riscos de lesão iatrogênica da ERCP. É capaz de delinear a anatomia de toda a árvore biliar, incluindo os ductos distais a uma obstrução (o que, algumas vezes, é impossível com ERCP). As desvantagens incluem suscetibilidade aos artefatos associados à MRI e uma reduzida sensibilidade para detectar pequenos cálculos ou lesões. A MRCP geralmente é escolhida preferencialmente à ERCP quando o paciente estiver enfermo demais para ser submetido ao procedimento e em outras circunstâncias quando não houver necessidade prevista de intervenção.

Tratamento de Obstrução Biliar

Embora a utilização de procedimentos intervencionistas para obstrução biliar apresente considerável sobreposição entre as etiologias benignas e malignas, realmente elas devem ser abordadas de maneira diferente, de acordo com os objetivos únicos do tratamento de cada uma delas.

A causa *aguda* mais comum da obstrução biliar benigna é a coledocolitíase. Em um paciente com coledocolitíase, o objetivo é o alívio sintomático, assim como a prevenção das complicações mais sérias: colangite e pancreatite. Alguns pacientes podem já ter uma complicação na apresentação inicial, necessitando de um tratamento mais urgente.

Indivíduos que apresentam colangite aguda necessitam de fluidos, antibióticos de amplo espectro e, geralmente, internação em ICU. Depois que o estado do paciente melhorar com o tratamento médico, em um dia ou dois da internação, tipicamente, pode-se realizar a ERCP para tentar remover o cálculo obstrutivo. Após a canulação da ampola hepatopancreática (de Vater), os cálculos podem ser removidos com o uso de redes ou balão. Para alcançar um controle da fonte causal, a chave é extrair o cálculo e permitir a descompressão da bile infectada a montante (muito semelhante à drenagem de um abscesso). Quando a ERCP não estiver disponível, for anatomicamente inviável ou já tiver sido tentada e falhado, a IR pode ajudar com a colangiografia trans-hepática percutânea (PTC) e drenagem biliar trans-hepática percutânea (PTBD) (**Boxe de Procedimento 6.2**) (▸**Fig. 6.3**, ▸**Fig. 6.4**). A PTBD, no contexto do tratamento da colangite aguda, tem taxas de sucesso próximas às da ERCP, porém a taxa de complicações é um pouco maior.

A pancreatite com cálculo biliar tem um amplo espectro de gravidade clínica. Cuidados de suporte são apropriados para o tratamento inicial de todos os pacientes, porém vários estudos mostraram um benefício da ERCP urgente para restaurar a patência biliar nos casos em que há tendência ascendente em LFTs nas primeiras 48 horas da internação. O procedimento demonstrou ser seguro, mesmo na situação de pancreatite aguda. A drenagem biliar percutânea não é útil para esses pacientes, porque esse problema origina-se da presença física do cálculo obstrutivo em vez da estase biliar. Depois que o paciente se encontrar estável, a colecistectomia é necessária para prevenir a pancreatite recorrente.

Na ausência de colangite ou pancreatite com cálculo biliar, a ERCP continua a ser um tratamento de primeira linha para coledocolitíase descomplicada e tem uma taxa de sucesso muito alto de extração de cálculo. Quando surgem desafios, estes tipicamente se relacionam a um cálculo excepcionalmente grande mais proximal na árvore biliar, onde a navegação dos instrumentos endoscópicos é limitada.

Boxe de Procedimento 6.2: PTC/PTBD

O acesso percutâneo à árvore biliar é realizado para colangiografia diagnóstica, dreno biliar ou colocação de *stent*, coledocoscopia, colangioplastia e tratamento de cálculos. O acesso biliar pode ser obtido com segurança por uma abordagem dos lados direito ou esquerdo. Os ductos do lobo direito são tipicamente acessados a partir da linha axilar direita média, geralmente através dos espaços intercostais inferiores. Os ductos esquerdos geralmente são acessados a partir do epigástrio, abaixo do processo xifoide. É importante evitar o estômago ou o intestino potencialmente interposto com cada abordagem.

Após a preparação estéril do abdome, uma agulha calibre 21 ou 22 é inserida no fígado usando-se ultrassom ou orientação fluoroscópica. A orientação por ultrassom, em geral, pode permitir o acesso direto dentro de um ramo biliar, embora abordagens fluoroscópicas necessitem de injeção de contraste enquanto se remove a agulha sob orientação fluoroscópica até que a árvore biliar esteja opacificada. O conhecimento da anatomia fluoroscópica do fígado é crítico durante essas injeções com recuo, uma vez que, normalmente, as veias e artérias são opacificadas durante essa técnica. Quando o contraste opacifica a árvore biliar sob fluoroscopia, é realizado um colangiograma em múltiplas obliquidades, e a viabilidade do local de acesso inicial é determinado; se o acesso for muito central, a árvore biliar opacificada poderá ser alcançada mais perifericamente sob orientação fluoroscópica com uma segunda agulha.

Após a realização da colangiografia, um fio metálico é avançado através da agulha no interior dos ductos biliares centrais. A agulha é removida e substituída por um dilatador transicional, que pode ser desmontado para acomodar um cateter e/ou um fio-guia maior. Isso facilita que se atravesse uma obstrução e se coloque um fio-guia rígido para a subsequente colocação do dreno ou intervenção. Se não for possível atravessar a obstrução, coloca-se um dreno *pigtail* nos ductos biliares centrais para permitir drenagem externa; após várias semanas de drenagem externa, muitas vezes a inflamação cede, sendo mais fácil atravessar as estrituras ou obstruções. É digno de nota que, no quadro de colangite, deve-se evitar a superdistensão da árvore biliar com contraste e a manipulação extensa com fio metálico ou intervenção no procedimento inicial de acesso, pois isso pode precipitar sepse biliar. Complicações sérias de PTC/PTBD incluem sangramento, extravasamento de bile e pneumotórax. A hemorragia arterial pode ser potencialmente fatal e ocorrer mais provavelmente quando o acesso é muito central. Uma hemorragia menor pode ser clinicamente silenciosa, mas a hemorragia mais intensa pode trazer risco de vida e precisa ser abordada com embolização de emergência da artéria hepática.

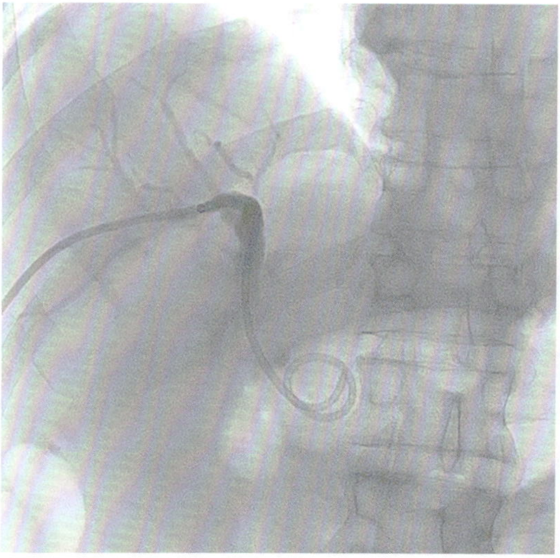

Fig. 6.3 Este paciente tem uma estritura anastomótica coledocojejunal necessária à colocação percutânea de um cateter de drenagem biliar interna-externa. Um cateter biliar de 8,5 Fr foi avançado em posição com subsequente colangiograma identificando o circuito da alça do cateter no intestino. Os furos laterais do cateter abrangem o comprimento da árvore biliar.

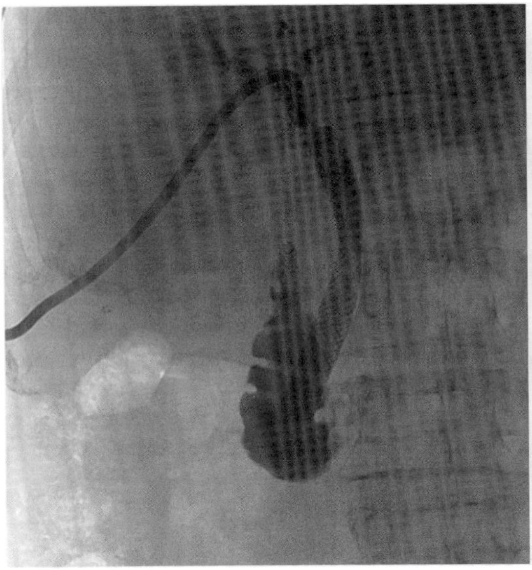

Fig. 6.4 Colangiograma em um paciente com estritura maligna necessitando de colocação de um *stent* biliar. Um dreno externo foi posicionado acima do *stent* como segurança durante uma semana para assegurar que o *stent* possa descomprimir adequadamente a árvore biliar, após o que será removido.

No caso de grandes cálculos refratários à ERCP, pode-se realizar litotripsia extracorpórea com ondas de choque, que envolve o direcionamento de uma onda de som gerada externamente para a região do ducto biliar. O procedimento pode ser bastante eficaz para fragmentar cálculos grandes, mas requer anestesia geral em razão da intensa dor envolvida.

Se a ERCP falhar ou não puder ser realizada em virtude de considerações anatômicas (i. e., anatomia Roux-en-Y), a IR pode realizar PTC/PTBD e extrair o cálculo através de local de acesso percutâneo ou por esfincteroplastia com um balão de angioplastia e empurrar o cálculo para fora e para dentro do duodeno. Além disso, a IR pode auxiliar o endoscopista por ganhar o acesso percutâneo e passar um fio metálico através do CBD dentro do duodeno onde o GI pode laçá-lo e ganhar o acesso retrógrado para a árvore biliar – isso é referido como um "procedimento rendezvous".

Estrituras anastomóticas em pacientes pós-cirúrgicos constituem uma das mais comuns estrituras biliares benignas tratadas por IR. A ERCP não pode ser realizada em pacientes com anastomose ductointestinal (coledocojejunal) em razão da anatomia alterada. Esses pacientes são tratados com plastia da estritura, e um dreno interno-externo é deixado em posição durante algumas semanas. O paciente é conduzido para obtenção de um colangiograma, e se a anastomose permanecer patente, o cateter poderá ser removido. A colocação de um *stent* através da estritura anastomótica é considerada, se a dilatação do balão falhar, embora alguns pacientes possam necessitar de revisão cirúrgica. Estrituras iatrogênicas, como após uma colecistectomia, também são tratadas, com muita frequência, percutaneamente por IR.

Obstruções malignas geralmente requerem diagnóstico tecidual com biópsia guiada por ultrassom endoscópico ou investigação citológica, com escovação do ducto biliar antes da intervenção. Depois de confirmada a malignidade, a primeira pergunta é se ela pode ser ressecada cirurgicamente, uma vez que isso pode ser potencialmente curativo. Uma discussão sobre o paciente ser ou não um candidato cirúrgico de malignidades pancreaticobiliares está além do escopo deste texto. Em síntese, se a lesão for irressecável (por sua localização, pelo envolvimento dos vasos sanguíneos, ou comorbidades do paciente), o objetivo dos cuidados é a colocação paliativa de um *stent* para manter a patência da árvore biliar.

A colocação do *stent* pode ser realizada por ERCP ou percutaneamente por IR (▸ **Fig. 6.4**). As obstruções proximais no fígado ou nos hilos são mais acessíveis por uma abordagem percutânea, enquanto as obstruções distais são mais tratáveis por ERCP.

Tanto na abordagem endoscópica como na percutânea podem ser usados *stents* de plástico ou metal. Os *stents* de plástico tendem a se tornar obstruídos no decorrer de vários meses e requerem troca a cada 3 meses, enquanto os *stents* de metal (especialmente, *stents* cobertos) têm menos probabilidade de se tornarem ocluídos.

6.3 Doença e Cirrose Hepáticas Crônicas

Uma maneira de entender a doença hepática crônica é considerar como o fígado responde à lesão. Na lesão aguda, esperamos que, depois de ocorrido um dano, o fígado se cure, e as alterações nos exames laboratoriais se normalizem. É por essa razão que os pacientes assintomáticos com LFTs casualmente encontradas e ligeiramente anormais podem ser tratados com a expectativa vigilante. Por outro lado, as LFTs persistentemente elevadas (> 6 meses) indicam que há inflamação em andamento e requerem um exame físico completo, mesmo no paciente assintomático. Geralmente, o primeiro passo é um painel de hepatite viral. Se este for negativo, deve-se fazer a checagem em busca de causas menos comuns da doença hepática crônica, como hepatite autoimune, hemocromatose ou doença de Wilson. Se houver um padrão colestático crônico, deve-se também considerar cirrose biliar primária ou colangite esclerosante primária. Para pacientes com fatores de risco conhecidos, como abuso de álcool de longa duração, hepatite C ou obesidade, um exame sorológico completo pode ser desnecessário.

A biópsia de fígado para diagnóstico tecidual continua a ser a base do diagnóstico de doença hepática. Isso é particularmente importante quando um paciente tiver doença hepática de origem desconhecida ou houver suspeita de determinada doença hepática, mas que requer confirmação. As biópsias de fígado também são obtidas para prognóstico e para fins de planejamento do tratamento quando o diagnóstico já é conhecido, como na hepatite crônica. As opções de biópsias de fígado incluem abordagens percutânea, cirúrgica ou transvenosa (**Boxe de Procedimento 6.3**).

Independentemente da lesão hepática, a resposta fisiopatológica comum no decorrer do tempo é a inflamação renitente com resultante fibrose do parênquima hepático. Isso é reconhecido histologicamente como **cirrose**. O fígado compensa isso muito bem, e somente quando cerca de 80% de sua massa está fibrosada é que os sintomas começam a se manifestar. Por essa razão, a cirrose permanece não detectada por um longo período, e com mais frequência ela é um achado casual.

Boxe de Procedimento 6.3: Biópsia Transvenosa do Fígado

As biópsias transvenosas do fígado oferecem um método de amostragem do parênquima hepático em pacientes que apresentam coagulopatia intratável (alto risco para a biópsia percutânea), com o benefício adicional de fornecer uma medição da pressão venosa portal.

Uma abordagem jugular interna direita é preferida à biópsia transvenosa do fígado, pois ela permite um ângulo melhor dentro do fígado através das veias hepáticas direcionadas inferiormente, embora isso possa mudar em pacientes com fígado gravemente encolhido com a cirrose avançada, ou em pacientes submetidos anteriormente a transplante de fígado. Após obter o acesso jugular interno direito, uma das veias hepáticas (geralmente, a direita) é selecionada, e um venograma é realizado. A veia hepática direita é a veia mais posterior e permite que a agulha de biópsia seja direcionada anteriormente dentro da massa do parênquima hepático. Imagens fluoroscópicas oblíquas, geralmente, são obtidas para confirmar essa posição.

A agulha de biópsia é inserida, então, através de uma cânula-guia rígida angular dentro da veia hepática direita, com a cânula direcionada anteriormente. A agulha de biópsia é avançada para o interior do parênquima hepático, e as biópsias são obtidas. Geralmente, esse procedimento é acompanhado por manometria de oclusão da veia hepática, que envolve a colocação de um cateter distalmente dentro de uma pequena veia hepática ou a inflação de um balão para ocluir o fluxo temporariamente, e em seguida conectando o cateter com balão a um monitor de pressão; de forma similar às medições da pressão pulmonar, isso permite a estimativa da pressão venosa portal.

Quando surgem os sintomas, eles se devem a: (1) incapacidade de função sintética ou destoxificação do fígado para atender às demandas do corpo, ou (2) formação cicatricial e fibrose que causam impedância física ao fluxo sanguíneo para dentro e para fora do fígado, resultando em hipertensão portal.

Os pacientes sintomáticos geralmente são submetidos a estudos por imagem, como CT ou MRI, que podem revelar alterações na aparência do fígado ou baço, possivelmente com a presença de varizes, ascite ou alterações perfusionais (▶ **Fig. 6.5**). Qualquer desses achados anatômicos sugere um grau de hipertensão portal e requer outras avaliações. Uma tecnologia relativamente nova é a **elastografia** por ultrassom ou ressonância magnética. A técnica mede a elasticidade tecidual, que pode ser usada para quantificar as alterações fibróticas dentro do fígado. Embora não seja adotada de maneira ampla, seu uso é crescente.

A cirrose é classificada como compensada ou descompensada. A cirrose *compensada* sugere que os pacientes tenham alguns problemas relacionados à sua disfunção hepática. Eles podem apresentar sintomas vagos como perda de peso, fraqueza ou diminuição do apetite. Esses pacientes se beneficiam da vigilância de rotina para a detecção precoce de carcinoma hepatocelular (HCC) e varizes gastroesofágicas. Na vigilância para HCC, os pacientes devem passar por ultrassom de fígado e checagens de alfafetoproteína a cada 6 a 12 meses.

Os pacientes entram no estágio de cirrose *descompensada* quando se tornam ictéricos, sofrem sangramentos varicosos, ascite, peritonite bacteriana espontânea, ou manifestam sintomas de encefalopatia hepática. Uma série de sistemas de escores/graduação se encontra disponível para quantificar o nível de disfunção hepática. Os sistemas usados com mais frequência são o modelo para escore da doença hepática terminal (MELD) e o escore de Child-Pugh.

O escore MELD ou MELD-Na leva em consideração a bilirrubina sérica, a creatinina sérica, PT/INR e o sódio sérico em alguns casos. Calculadoras *on-line* encontram-se prontamente disponíveis e fornecem um valor numérico correspondente a uma taxa de mortalidade de 3 meses (▶ **Tabela 6.4**). Estas também são usadas pela United Network for Organ Sharing (UNOS) para alocação de transplantes de fígado.

O **escore de Child-Pugh** destinava-se originalmente a predizer a mortalidade operatória, atualmente, porém, é um indicador prognóstico para pacientes que passam por avaliação para transplante. O escore baseia-se em bilirrubina total, albumina sérica, PT/INR, grau de ascite e encefalopatia hepática do paciente (▶ **Tabela 6.5**).

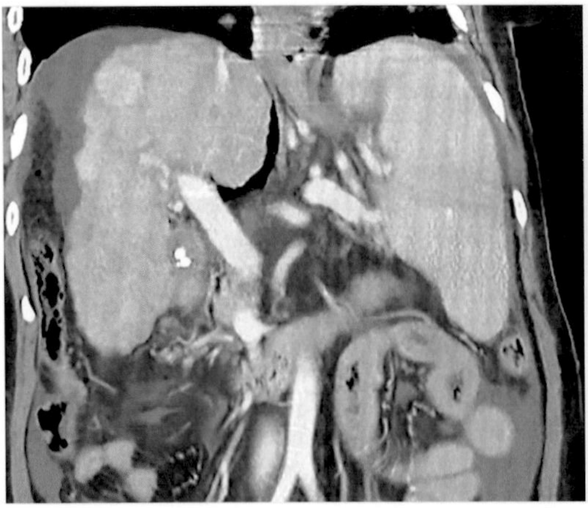

Fig. 6.5 Imagem de CT do abdome no plano coronal mostrando estigmas de cirrose: contorno nodular do fígado, sem esplenomegalia, ascite e aumento de tamanho da veia porta. (Fonte: Herzog C. Differential diagnosis of diseases of the spleen (CT). In: Burgener F, Zaunbauer W, Meyers S *et al.*, eds. Differential Diagnosis in Computed Tomography. 2nd Edition. Stuttgart: Thieme; 2011.)

Tabela 6.4 Escore MELD de mortalidade em 3 meses

Escore MELD	Mortalidade em 3 meses
> 40	71%
30-39	53%
20-29	20%
10-19	5-10%
< 9	2%

Abreviação: MELD, modelo para doença hepática terminal.

Tabela 6.5 Escore de Child-Pugh e prognóstico

	1 ponto	2 pontos	3 pontos
Bilirrubina total	< 2	2-3	> 3
Albumina sérica	> 3,5	2,8-3,5	< 2,8
Tempo de protrombina	< 4	4-6	> 6
Ascite	Nenhum	Leve/controlado	Moderado/grave/refratário
Encefalopatia hepática	Nenhum	Grau I-II	Grau III-IV

Child-Pugh A: 5-6 pontos (sobrevida em 2 anos 85%).
Child-Pugh B: 7-9 pontos (sobrevida em 2 anos 57%).
Child-Pugh C: 10-15 pontos (sobrevida em 2 anos 35%).

6.4 Hipertensão Portal

O aumento da resistência intravascular no fígado cirrótico é resultado de ruptura da arquitetura e vasoconstrição bioquímica mediada no interior dos sinusoides hepáticos. A diminuição do diâmetro do vaso aumenta a pressão, resultando em congestão vascular a jusante do sistema portal. Embora a cirrose seja a causa mais comum da hipertensão portal, várias outras entidades podem causá-la por meio de interrupção do fluxo em diferentes partes da vasculatura hepática. Isso inclui problemas com a saída do sangue portal, o trânsito através dos sinusoides hepáticos e o fluxo para fora das veias hepáticas (▸**Tabela 6.6**).

O gradiente de pressão venosa hepática (HVPG) é um parâmetro clínico usado geralmente para quantificar a hipertensão portal. O gradiente de pressão serve como substituto da diferença de pressão entre os sistemas sistêmico e portal, e estes podem ser medidos por uma técnica transvenosa. A pressão portal é obtida introduzindo-se a ponta do cateter dentro da veia hepática. A medição real é a pressão sinusoidal hepática, mas em um fígado cirrótico as pressões sinusoidal e portal equilibram-se, e é por meio destas que essa técnica atua. A pressão venosa sistêmica é medida livre na veia hepática, exatamente além de sua interface com a IVC.

Um gradiente de pressão normal está entre 1 e 5 mmHg; pressões que excedam esse valor definem a hipertensão portal. Lembre-se que a medição de HVPG é uma aproximação. A probabilidade é que o gradiente flutue, mesmo quando se repete a medição apenas minutos depois, similar ao que seria esperado se o mesmo fosse feito medindo-se sua pressão sanguínea sistêmica com um *cuff*. Por mais arbitrário que possa ser, usamos o número para ajudar a estratificação de pacientes e a decidir quando intervir.

Tabela 6.6 Causas comuns de hipertensão portal

Localização	Patologia
Pré-hepática	Trombose da veia porta, pancreatite
Pré-hepática/sinusoidal	Cirrose, malignidades, distúrbios infiltrativos
Pós-sinusoidal	Budd-Chiari

Sequelas clínicas da hipertensão portal começam a se desenvolver quando o HVPG se aproxima de 10 mmHg ou mais, e estudos demonstram que a diminuição do gradiente pode ajudar a reduzir o risco desse fato. O ***shunt* portossistêmico intra-hepático transvenoso (TIPS)** é um procedimento realizado pela IR tendo em mente esse objetivo.

O procedimento TIPS envolve a criação de um canal através do qual o parênquima hepático, conectando a veia porta à veia hepática diretamente, permite a descompressão do sistema portal. Quanto maior o diâmetro do TIPS, maior será a redução no gradiente de pressão. O objetivo é a redução para um gradiente inferior a 12 mmHg, ou até menor para indicações não varicosas, como a ascite refratária. Esse procedimento traz consigo um significativo perfil de risco, e é importante o conhecimento completo das ramificações fisiológicas antes de sua realização (**Boxe de Procedimento 6.4**).

O TIPS reduz a quantidade de sangue que se desloca através da circulação anatômica normal dentro do fígado. É preciso lembrar que o parênquima hepático recebe a maior parte de seu suprimento da veia porta. Pacientes com cirrose avançada não possuem reserva funcional suficiente para tolerar o *shunt* do sangue portal que ocorre após um TIPS (▶ **Tabela 6.7**). Os pacientes com um escore MELD maior que 18 ou doença com escore de Child-Pugh grau C geralmente não são candidatos à criação de um TIPS, porque este pode induzir nesses pacientes uma insuficiência hepática fulminante (embora, ocasionalmente, seja realizado para pacientes moribundos com sangramento varicoso refratário, com pouca chance de sobreviver sem o procedimento). Os pacientes com insuficiência cardíaca significativa também não devem se submeter à criação de TIPS, uma vez que o *shunt* aumentará a pré-carga cardíaca, levando à descompensação. Idealmente, os indivíduos considerados para TIPS devem obter um ecocardiograma que demonstre uma pressão atrial direita inferior a 20 mmHg para ser considerado um candidato.

Uma das complicações pós-operatórias mais comuns observadas é o aumento da amônia sistêmica, que pode causar significativa encefalopatia hepática. O *shunt* intra-hepático recém-criado permite que o sangue siga diretamente da circulação portal para a sistêmica, desviando-se da destoxificação pelo fígado. Encefalopatia recente ou agravada ocorre em muitos pacientes e se manifesta em 2 a 3 semanas da criação do *shunt*. Nos pacientes com mais de 65 anos, encefalopatia hepática preexistente e um grande diâmetro do *shunt* são fatores de risco para o desenvolvimento de encefalopatia pós-TIPS. Lactulose oral e/ou rifaximina constituem o tratamento de primeira linha para encefalopatia pós-TIPS e são dosadas para alcançar uma meta de dois a três movimentos intestinais ao dia. A encefalopatia hepática refratária ao tratamento médico pode necessitar de uma revisão do TIPS tentando-se a redução do *shunt* ou até oclusão.

O TIPS também pode se tornar estenótico ou ocluir completamente por si só, podendo ser difícil seu tratamento. Os pacientes passam por vigilância com ultrassom Doppler em 4 semanas após o procedimento, e depois, a cada 6 a 12 meses, para medir a velocidade do sangue através do *shunt*. Velocidades inferiores ou equivalentes a 50 cm/s ou maiores que 250 cm/s são medições sensíveis para o diagnóstico de disfunção do *shunt*. A estenose ou a trombose no *stent* justificam uma venografia. A trombose pode ser tratada com trombólise ou trombectomia, e as estenoses, com angioplastia; ocasionalmente, será necessário revestir novamente o *shunt* com um novo enxerto de *stent* (particularmente, se o *shunt* original foi feito com um *stent* sem co-

Boxe de Procedimento 5.5: Embolização da Artéria Esplênica

O procedimento de TIPS é realizado para proporcionar um fluxo de saída para o sistema venoso portal, superpressurizado no quadro de cirrose, ou às vezes obstrução ao fluxo de saída venoso hepático. À medida que a ascite expande o espaço potencial entre a cápsula hepática e os tecidos circundantes, a paracentese é recomendada antes da criação de um TIPS, no caso de a agulha atravessar inadvertidamente a cápsula hepática durante o procedimento (que pode resultar em hemorragia potencialmente fatal).

A profilaxia com antibióticos intravenosos antes da criação de um TIPS é recomendada. A árvore biliar e o peritônio podem ser colonizados por bactérias em pacientes cirróticos, o que pode levar à translocação de bactérias na corrente sanguínea ou à semeadura do enxerto de *stent*. Muitos hospitais usam anestesia geral, ao realizarem TIPS, mas o procedimento pode ser efetuado sob sedação consciente em alguns pacientes, particularmente em casos eletivos.

A veia jugular interna direita é o acesso preferido, uma vez que há um curso relativamente direto para dentro das veias hepáticas. A cateterização da veia hepática é realizada com o uso de um cateter curvo e um fio-guia. A veia hepática direita é a preferida, pois geralmente é a veia hepática mais posterior, o que diminui o risco de perfuração capsular durante as passagens da agulha. Depois de avançar o cateter para o interior da veia hepática direita, ele é introduzido em uma vênula, e um venograma de oclusão hepática é realizado usando-se CO_2; a baixa viscosidade do CO_2 passa facilmente através dos sinusoides hepáticos e enche as veias portas, proporcionando um guia para direcionar a passagem da agulha. Outro método para aumentar a popularidade é com o uso de orientação por ultrassom intravascular. Um cateter com ponta em ultrassom pode ser usado para visualizar a veia porta. Então, a agulha de TIPS pode ser visualizada entrando na veia porta. A pressão portal pré-TIPS também é medida.

Múltiplos conjuntos de TIPS comercial encontram-se disponíveis para punção parenquimatosa. A cânula-guia do conjunto do TIPS é avançada sobre um fio-guia rígido para dentro da veia hepática e direcionado para a veia porta (anterior e ligeiramente lateral, no caso de TIPS na veia hepática direita). Após a passagem da agulha na direção da veia porta, aspira-se a agulha ou o cateter usando uma seringa, pois ela é recuada até que o sangue seja aspirado. Utiliza-se injeção de contraste para confirmar a localização dentro da veia porta.

Se a veia porta foi acessada em uma localização aceitável, um fio metálico, então, é passado, a cânula é removida, e um cateter é avançado sobre o fio para dentro do sistema portal. As medições da pressão são registradas, e realiza-se venografia portal para confirmar o diagnóstico de hipertensão portal e delinear a extensão do trato parenquimatoso. O trato é, então, pré-dilatado com um balão, permitindo que uma bainha seja avançada através dele.

Um *stent* é especialmente projetado e usado na maioria dos procedimentos de TIPS (▶ **Fig. 6.6**). Ele possui uma porção coberta (que se situa dentro do trato intraparenquimatoso) e um segmento descoberto de 2 cm de comprimento situado na veia porta. A porção descoberta permite que o fluxo seja mantido além do *stent*, dentro da veia porta a jusante. A porção coberta estende-se além do trato para dentro da veia hepática e, algumas vezes, ao nível da IVC. Isso ajuda a reduzir o risco de estenose na terminação hepática do *stent*.

Após a colocação, o *stent* é expandido utilizando-se um balão de 8 a 10 mm (▶ **Fig. 6.7**). Realiza-se a repetição de portografia, sendo obtidas medições da pressão. A diminuição da pressão portal de 50% ou do gradiente de pressão portal inferior a 12 mmHg é indicativa de bom resultado.

Tabela 6.7 Contraindicações à criação de TIPS

Absoluta	Relativa
Insuficiência cardíaca congestiva	Coagulopatia grave (INR > 3)
Hipertensão pulmonar grave (MPWP > 45 mmHg)	Grande tumor hepático
Regurgitação tricúspide grave	Trombocitopenia (plaquetas < 20.000)
Sepse	
Insuficiência hepática	
Obstrução biliar não aliviada	

Abreviações: INR, razão normalizada internacional; MPWP, pressão média de oclusão pulmonar (*wedge*); TIPS, *shunt* portossistêmico intra-hepático transvenoso/transjugular.

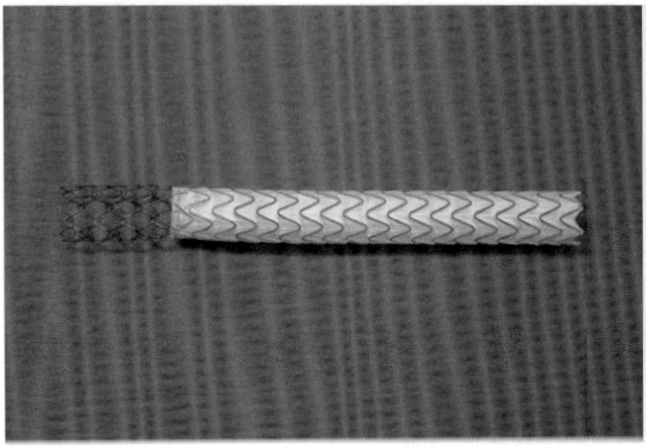

Fig. 6.6 O enxerto de *stent* usado para *shunt* portossistêmico intra-hepático transvenoso é único, já que tem uma porção coberta, que se assenta dentro do trato recém-construído no fígado, e uma porção descoberta dentro da veia porta.

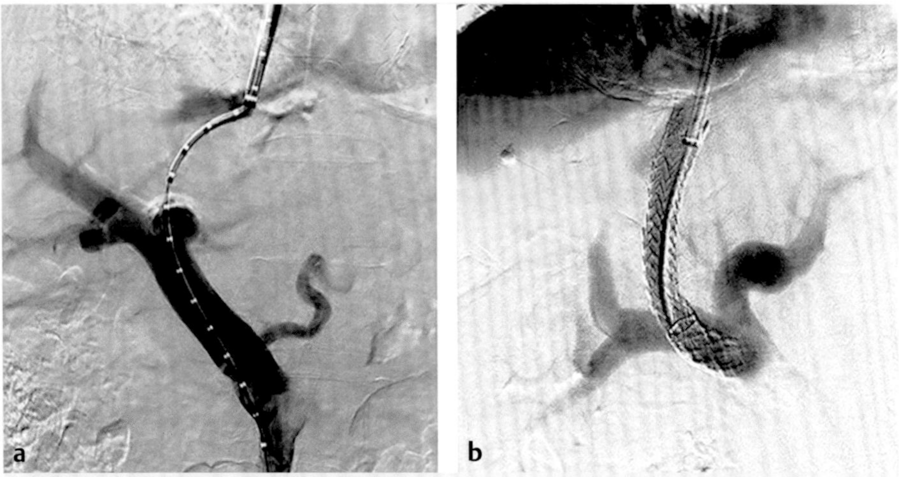

Fig. 6.7 (a) Imagem angiográfica mostrando a criação de um *shunt* portossistêmico intra-hepático transvenoso, como um cateter na veia hepática, atravessando o parênquima hepático, e passando para dentro da veia porta. **(b)** Um enxerto de *stent* recoberto é colocado, mantendo o *shunt*. A porção do *stent* dentro do novo trato é coberto, enquanto a porção do *stent* que pende para dentro da veia porta é descoberta.

bertura). Também se pode suspeitar de problemas com o TIPS, se houver recorrência de ascite, hemorragia varicosa ou disfunção renal; isso pode ser um indício de que há um problema com o *shunt* e justifica outras avaliações por ultrassom. Algumas vezes, a recorrência dos sintomas se deve simplesmente a uma redução abaixo do ideal na pressão portal. Nesses casos, um segundo TIPS pode ser criado paralelo ao primeiro.

6.5 Varizes Gastroesofágicas e *Shunts* Portossistêmicos

Quando a hipertensão portal é grave, uma consequência fisiológica é refazer a rota do fluxo sanguíneo portal através das vias colaterais de ocorrência natural que conectam a circulação portal e a sistêmica. Comunicações venosas normais de baixo fluxo podem se tornar dilatadas e tortuosas à medida que a pressão aumenta, referidas como **varizes**. O significado clínico de varizes é o potencial para ruptura, que pode causar hemorragia potencialmente fatal. O objetivo do tratamento desses pacientes é diminuir o máximo possível o risco de sangramento. Procurar compreender a anatomia e a fisiologia básicas das varizes fornecerá uma base para se aprender a respeito do âmbito de envolvimento da IR nos cuidados a esses pacientes. As varizes podem se formar em várias localizações diferentes no corpo, sendo o esôfago e o estômago os mais relevantes para a IR.

As veias ao longo dos dois terços superiores do esôfago fazem parte da circulação sistêmica, drenando na veia ázigos e, subsequentemente, na SVC. As veias esofágicas no terço inferior do SVC são parte da circulação portal, drenando na veia gástrica esquerda. As veias esofágicas superiores fazem anastomose com as veias esofágicas ao longo do terço inferior (▸**Fig. 6.8**). A hipertensão portal no quadro de cirrose aumenta o fluxo hepatofugal de sangue (longe do fígado) nessa via, resultando em dilatação das veias esofágicas.

As varizes gástricas são mais complicadas, uma vez que o estômago possui várias tributárias diferentes para a veia porta. A classificação pode causar perplexidade considerando-se o número de múltiplos vasos aferentes e eferentes e a variação das vias de drenagem. É extremamente importante entender essa complexidade a fim de se realizar com segurança intervenções gástricas varicosas. Uma maneira de pensar a respeito é classificando as varizes gástricas como cardíacas ou isoladas. As **varizes cardíacas** formam-se a partir de veias submucosas emitidas da veia gástrica esquerda ao nível da cárdia e são contínuas com as veias esofágicas imediatamente acima. As **varizes isoladas** localizam-se no fundo ou no corpo gástrico e são supridas por veias gástricas curtas, gástrica posterior e gastroepiploica. A via predominante para alcançar a circulação sistêmica é o *shunt* gastrorrenal, que drena na veia renal esquerda. Uma proporção menor de varizes gástricas drena na IVC através de um *shunt* gastrocaval (▸**Fig. 6.9**). As varizes gástricas tendem a sangrar em uma pressão portal inferior e também apresentam maior mortalidade comparadas às varizes esofágicas.

O diagnóstico de varizes esofágicas e gástricas é feito como um achado casual em imagens transversais, por meio de endoscopia de rastreamento que procura especificamente as varizes em paciente com cirrose conhecida, ou depois que o paciente apresentar hematêmese secundária a sangramento varicoso.

Tratamento de Varizes

Em geral, o tratamento de varizes gastroesofágicas pode ser dividido em: (1) profilaxia primária em pacientes que nunca tiveram um sangramento, (2) reanimação e hemostasia durante e imediatamente após um sangramento varicoso ativo e (3) profilaxia secundária após ocorrer um sangramento para prevenir recorrência.

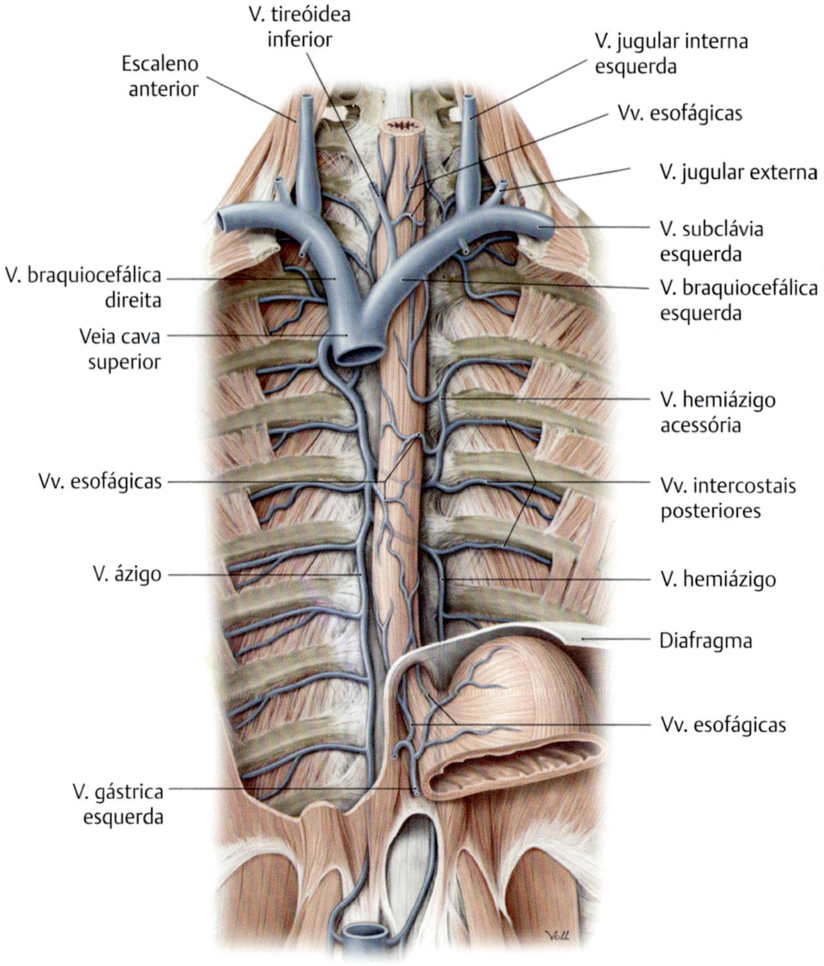

Fig. 6.8 Drenagem venosa do esôfago. Note que o esôfago distal é drenado pela veia gástrica esquerda (parte da circulação portal) enquanto o esôfago proximal é drenado pelo sistema ázigo (parte da circulação sistêmica). As veias esofágicas distais comunicam-se com as veias esofágicas mais superiores. (Fonte: Gilroy AM, MacPherson BR, Ross LM, eds. Atlas of Anatomy. 2nd ed. Stuttgart: Thieme; 2013:107.)

1. **Profilaxia Primária e Classificação Varicosa**

Pacientes com cirrose recém-diagnosticada devem obter uma esofagogastroduodenoscopia (EGD) no momento do diagnóstico em busca de varizes (▸ **Fig. 6.10**). As varizes esofágicas são classificadas como pequenas (< 5 mm) ou grandes (> 5 mm). A aparência endoscópica da variz também identifica os sinais de alto risco de sangramento (p. ex., marcas vermelhas em vergão, "sinal do mamilo branco") e diagnostica um sangramento ativo ou recente. As varizes gástricas podem ser classificadas com base em sua localização (classificação de Sarin) e no número de veias nutrícias ou que drenam na variz. Tanto nas varizes esofágicas como nas gástricas, o risco de sangramento aumenta à medida que o tamanho da variz aumenta e à medida que a hipertensão portal piora (i. e., aumentando o gradiente de pressão).

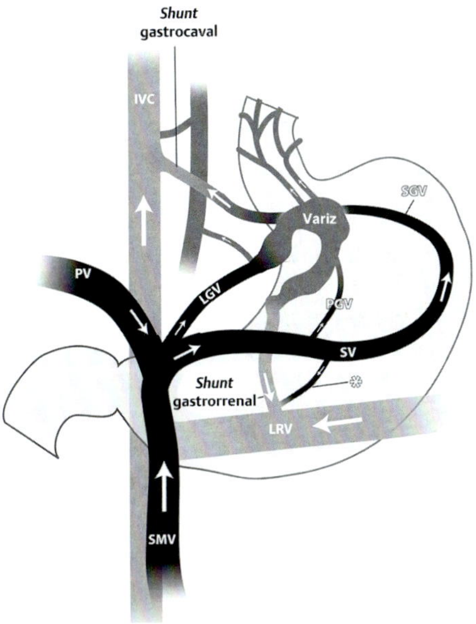

Fig. 6.9 Anatomia de uma variz gástrica. A hipertensão portal força o fluxo sanguíneo portal para dentro das veias gástricas, dentro da variz, que drena para fora e dentro da veia renal esquerda no trajeto do *shunt* gastrorrenal. Alternativamente, a variz pode drenar dentro da IVC no trajeto do *shunt* gastrocaval. As setas nos vasos denotam a direção do fluxo. O *shunt* gastrorrenal é um alvo comum para o acesso à variz. (Fonte: Al-Osaimi A, Caldwell S. Medical e Endoscopic Treatment of Gastric Varices. Seminars in Intervencional Radiology. 2011; 28(03): 273-282.)

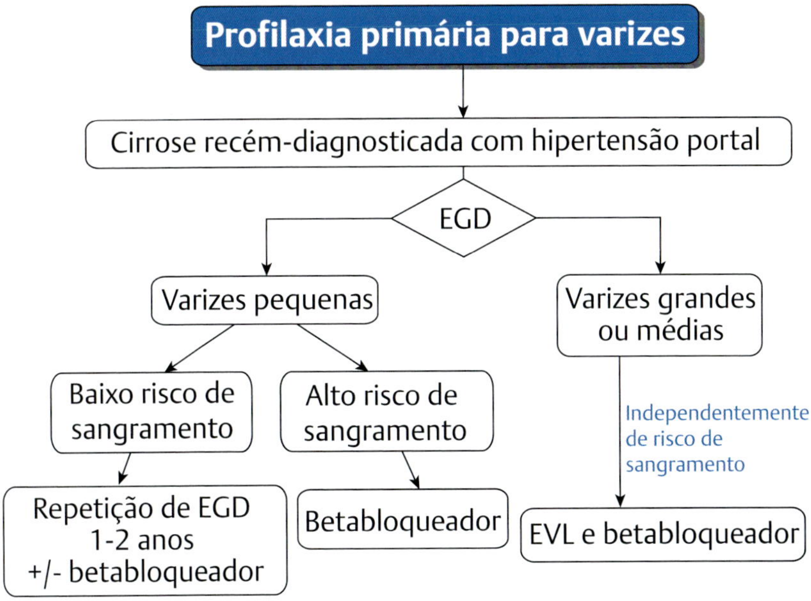

Fig. 6.10 Algoritmo simplificado para profilaxia primária das varizes gastroesofágicas. EGD, esofagogastroduodenoscopia; EVL, ligação varicosa endoscópica.

Os pacientes estão em risco estratificado por tamanho de variz, sinais endoscópicos e alto risco e disfunção hepática. Se não forem encontradas varizes na EGD inicial, nenhum tratamento profilático é necessário. Os pacientes podem retornar para repetição de EGD de vigilância em 2 a 3 anos.

Indivíduos com pequenas varizes de aparência estável com cirrose compensada são considerados de baixo risco e tipicamente são postos sob betabloqueadores não seletivos profiláticos. Os betabloqueadores atuam diminuindo o débito cardíaco e causando vasoconstrição esplâncnica. O último efeito reduz o fluxo na circulação portal e, por sua vez, diminui a pressão dentro das varizes.

Alguns estudos demonstraram uma redução significativa na taxa de sangramento varicoso inicial, quando os pacientes com pequenas varizes são postos sob betabloqueadores profiláticos. Entretanto, isso é um tanto controverso, uma vez que vários outros estudos falharam em demonstrar novamente essa diminuição no risco de sangramento, especialmente em indivíduos com fatores de risco mínimos. Outra questão é que os betabloqueadores podem causar os efeitos colaterais limitadores de tratamento em uma minoria de pacientes, e pode ser necessário que estes sejam descontinuados após um estudo inicial.

Se o tratamento profilático *não* for procurado para os pacientes com pequenas varizes e cirrose compensada (pacientes de baixo risco), a recomendação é repetir a EGD em 1-2 anos para avaliar quanto a aumento de tamanho de variz/desenvolvimento de sinais de alto risco.

Se pequenas varizes estiverem associadas a sinais endoscópicos de alto risco, a questão de iniciar ou não os betabloqueadores profiláticos não seletivos é simples. Nesses casos, os betabloqueadores devem ser definitivamente iniciados.

Os pacientes são classificados como de alto risco quando as varizes aumentam de tamanho, começam a mostrar sinais de sangramento iminente, ou quando a função hepática se deteriora. Os pacientes de alto risco são candidatos à ligação varicosa endoscópica (EVL) profilática, que é uma técnica endoscópica para esticar uma banda de borracha em torno da base da variz. A colocação de banda causa a trombose da variz, e ela acaba se desprendendo. O procedimento é tipicamente repetido a cada 1 a 3 semanas até isso acontecer. Alguns dados apoiam o uso de EVL preferencialmente aos betabetabloqueadores para profilaxia primária em pacientes de alto risco para prevenir um primeiro sangramento, mas ela não é simples, e as principais diretrizes de consenso sugerem que ambas as abordagens são razoáveis.

Nem os betabloqueadores nem a EVL realmente reduzem a taxa de mortalidade, apenas reduzem a taxa de sangramento. Os indivíduos tratados com EVL precisam submeter-se a outra vigilância com EGD a cada 6 a 12 meses.

2. **Sangramentos Varicosos Agudos**

Deve-se assumir que os pacientes com cirrose que apresentam hematêmese tenham sangramento secundário à ruptura de varizes. O tratamento inicia com atenção à via aérea, à respiração e à circulação com um baixo limiar para a intubação (▸ **Fig. 6.11**). Esses pacientes podem descompensar rapidamente e, com frequência, requerem cuidados em nível de ICU.

Os agentes vasoconstritores esplâncnicos, como vasopressina ou octreotida, quase sempre são administrados muito precocemente para diminuir o sangramento. Também são administrados antibióticos profiláticos aos pacientes (p. ex., norfloxacino), uma vez que sangramentos varicosos causam translocação bacteriana intestinal e infecções subsequentes.

Depois que o paciente estiver hemodinamicamente estável, a EGD é realizada. A endoscopia estabelecerá o diagnóstico de varizes esofágicas ou gástricas e permite a intervenção.

O sangramento das varizes esofágicas geralmente é tratado com EVL, a mesma técnica é usada para profilaxia primária. Escleroterapia é uma antiga técnica que envolve a injeção de uma substância química na variz, causando irritação e trombose. É considerada uma segunda linha, uma vez que a EVL é um pouco mais segura; entretanto, ainda é usada como um tratamento alternativo, quando a EVL não é possível.

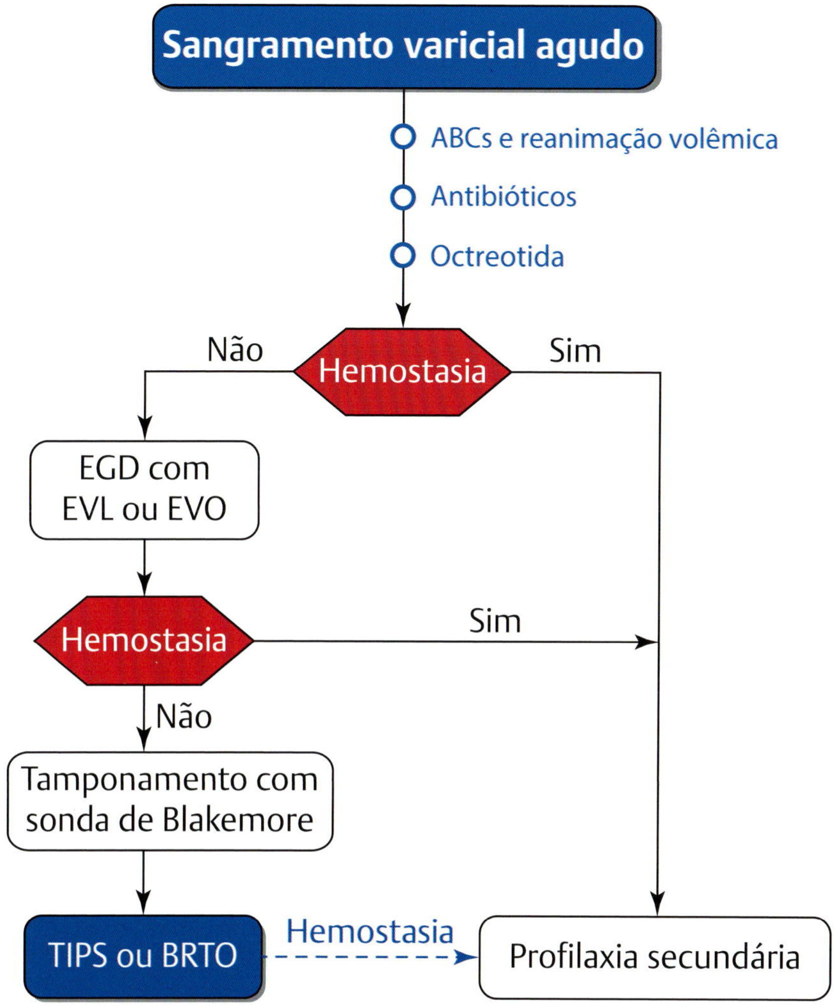

Fig. 6.11 Algoritmo simplificado para tratamento de sangramentos varicosos agudos. BRTO, obliteração transvenosa retrógrada ocluída por balão; EGD, esofagogastroduodenoscopia; EVL, ligação varicosa endoscópica; EVO, obturação varicosa endoscópica; TIPS, *shunt* portossistêmico intra-hepático transjugular.

As varizes gástricas na junção esofágica podem ser tratadas com ligação ou escleroterapia, mas aquelas dentro do corpo ou fundo gástricos são tratadas por **obturação varicosa endoscópica (EVO)**. Maior espessamento da mucosa gástrica nessa parte do estômago pode tornar a ligação difícil ou impossível. A EVO envolve a injeção de um material semelhante a uma supercola dentro da variz, para causar trombose.

Se os pacientes continuam a sangrar apesar da terapia endoscópica, existem várias medidas terapêuticas de salvamento disponíveis. A sonda de Sengstaken-Blakemore é um dispositivo com balão inflável que pode ser inserido no esôfago como uma medida temporizadora para tamponar o sangramento varicoso. Pode-se tentar novamente EVL ou EVO, ou então o paciente poderá ser levado à IR para uma intervenção. O TIPS pode alcançar hemostasia em sangramentos varicosos agudos, além de reduzir a probabilidade de ressangramento.

Uma opção terapêutica para sangramentos varicosos *gástricos* agudos (mas não para varizes esofágicas) é a obliteração transvenosa retrógrada ocluída por balão (BRTO). A BRTO é um procedimento de IR usado para o tratamento de hemorragia varicosa gástrica quando a hemostasia endoscópica falha, desde que a anatomia seja favorável e o TIPS não seja uma opção.

A BRTO envolve a aplicação endovascular de um esclerosante dentro da variz (**Boxe de Procedimento 6.5**). Como uma via de baixa resistência é ocluída, o fluxo de sangue portal (e pressão portal) tende a aumentar após uma BRTO. O aumento no fluxo de sangue portal parece realmente melhorar a função hepática e diminuir a encefalopatia hepática em alguns pacientes após uma BRTO. Entretanto, o aumento do fluxo sanguíneo portal também agrava a hipertensão portal. Isso é especialmente importante em pacientes com varizes esofágicas concomitantes assim como varizes gástricas. A BRTO pode cuidar das varizes gástricas, mas, com isso, as varizes esofágicas podem piorar.

Outra importante complicação a ser lembrada é a ruptura de variz aguda. Quando o balão for posicionado para ocluir o *shunt*, ou quando o esclerosante for injetado dentro da variz, o aumento da pressão intravariz pode causar a ruptura da variz e um sangramento de emergência, possivelmente com risco de vida. Na Ásia, a BRTO é usada há anos e está ganhando força nos Estados Unidos.

Dor epigástrica transitória e autolimitada, no peito e nas costas, febre e hematúria são as complicações mais comuns relatadas na situação de pós-procedimento imediato. Uma complicação séria de BRTO é a ruptura do balão, possibilitando a disseminação sistêmica de material esclerosante, pois ele flui a jusante dentro da veia renal esquerda. A ruptura da própria variz pode ocorrer durante a oclusão do balão e a injeção do esclerosante, com potencial para hemorragia massiva. Geralmente, esses vasos são frágeis, e a manipulação do fio metálico deve ser realizada com cuidado para evitar perfuração.

Boxe de Procedimento 6.5: BRTO

A BRTO é uma técnica usada para ocluir sangramento em varizes gástricas no quadro de hipertensão portal quando o TIPS não é uma opção, como em indivíduos que já sofrem de encefalopatia hepática; ela pode ser usada independentemente de estes serem candidatos ao TIPS para varizes gástricas em situação sem emergência. A obtenção de imagens pré-procedimento com CTA ou MRA é necessária para avaliar quanto à presença de um shunt gastrorrenal/esplenorrenal, que frequentemente é identificado nesses pacientes.

O procedimento é realizado, com mais frequência, por meio de abordagem à veia femoral comum direita; porém, a veia jugular interna direita também pode ser utilizada. A veia renal esquerda é selecionada com o uso de um cateter e inserindo-se uma bainha na veia renal. A venografia renal esquerda é realizada, e o shunt gastrorrenal (tipicamente, surgindo a partir da porção cranial da veia renal média) é acessado. Um cateter com balão de oclusão complacente, com tamanho adequado para ocluir a veia drenante do shunt gastrorrenal, é inflado no shunt, um pouco além de quaisquer veias importantes que devam ser poupadas (como a veia adrenal esquerda). A venografia com oclusão por balão pode delinear o sistema de varizes e a anatomia relevante. As varizes são preenchidas com uma mistura de esclerosantes, contraste ou lipiodol, e ar (que criam uma consistência espumosa e ficam por mais tempo nos vasos desejados). Isso é realizado usando-se um cateter inserido através ou adjacente ao cateter com balão. Os esclerosantes incitam uma resposta inflamatória, quando expostos a tecidos biológicos. O uso de oleato de etanolamina (EO), tetradecil sulfato sódico (STS) e polidocanol tem sido descrito. Nos Estados Unidos, o STS é o esclerosante primário usado. O esclerosante é administrado até preencher as varizes, mas é interrompido antes que o material reflua para dentro do sistema venoso portal. O esclerosante pode ser contido dentro do shunt por meio de colocação de espirais ou tampões no local do cateter de oclusão com balão antes da deflação, ou o balão pode ser deixado em posição durante várias horas.

3. **Profilaxia Secundária**

Apesar da eficácia de muitas abordagens diferentes ao tratamento do sangramento varicoso no quadro agudo, o risco de ressangramento é alto (~ 60%) nos dias, semanas e até anos subsequentes. Não raro, o diagnóstico inicial de varizes é prenunciado por sangramento agudo, e esse tipo de paciente, em geral, é um candidato a ser iniciado em um betabloqueador antes da alta hospitalar (▶ **Fig. 6.12**). Quando usados para a profilaxia secundária, os betabloqueadores são tipicamente combinados com um nitrato. Em conjunto, essas medicações reduzem significativamente a taxa de ressangramento, mas o risco permanece muito significativo. Essas medicações também são limitadas pelos efeitos adversos.

Uma estratégia melhor é tentar eliminar quaisquer varizes receptivas ao tratamento. O endoscopista pode repetir EVL em múltiplas sessões, com o objetivo de colocar banda em quaisquer varizes potencialmente perigosas. Depois de deixar de ser uma ameaça, o paciente retorna a um programa de vigilância, realizando-se uma EGD a cada 6 meses e repetindo-se a EVL, se necessário. Em combinação com o uso de β-bloqueadores, a vigilância e EVL reduzem as taxas de ressangramento.

O TIPS realizado para profilaxia secundária está associado a uma das mais baixas de ressangramento. A desvantagem é uma taxa relativamente alta de encefalopatia hepática associada ao procedimento, que pode se tornar difícil de tratar. Mais importante, a taxa reduzida de ressangramento não é acompanhada por diminuição na mortalidade. Por essa razão, os riscos associados ao TIPS relegam esse procedimento à situação de ser mais uma terapia de resgate. Se ocorrer um ressangramento apesar do betabloqueio profilático e de EVL, o TIPS pode ser a única opção (assumindo-se que ainda não tenha sido colocado).

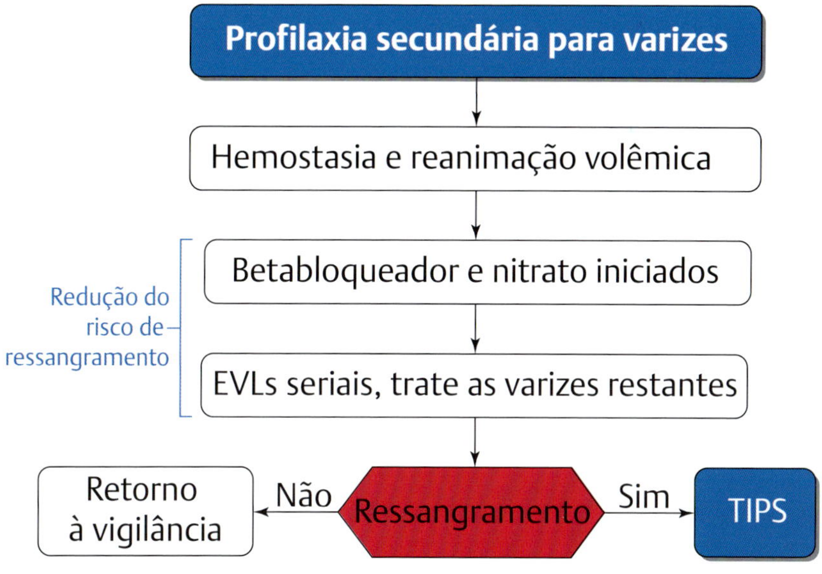

Fig. 6.12 Algoritmo simplificado para profilaxia secundária após um sangramento varicoso. EVL, ligação varicosa endoscópica; TIPS, *shunt* portossistêmico intra-hepático transjugular.

6.6 Ascite

Ascite é a complicação mais comum associada à cirrose. A vasodilatação esplâncnica relacionada à hipertensão portal ativa a via renina-angiotensina, levando à retenção de sódio e água. À medida que aumenta a pressão hidrostática nos vasos esplâncnicos, o fluido se derrama no interior da cavidade peritoneal.

Em alguns casos, a ascite realmente é o primeiro sinal de cirrose descompensada. Os pacientes apresentam abdome distendido e, muitas vezes, desconforto associado. O diagnóstico é feito com uma combinação de exames laboratoriais e obtenção de imagens abdominais (ultrassom ou CT). A ascite pode ser graduada como leve, moderada ou grande. A ascite de início recente deve ser manejada com uma paracentese diagnóstica, para se estabelecer a causa de base; isso é importante para determinar a abordagem de tratamento. Na ascite relacionada à cirrose, estudos sobre fluido mostram tipicamente contagem de células polimorfonucleares (PMN) inferior a 250, um gradiente de albumina soro-ascite (SAAG) maior ou igual a 1,1 e proteína total inferior a 2,5 g. No mundo real, alguns clínicos omitem a paracentese diagnóstica, se o paciente tiver cirrose conhecida.

A ascite clinicamente aparente é tratada inicialmente com medicação. O tratamento de primeira linha é com diuréticos (especialmente, espironolactona e furosemida). Os pacientes precisam limitar a ingestão de sódio a 2 g/dia. Além disso, na cirrose alcoólica, a abstinência de álcool pode ter um efeito dramático na redução da ascite.

Se a ascite for refratária, apesar da administração da dosagem máxima tolerável e segura dos diuréticos e adesão à modificação do estilo de vida, geralmente é uma indicação de que a doença hepática se tornou avançada e completamente irreversível. Mesmo com uma paracentese de grande volume, o fluido se reacumulará rapidamente. Nesse ponto, as opções limitam-se a (1) paracentese serial, (2) criação de TIPS ou (3) transplante de fígado para os indivíduos qualificados para o procedimento.

A paracentese serial, geralmente, é a abordagem inicial e pode ser usada como uma estratégia temporária para indivíduos que acabarão por se submeter a um TIPS ou transplante. A frequência da paracentese é tipicamente de cerca de 2 semanas. Às vezes, a IR pode auxiliar colocando um cateter peritoneal tunelizado nos pacientes, nos casos em que a paracentese serial não é viável; porém, isso está associado a um risco maior e indesejável de infecção.

O TIPS pode ser eficaz para a ascite refratária em pacientes sem contraindicações, em geral somente depois que se descobre que o paciente tem dificuldade em aderir à paracentese serial programada.

6.7 Transplante de Fígado e Complicações

Os pacientes com doença hepática terminal têm mau prognóstico, e o transplante de fígado, muitas vezes, é a melhor opção para indivíduos que são candidatos a ele. O número de transplantes de fígado realizados por insuficiência hepática crônica e aguda aumentou significativamente nas últimas décadas. Infelizmente, as complicações não são incomuns após transplante de fígado. Os radiologistas intervencionistas têm um papel importante no tratamento multidisciplinar desses pacientes.

Candidato a Transplante de Fígado

Existe um número limitado de fígados disponíveis para transplante e um número crescente de pacientes à espera deste. Uma grande parte da consideração é no sentido de priorizar esses pacientes, especialmente em relação à predição do risco imediato de mortalidade. O objetivo é alocar os transplantes de fígado que levem o máximo benefício ao maior número de pessoas possível. Os pacientes com insuficiência hepática fulminante são considerados de máxima prioridade; a morte será iminente, se não receberem um novo fígado. Os pacientes com doença hepática crônica terminal são priorizados utilizando-se o escore MELD. Não surpreende que a cirrose seja a indicação mais comum para um transplante de fígado.

O escore MELD foi criado inicialmente e usado para prognosticar o risco de mortalidade em 3 meses dos pacientes após TIPS. Posteriormente, foi validado como uma ferramenta para determinar o risco de mortalidade em 3 meses de todos os pacientes com doença hepática crônica.

Pacientes com escores MELD acima de 15 são considerados candidatos ao transplante e colocados na lista de espera nacional de transplante de fígado. Os escores MELD são atualizados frequentemente. À medida que esse escore aumenta, os pacientes progridem na lista.

Em certos estados de doença, são concedidos pontos de exceção do MELD. O conceito de pontos de exceção pode ser mais bem ilustrado em pacientes com cirrose e HCC. Geralmente, os HCCs pequenos não desqualificam completamente os pacientes como candidatos ao transplante de fígado; entretanto, um paciente com HCC em estágio II pode não ter disfunção hepática grave suficiente para conceder um alto escore MELD. Por isso, eles podem estar em posição inferior na lista de transplante por um período mais longo, permitindo que o câncer avance até o ponto de desqualificá-lo como candidato ao transplante. A solução para esse problema é a alocação de pontos adicionais MELD, denominados pontos de exceção. Os pontos de exceção essencialmente aumentam as chances de se receber um transplante. Vários estados de doença proporcionam pontos de exceção MELD ao paciente.

Quando o transplante é um objetivo realista, os pacientes são submetidos a exame físico completo, para avaliação da conveniência destes serem submetidos a cirurgia de grande porte, descartar malignidades ou infecções em outra parte do corpo e assegurar que tenham os meios de aderir ao regime pós-cirúrgico intensivo.

As contraindicações para transplante de fígado incluem baixa reserva cardiopulmonar, câncer incurável em outra parte do corpo, incluindo HCC metastático e disseminação extra-hepática do colangiocarcinoma. Se a avaliação psicossocial pré-transplante sugerir que o paciente pode não atender às expectativas pós-transplante (tomando imunossupressivos diariamente, comparecendo a consultas regulares de acompanhamento, abstendo-se do uso de álcool/droga etc.), ele poderá não conseguir um transplante, mesmo que seja candidato sob outros aspectos.

Idade avançada, insuficiência renal, hipertensão e diabetes não são proibitivos, mas são fatores de risco conhecidos para resultados precários em curto e longo prazos nos receptores de transplante. A vigilância pós-transplante é mais intensa para esses pacientes.

Tipo de Transplante de Fígado, Técnica e Anatomia do Fígado Pós-Transplante

Existem vários tipos de transplantes de fígado. Um transplante de fígado de tamanho completo é coletado de um doador morto. Um transplante de fígado de tamanho reduzido também é coletado de um doador morto, mas é de tamanho reduzido antes do transplante. No caso de um transplante de doador relacionado vivo, o lobo hepático direito ou esquerdo de um doador vivo é transplantado no receptor. No caso de um transplante de fígado dividido, de um doador cadavérico, faz-se a divisão do fígado em dois enxertos, e cada enxerto é distribuído a um receptor diferente.

A anatomia de um paciente transplantado irá diferir com base no tipo de transplante, no tamanho do fígado do doador vivo e na anatomia aberrante preexistente. É importante entender a anatomia do transplante antes de qualquer intervenção.

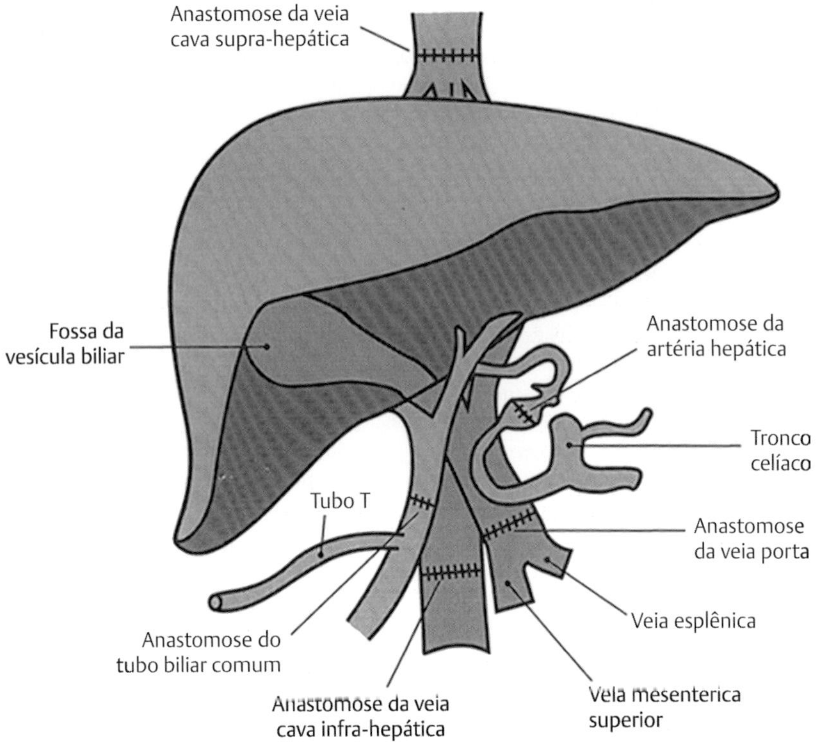

Fig. 6.13 Anastomoses cirúrgicas em um transplante de fígado. (Fonte: Standard Orthotopic Cadaveric Liver Transplantation. In: Sidhu P, Baxter G, eds. Ultrasound of Abdominal Transplantation. 1st Edition. Thieme; 2002.)

Um transplante de fígado começa com a ressecção do fígado doente do receptor e de todas as conexões vasculares/biliares. O fígado do doador, então, é introduzido no abdome do receptor. A anastomose venocaval é realizada primeiramente, seguida de anastomoses venosa portal, arterial e biliar (▶ **Fig. 6.13**).

A anastomose da IVC pode ser realizada de forma término-terminal ou pela técnica *piggyback*. Na anastomose término-terminal, uma porção da IVC do receptor é ressecada junto com o fígado doente e substituída pela seção correspondente da IVC do doador. A anastomose término-terminal está fora de moda, uma vez que requer *bypass* venovenoso e oclusão da IVC, o que pode não ser viável em certos pacientes. A técnica *piggyback* envolve deixar a IVC retro-hepática do receptor em posição ao realizar a hepatectomia. A IVC do doador é transplantada junto com o fígado e anastomosada ao coto da veia hepática do receptor, ou laterolateral com a IVC do receptor.

O eixo celíaco do doador é anastomosado à artéria hepática do receptor na bifurcação das artérias hepática esquerda e direita, ou na saída de emissão da artéria gastroduodenal. Receptores com uma artéria hepática inadequada podem se submeter a enxerto de interposição de artéria ilíaca do doador, anastomosada diretamente à aorta do receptor. Isso é chamado de *patch* de Carrel.

A anastomose venosa portal ocorre de maneira término-terminal a partir da veia porta principal do doador com a veia porta principal do receptor. Na situação de um enxerto dividido ou parcial, ocorre anastomose terminoterminal da veia porta direita ou esquerda do doador com a veia porta principal do receptor.

A anastomose do ducto biliar pode ser realizada por reconstrução ducto a ducto (coledococoledocostomia [CDC]), que é preferida, ou por reconstrução ducto-intestino (coledocojejunostomia Roux-en-Y [CDJ]). Em certos casos (colangite esclerosante, atresia biliar, discrepância no tamanho do ducto), a anastomose ducto-intestino é a única opção. Alguns pacientes podem ter múltiplos locais de CDJ.

Complicações Pós-Transplante do Fígado

No período pós-LT imediato, a elevação das LFTs é comum, provavelmente em virtude de isquemia durante a cirurgia e lesão de reperfusão. As transaminases podem se elevar em até quatro a cinco vezes o limite superior ao normal logo após a cirurgia. Nos casos descomplicados, as LFTs começam a se normalizar dentro de uma semana. Há também expectativa de achados anormais em imagens pós-transplante, incluindo derrame pleural do lado direito, mínima ascite, hematoma peri-hepático e edema periportal. Estes geralmente cedem dentro de algumas semanas.

Os pacientes com complicações do transplante inicialmente podem ser assintomáticos, uma vez que o aloenxerto não é inervado. Deve-se suspeitar de complicações pós-LT quando houver anormalidades persistentes nos exames laboratoriais, ou quando as LFTs se normalizarem, mas voltarem a ocorrer. Complicações nas anastomoses também podem ser detectadas em pacientes assintomáticos durante a avaliação de rotina pós-transplante do enxerto por meio de ultrassom. Imagens transversais podem ser úteis para interpretar entre as inúmeras complicações passíveis de ocorrer nos receptores de transplante de fígado.

A causa mais comum de falha do enxerto é a rejeição aguda, seguida pelas complicações anastomóticas vasculares e biliares. Deve-se suspeitar de rejeição aguda em pacientes pós-LT com febre e LFTs globalmente alteradas, embora o diagnóstico definitivo possa ser feito apenas por meio de biópsia de fígado. A rejeição é tratada tipicamente com corticosteroides em alta dose, mas pode ser necessária a adição de terapias imunossupressivas de segunda linha.

Complicações na anastomose arterial hepática são o tipo mais comum de problema anastomótico. A trombose da artéria hepática é tratada com trombólise, embora com cuidado em razão de maior risco de sangramento. A estenose da artéria hepática é tratada com angioplastia. A colocação de *stent* é evitada inicialmente, uma vez que pode dificultar futuras tentativas de revascularização (cirúrgica ou percutânea). Assim sendo, a colocação de *stent* é considerada apenas quando uma estenose recorrer, ou ocorrer dissecção que limite o fluxo durante a angioplastia. A estenose arterial hepática pode resultar também em isquemia biliar, uma vez que a artéria hepática supre os ductos biliares. São complicações menos comuns os pseudoaneurismas da artéria hepática e as fístulas arterioportais intra-hepáticas secundárias a biópsias de fígado. Pseudoaneurismas são tratados por embolização com espiral, enquanto as fístulas podem ser observadas em muitos pacientes, mas podem necessitar de terapia endovascular quando causam sintomas significativos.

As complicações biliares geralmente se manifestam no período pós-operatório inicial (< 3 meses). Pode ocorrer extravasamento biliar no ducto cístico restante, na anastomose ductal, ou na borda de corte do fígado. Se estiver presente um dreno cirúrgico, os extravasamentos de bile irão se manifestar como aumento de débito biliar. Se um dreno cirúrgico não estiver presente, a bile irá se acumular na cavidade peritoneal, resultando em dor abdominal, distensão e icterícia. Extravasamentos de bile requerem um desvio biliar via *stent* endoscópico ou colocação de dreno percutâneo por várias semanas até a cura do defeito. Grandes acúmulos biliares intraperitoneais também devem ser drenados diretamente.

Estrituras biliares ocorrem geralmente no local de anastomose cirúrgica ou secundárias à isquemia da artéria hepática e apresentam-se com icterícia/elevação de bilirrubina direta. Embora outras anormalidades de LFT também possam estar presentes, uma bilirrubina direta elevada e tendendo a aumentar é o sinal mais específico. As estrituras são tratadas com plastia e colocação de *stent*, se estiverem causando significativa estase biliar. Note que o acesso percutâneo à árvore biliar em um fígado transplantado geralmente é mais difícil em razão da anatomia pós-cirúrgica, e na situação de extravasamento, esse acesso pode ser extremamente difícil pela descompressão dos ductos.

Complicações na veia porta e na anastomose veia hepática/IVC são menos comuns. Quando ocorrem, as complicações na veia porta podem causar agravamento da hipertensão portal (ascite, varizes etc.), e as complicações anastomóticas da veia hepática podem causar aumento de tamanho do aloenxerto, disfunção hepática e até edema de extremidade inferior. Assim como as estenoses da artéria hepática, as estenoses venosas também são tratadas inicialmente com angioplastia, reservando-se a colocação de *stent* aos casos refratários ou recorrentes.

Leituras Sugeridas

[1] Ahmed O, Mathevosian S, Arslan B. Biliary interventions: tools and techniques of the trade, access, cholangiography, biopsy, cholangioscopy, cholangioplasty, stenting, stone extraction, and brachytherapy.Semin Intervent Radiol. 2016; 33(4):283–290

[2] Friedewald SM, Molmenti EP, DeJong MR, Hamper UM. Vascular and nonvascular complications of liver transplants: sonographic evaluation and correlation with other imaging modalities and findings at surgery and pathology. Ultrasound Q. 2003; 19(2):71–85, quiz 108–110

[3] Garcia-Tsao G, Sanyal AJ, Grace ND, Carey W; Practice Guidelines Committee of the American Association for the Study of Liver Diseases. Practice Parameters Committee of the American College of Gastroenterology. Prevention and management of gastroesophageal varices and variceal hemorrhage in cirrhosis. Hepatology. 2007; 46(3):922–938

[4] Gulaya K, Desai SS, Sato K. Percutaneous cholecystostomy: evidence-based current clinical practice. Semin Intervent Radiol. 2016; 33(4):291–296

[5] Keller FS, Farsad K, Rösch J. The transjugular intrahepatic portosystemic shunt: technique and instruments. Tech Vasc Interv Radiol. 2016; 19(1):2–9

[6] Patel A, Fischman AM, Saad WE. Balloon-occluded retrograde transvenous obliteration of gastric varices. AJR Am J Roentgenol. 2012; 199(4):721–729

[7] Pomerantz BJ. Biliary tract interventions. Tech Vasc Interv Radiol. 2009; 12(2):162–170

[8] Quiroga S, Carmen Sebastià M, Margarit C, Castells L, Boyé R, Alvarez-Castells A. Complications of orthotopic liver transplantation: spectrum of findings with helical CT. Radiographics. 2001; 21(5):1085–1102

[9] Runyon BA; Practice Guidelines Committee, American Association for the Study of Liver Diseases (AASLD). Management of adult patients with ascites due to cirrhosis. Hepatology. 2004; 39(3):841–856

[10] Saad WE. Transjugular intrahepatic portosystemic shunt before and after liver transplantation. Semin Intervent Radiol. 2014; 31(3):243–247

[11] Saad WE, Darcy MD. Transjugular intrahepatic portosystemic shunt (TIPS) versus balloon-occluded retrograde transvenous obliteration (BRTO) for the management of gastric varices. Semin Intervent Radiol. 2011;28(3):339–349

7 Oncologia

Shantanu Warhadpande ▪ Alex Lionberg ▪ Junjian Huang ▪ Carl Schmidt ▪ Jonathan G. Martin

Já se tornou bastante claro que a abordagem de cuidados aos pacientes com câncer será melhor se for realizada por uma equipe multidisciplinar, incluindo radiologistas intervencionistas e oncologistas médicos, cirúrgicos e radiológicos. Comissões especiais sobre tumores dão oportunidade para que os especialistas discutam de maneira colaborativa os cuidados individualizados para cada paciente. Como o papel da oncologia intervencionista (IO) continua a se expandir, é de vital importância que cada radiologista intervencionista tenha um conhecimento clínico relevante para compreender as complexidades do tratamento do câncer, além dos aspectos técnicos do procedimento apenas. Este capítulo é uma introdução aos cuidados clínicos aos pacientes com câncer que se beneficiam dos procedimentos de IO; alguns desses procedimentos estão firmemente estabelecidos e outros vêm surgindo recentemente.

7.1 Carcinoma Hepatocelular

Abordagem a uma Massa Hepática Nova

Os pacientes com lesões hepáticas, em geral, são encaminhados a um especialista após detecção de uma lesão em imagens. Antes mesmo de o paciente adentrar a clínica, já se encontra disponível uma boa percepção sobre a condição com a qual você irá lidar baseada nas características das imagens (▶**Tabela 7.1**). Em alguns casos, as imagens estão abaixo do ideal, e outros estudos são necessários. Ultrassom, CT e MRI têm um papel na obtenção de imagens do fígado, tendo cada qual suas vantagens e desvantagens (▶**Tabela 7.2**).

As lesões hepáticas geralmente são assintomáticas, e o diagnóstico destas pode ser baseado apenas em imagens. História e exame completos são obrigatórios para todos os pacientes potenciais de IO, independentemente do diagnóstico presumido. Os fatores de risco podem ajudar a estreitar o diferencial, especialmente se as imagens características forem ambíguas. Por exemplo, uma mulher jovem sob controle da natalidade tem maior probabilidade de desenvolver um adenoma, enquanto um paciente com cirrose deve fazê-lo pensar em carcinoma hepatocelular (HCC).

Tabela 7.1 Aparência característica de lesões hepáticas em imagens

Lesão hepática diferencial	Características em imagens
Adenoma	As imagens variam significativamente, mais comumente hiperintensificação arterial com intensificação igual a do fígado normal nas fases tardias
Hiperplasia nodular focal	Hiperintensificação arterial com intensificação igual a do fígado nas fases tardias, cicatriz central não intensificada é a principal característica diagnóstica
Hemangioma	Intensificação nodular periférica descontínua, progressiva
HCC	Hiperintensificação arterial com *washout* (diminuição do contraste relativa ao fígado normal) nas fases tardias; geralmente com uma cápsula
Colangiocarcinoma	Intensificação persistente, progressiva, retardada
Lesões metastáticas	Altamente variável, geralmente demonstra intensificação periférica ou hiperintensificação arterial. Geralmente são numerosos

Abreviação: HCC, carcinoma hepatocelular.

O exame físico deve procurar estigmas cirróticos (icterícia, icterícia escleral etc.), sinais de malignidade extra-hepática e fazer uma avaliação do estado funcional. Exames laboratoriais basais devem incluir contagem sanguínea completa (CBC), provas de função hepática (LFTs), testes de coagulação, painel para hepatite e marcadores tumorais.

Exame Físico Completo para Malignidade Hepática Suspeitada

O primeiro passo, ao se fazer um exame físico completo para uma neoplasia hepática suspeitada, é determinar se o paciente tem cirrose. Para indivíduos com cirrose, o diagnóstico quase sempre será um HCC (▸**Fig. 7.1**). Nesses pacientes, o diagnóstico pode ser feito apenas com imagens.

Em um fígado não cirrótico, uma lesão com aparência maligna mais provavelmente será uma doença metastática. Esses pacientes devem ser submetidos a um exame físico completo, incluindo triagem apropriada para a idade, assim como a imagens de CT dedicada de tórax, abdome e pelve. Outras avaliações podem incluir MRI (especialmente se a lesão hepática for indeterminada na CT), ou biópsia percutânea (**Boxe de Procedimento 7.1**).

Os marcadores tumorais podem ser úteis, mas nem sempre. Se estiverem elevados, isso será acrescentado à evidência disponível, porém os marcadores negativos não descartam uma malignidade. Se o HCC for o diagnóstico presumido, deve-se medir a alfafetoproteína basal (AFP).

Tabela 7.2 Diferenças nas modalidades de imagens do fígado

Modalidade	Vantagens	Desvantagens
CT	Exame abrangente da anatomia abdominal; rápida	Radiação; requer contraste; má avaliação do sistema biliar
MRI	Melhor caracterização do sistema biliar; mais sensível para detecção de lesão e caracterização	O movimento limita a avaliação do intestino; realização mais demorada; mais cara
Ultrassom (US)	Rápido, portátil, barato; bom para triagem	Limitada capacidade de detectar lesões; má caracterização da lesão

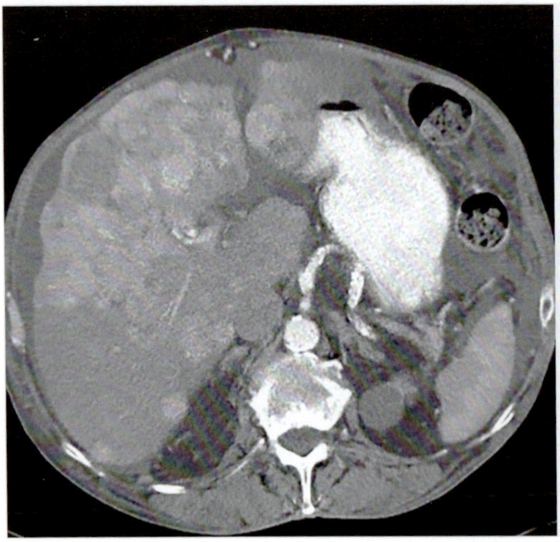

Fig. 7.1 CT com contraste mostrando numerosas massas hepáticas com a aparência característica de carcinoma hepatocelular. (Fonte: Herzog C. Diffuse hepatocellular carcinoma (HCC). In: Burgener F, Zaunbauer W, Meyers S et al., eds. Differential Diagnosis in Computed Tomography. 2nd edition. Stuttgart: Thieme; 2011.)

A AFP, o CA 19-9 e o antígeno carcinoembrionário (CEA) são usados, principalmente, para monitorar a resposta ao tratamento de HCC, colangiocarcinoma e câncer colorretal, respectivamente.

Depois que uma lesão hepática é diagnosticada como HCC, a extensão da doença hepática precisa ser determinada. A maioria esmagadora de pacientes que desenvolvem HCC tem algum grau de cirrose. Uma das muitas maneiras de classificar a disfunção hepática é pelos escores de Child-Pugh e um modelo para doença hepática terminal (MELD).

O escore de Child-Pugh destinava-se originalmente a predizer a mortalidade, mas atualmente é um indicador prognóstico para determinar a gravidade da doença hepática e a necessidade de transplante em cirróticos. O escore é baseado em bilirrubina, albumina sérica, tempo de protrombina (PT)/razão normalizada internacional (INR), grau de ascite e encefalopatia hepática total do paciente (▸**Tabela 7.3**).

O escore MELD leva em consideração a bilirrubina sérica, a creatinina sérica, o PT/INR e o sódio sérico em alguns casos. Calculadoras para o escore MELD estão disponíveis *on-line*, com escores numéricos correspondendo a uma taxa de mortalidade em 3 meses (▸**Tabela 7.4**).

Boxe de Procedimento 7.1: Biópsia Percutânea

Biópsias podem ser realizadas com orientação de ultrassom ou de CT. Há vários passos a serem lembrados quando forem realizadas biópsias. Primeiro, assegure-se de que a lesão-alvo é acessível com segurança antes de iniciar. Se a lesão for muito profunda para as agulhas disponíveis ou houver estruturas vitais entre a pele e o alvo, a biópsia não deverá ser realizada. Em seguida, lembre-se onde se encontra a lesão e esteja preparado para as complicações específicas de órgão que podem surgir após a biópsia. As biópsias podem parecer simples, mas podem ocorrer, e acontecem, sérias complicações.

Biópsias com agulha fina usam agulhas de calibres 20 a 25, que são relativamente atraumáticas e até podem atravessar o intestino sem causar problemas na maioria dos casos; porém, podem não proporcionar amostras de tecido grande o suficiente para se fazer um diagnóstico acurado. As agulhas de core biópsia tipicamente têm calibres de 14 a 20 e podem fornecer amostras mais substanciais. Core biópsias são ideais quando o paciente tem uma lesão sem uma malignidade primária conhecida e um pedaço maior de tecido é necessário para o diagnóstico. Essas agulhas, geralmente, não devem atravessar o intestino.

No caso de biópsias do fígado, é importante determinar se o paciente tem ascite e/ou cirrose avançada, o que pode tornar difícil a punção da cápsula hepática e aumentar o risco de sangramento. Tumores da cúpula hepática podem necessitar de uma abordagem transpleural. Lesões superficiais não devem ser abordadas diretamente, mas, em vez disso, deve-se usar um trajeto que permita que a agulha atravesse algum parênquima antes de atingir a lesão-alvo. Desse modo, se ocorrer sangramento, é maior a probabilidade de ocorrer trombose do trato da agulha, resultando em hemostasia.

Tabela 7.3 Escore de Child-Pugh

	1 ponto	2 pontos	3 pontos
Bilirrubina total	< 2	2-3	> 3
Albumina sérica	> 3,5	2,8-3,5	< 2,8
Tempo de protrombina	< 4	4-6	> 6
Ascite	Nenhum	Leve/controlada	Moderada/grave/refratária
Encefalopatia hepática	Nenhum	Grau I-II	Grau III-IV

Child-Pugh A: 5-6 pontos (sobrevida em 2 anos 85%).
Child-Pugh B: 7-9 pontos (sobrevida em 2 anos 57%).
Child-Pugh C: 10-15 pontos (sobrevida em 2 anos 35%).

O estado funcional do paciente também é importante quando se começa a considerar as opções de tratamento. Ele pode ser determinado com o uso de uma ferramenta como a escala de desempenho Eastern Cooperative Oncology Group (ECOG). Os sistemas de classificação de estadiamento Barcelona Clinic Liver Cancer (BCLC) e Hong Kong Liver Cancer (HKLC) incorporam a extensão da doença e o estado de desempenho para ajudar a determinar a estratégia de tratamento. O escore albumina-bilirrubina (ALBI) é outro sistema de graduação sobre o qual você já deve ter ouvido falar. Na prática clínica atual, o BCLC, o HKLC e o ALBI são usados como guias aproximados em vez de uma parte de um algoritmo rígido.

Tratamento do HCC

As opções de tratamento do HCC incluem ressecção, transplante, quimioembolização, radioembolização, ablação, radioterapia estereotáxica corpórea (SBRT) e quimioterapia sistêmica (▶ **Fig. 7.2**).

Tabela 7.4 Escore MELD

Escore MELD	Mortalidade em 3 meses
> 40	71%
30-39	53%
20-29	20%
10-19	6%
< 9	2%

Abreviação: MELD, modelo para doença hepática terminal.

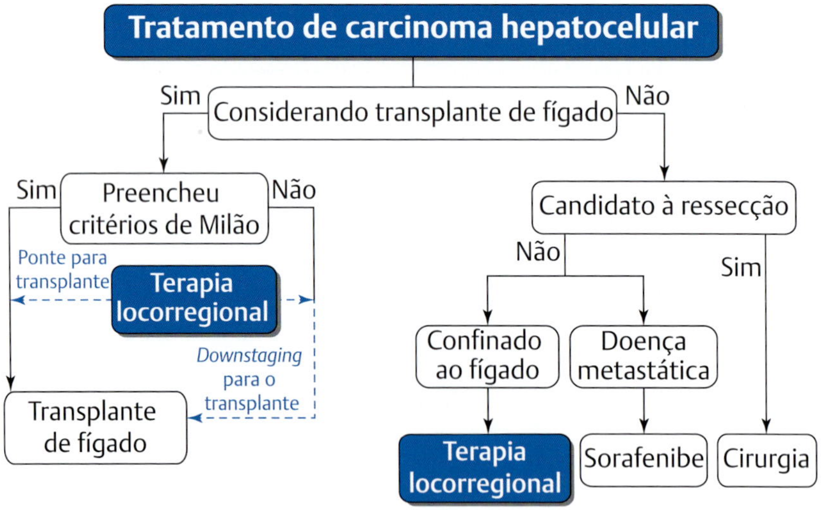

Fig. 7.2 Algoritmo simplificado para o tratamento do carcinoma hepatocelular. A terapia locorregional inclui radioembolização/quimioembolização transarterial e ablação percutânea.

Ressecção

Para indivíduos não candidatos a transplante com HCC, a ressecção cirúrgica é a opção preferida, por apresentar um potencial mais alto para ser curativa. Para determinar a ressecabilidade de um HCC, vários fatores anatômicos e funcionais precisam ser considerados.

Os pacientes com cirrose escore A de Child-Pugh podem tolerar até uma ressecção maior do fígado, desde que não tenham hipertensão portal. Os pacientes com cirrose escore B de Child-Pugh e sem hipertensão portal podem tolerar uma hepatectomia moderada ou menor (particularmente, operações laparoscópicas). A hepatectomia importante geralmente é contraindicada. Os pacientes com cirrose escore C de Child-Pugh e qualquer paciente com hipertensão portal geralmente não são candidatos a *qualquer* ressecção do fígado.

Em um indivíduo não cirrótico com HCC, até 80% do fígado pode ser removido sem comprometer a função hepática em longo prazo. Em pacientes cirróticos com HCC, pode-se ressecar até 50 a 60% do volume do fígado. Os radiologistas intervencionistas podem ajudar esses pacientes realizando uma embolização pré-operatória da veia porta (**Boxe de Procedimento 7.2**). A embolização da veia porta, que supre os segmentos hepáticos a serem ressecados, é realizada semanas a meses antes da cirurgia. O fígado é responsável pela hipertrofia dos segmentos hepáticos não embolizados. Como resultado, o remanescente hepático pode se tornar grande o suficiente para permitir a ressecção segura dos segmentos contendo câncer (▸ **Fig. 7.3**).

Boxe de Procedimento 7.2: Embolização da Veia Porta

A embolização da veia porta é realizada para provocar hipertrofia do futuro remanescente hepático antes da hepatectomia parcial. Uma agulha é usada para o acesso percutâneo ao sistema portal (▸ **Fig. 7.4**). Com mais frequência, o procedimento tem por alvo o lobo hepático direito; se o lobo esquerdo estiver doente e estiver planejada a sua ressecção, o lobo direito geralmente já está grande o suficiente para manter a função adequada. Contudo, se o lobo direito estiver doente, poderá ser necessário causar antes a hipertrofia do lobo esquerdo menor.

Depois do acesso percutâneo da veia porta, um cateter é usado para selecionar o ramo da veia porta que alimenta o lobo a ser ressecado, podendo-se proceder à embolização. Uma variedade de materiais embólicos é usada na embolização pré-operatória da veia porta, incluindo espirais, esponja de gelatina, *n*-butil cianoacrilato (NBCA), álcool polivinílico (PVA), microesferas de tris-acril e etanol. Materiais não absorvíveis são preferidos, porque a cirurgia geralmente é realizada semanas a meses após a PVE.

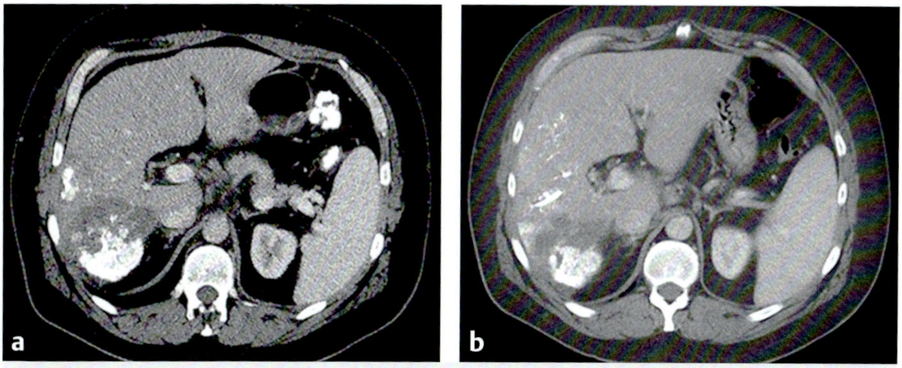

Fig. 7.3 Este paciente foi submetido à embolização da veia porta (PVE) na preparação para uma hepatectomia direita. Note a diferença de tamanho entre o lobo hepático esquerdo **(a)** antes e **(b)** após PVE.

Geralmente, na maioria dos pacientes, enquanto uma massa hepática não perturbar os fluxos de entrada (via artéria hepática e veia porta) e de saída hepáticos (através de, pelo menos, uma veia hepática), ela poderá ser ressecada. Lesões centrais, por essa razão, não podem ser ressecadas. Finalmente, como em qualquer paciente cirúrgico, comorbidades respiratórias e cardíacas são fatores de risco geral para o procedimento.

Transplante

Um fígado cirrótico continuará a ser uma área de semeadura de novas áreas de HCC. Um transplante de fígado oferece aos pacientes não apenas a cura de sua malignidade atual, mas também aborda a disfunção hepática subjacente e a predisposição ao desenvolvimento de mais câncer. O transplante é uma opção de tratamento definitiva reservada aos pacientes cirróticos com HCC em estágio inicial, mas têm de ser candidatos ao transplante. Na maioria das instituições, os critérios de Milão são usados para identificar os pacientes candidatos ao transplante. Isso leva em consideração o tamanho, o número e a localização do tumor (▶**Tabela 7.5**). Em 1996, um estudo publicado por Mazzaferro *et al.* mostrou que os resultados dos pacientes com HCC transplantados e que preencheram esses critérios eram similares aos dos pacientes transplantados sem câncer. O estudo é criticado por suas limitações, e os dados publicados desde então sugerem que critérios mais inclusivos, que permitam tumores um pouco maiores, não impactam de maneira adversa a sobrevida em 5 anos. Os critérios da University of California San Francisco (UCSF) é uma alternativa que leva esse fato em consideração. Para pacientes com e sem câncer igualmente, o transplante de fígado requer muito planejamento e acompanhamento cuidadoso. O transplante é discutido com mais detalhes no Capítulo 6.

Terapia Locorregional

As opções para terapia locorregional incluem quimio ou radioembolização transarterial branda e ablação. Em geral, a terapia locorregional é uma opção quando um paciente com HCC não é candidato a transplante ou ressecção. Em alguns pacientes que preenchem os critérios, ou estão próximos da elegibilidade ao transplante, esses procedimentos podem ser usados como terapia

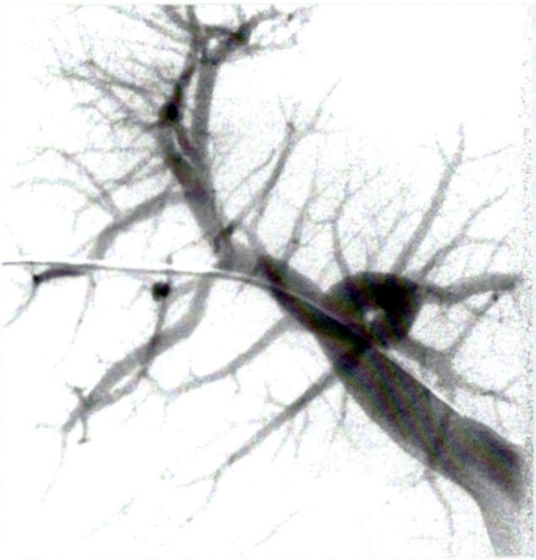

Fig. 7.4 Venograma demonstrando um sistema venoso portal opacificado após acesso percutâneo.

Tabela 7.5 Critérios de Milão

HCC único < 5 cm, ou até três nódulos < 3 cm cada
Nenhuma evidência de invasão vascular macroscópica
Nenhuma metástase nodal regional ou a distância
Abreviação: HCC, carcinoma hepatocelular.

adjuvante até os pacientes serem definitivamente tratados com um novo fígado. Em casos selecionados, a terapia locorregional por si só tem potencial para ser curativa.

Para pacientes que preenchem os critérios de Milão, o objetivo primário é impedir o crescimento das lesões atuais do paciente até o ponto de anularem a elegibilidade ao transplante. O radiologista intervencionista tem um papel de "**ponte para o transplante**", quando a terapia locorregional é realizada para interromper a progressão tumoral e manter a elegibilidade do paciente ao transplante. O uso da terapia-ponte (pré-transplante) pode prevenir que receptores qualificados ao transplante retrocedam na lista em virtude da progressão da doença. As diretrizes para o transplante agora obrigam todos os pacientes a esperar 6 meses antes de lhes serem concedidos pontos de exceção do MELD. Esse período de espera permite a manifestação dos tumores com biologia agressiva. Uma biologia tumoral menos agressiva prognostica melhores resultados de transplante, embora uma espera mais longa para receber os pontos de exceção ainda possa ser prejudicial a esses pacientes. As terapias pré-transplante serão até mais importantes para resolver esse problema.

Para os pacientes que não preenchem os critérios de Milão para o transplante, a questão é se seus tumores podem ser reduzidos o suficiente em tamanho e número para torná-los elegíveis ao transplante. Em caso positivo, a terapia deve ser direcionada para esse objetivo. Um exemplo é o paciente com uma massa de 2 cm e uma massa de 4 cm, as quais o excluem dos critérios de Milão. Se for realizada terapia locorregional e o tamanho da massa de 4 cm diminuir para 2,5 cm, o paciente irá se tornar elegível para transplante de fígado. Isso é chamado de "***downstaging*** **para o transplante**".

Se o *downstaging* não for viável, volta-se a atenção para o prolongamento da vida antes que o paciente não resista à doença. A ablação e a embolização podem ser realizadas e repetidas, se necessário, com o objetivo de reduzir a doença ou a sua progressão, acrescentando alguns meses ou anos à sobrevida.

A ablação **térmica** por radiofrequência (RFA) ou micro-ondas (MWA) é uma boa opção para lesões pequenas (< 3-5 cm) de HCC. RFA e MWA envolvem a inserção percutânea (ocasionalmente, laparoscópica ou abertura cirúrgica) de uma sonda dentro do tumor e seu aquecimento até o ponto de necrose (**Boxe de Procedimento 7.3**). Pode-se fazer a ablação de lesões com mais de 3 cm, mas com taxas de recorrência mais altas. Em termos gerais, a ablação é evitada para lesões centrais muito próximas da confluência dos ductos biliares ou em estreita proximidade com os vasos sanguíneos. A proximidade com o fluxo sanguíneo tende a limitar a eficácia da ablação, uma vez que os vasos causam um efeito de dissipador de calor, impedindo que as temperaturas alcancem o nível terapêutico desejado. Em casos selecionados (uma pequena lesão isolada de HCC), a ablação *pode* ser curativa.

A **quimioembolização transarterial (TACE)** envolve injetar quimioterapia em um ramo da artéria hepática que alimenta o tumor. A razão para que isso funcione é o duplo suprimento sanguíneo do fígado. Malignidades do fígado são supridas, predominantemente, por ramos da artéria hepática (> 80%), enquanto o parênquima hepático normal é suprido, principalmente, pela veia porta. Ao tratar seletivamente o sistema arterial, a TACE pode ser usada tendo por alvo o câncer sem causar dano importante ao parênquima hepático (**Boxe de Procedimento 7.4**).

Existem vários tipos diferentes de embolização transarterial que diferem com base nos materiais usados. Na TACE convencional, o coquetel injetado inclui um fármaco quimioterapêutico, lipiodol e uma substância embólica.

O fármaco quimioterapêutico usado para TACE varia, e nenhum estudo concluiu que um seja melhor que outro. As opções incluem alguma combinação de doxorrubicina emulsificada, cisplatina e mitomicina. Alternativamente, um agente embólico pode ser usado sem qualquer quimioterapia, o que é chamado de embolização branda. Outra opção ainda é o uso de microesferas de fármaco elutivo (DEB-TACE), que eluem lentamente um agente de quimioterapia, geralmente a doxorrubicina.

Boxe de Procedimento 7.3: Ablação

As técnicas de ablação têm a capacidade de matar tumores percutaneamente, sem a necessidade de ressecção cirúrgica aberta ou quimioterapia potencialmente tóxica. As formas mais comuns de ablação envolvem a aplicação de calor (RFA ou MWA) ou frio (crioablação). Uma vantagem da crioablação sobre RFA/MWA é que a resultante bola de gelo pode ser diretamente visualizada em imagens de CT. A visualização da bola de gelo é especialmente importante quando há estruturas vitais próximas à lesão-alvo, como no caso de o cólon situar-se em estreita proximidade de um RCC. Os pacientes geralmente experimentam mínima dor com a crioablação, enquanto o calor pode causar dor significativa. Com a RFA e MWA, é preciso considerar o efeito de dissipador de calor. Ao realizar a ablação de uma lesão próxima a um vaso sanguíneo, o fluxo de sangue tende a levar o calor para longe, diminuindo a temperatura máxima alcançada dentro do tecido. Isso resulta em queimadura subótima, podendo levar a um tratamento incompleto.

A abordagem inicial a uma ablação é similar à abordagem de biópsia percutânea. A lesão é identificada por CT ou ultrassom, e um acesso seguro é planejado. Especial atenção é dada aos órgãos adjacentes, e as técnicas adjuvantes, como a hidrodissecção, podem ser usadas para afastar tecidos sensíveis da zona de ablação. O equipamento de ablação (tamanho e número de sondas/agulhas) é selecionado de modo que cubra suficientemente toda a lesão, incluindo uma margem de tecido normal para assegurar uma terapia completa e eficaz.

Sob orientação de CT ou ultrassom, as sondas são colocadas através da lesão, e são aplicados calor ou frio. Os dispositivos de ablação variam, porém os efeitos térmicos tipicamente são aplicados por cerca de 10 a 20 minutos. Ultrassom e CT podem ser usados para avaliar o efeito do tratamento durante a ablação, e as sondas podem ser reposicionadas, se necessário.

Quando é obtido resultado satisfatório, as agulhas são removidas, e uma imagem pós-ablação é realizada para avaliar quanto a sangramento e outras complicações, como o dano não intencional a tecidos adjacentes. Realizam-se imagens repetidas com contraste nos meses subsequentes para identificar resolução ou áreas que possam necessitar de tratamento adicional.

Lipiodol é o óleo de semente de papoula que é injetado junto com a quimioterapia. É absorvido pelo tumor e proporciona uma aparência radiopaca em imagens de acompanhamento. O lipiodol retido nas imagens de acompanhamento é um indicador de terapia adequadamente direcionada e se correlaciona com a resposta ao tratamento em muitos pacientes. O agente embólico (Gelfoam, PVA, microesferas) é injetado após a mistura quimioterapia-lipiodol.

A embolização *lobar* envolve a infusão dos materiais a partir de um ponto mais proximal na artéria hepática e é preferida quando existem múltiplos tumores (ou um grande tumor) supridos por esse ramo da artéria hepática (▸**Fig. 7.5**). A *embolização segmentar* é preferível quando há um único tumor menor e é realizada posicionando-se o cateter mais distal, em uma artéria de segunda ou terceira ordem.

As contraindicações à quimioembolização são menos estritas que à cirurgia, embora os pacientes ainda precisem ser selecionados de maneira adequada (**Tabela 7.6**).

A quimioembolização transarterial não deve ser realizada quando a reserva funcional do fígado do paciente for muito baixa. Os pacientes submetidos à embolização para HCC invariavelmente têm antecedentes de disfunção hepática secundária à cirrose. Quando a embolização é realizada, embora as lesões malignas sejam os alvos, pelo menos uma porção do parênquima hepático será afetada pelo tratamento. Se a função hepática do paciente for precária, isso poderá levá-lo à insuficiência hepática fulminante e à morte. A maioria das contraindicações à TACE é definida de modo que os pacientes em maior risco para essas complicações sejam excluídos da elegibilidade.

Boxe de Procedimento 7.4: Quimioembolização e Radioembolização

As terapias com TACE e Y-90 oferecem um tratamento locorregional alternativo de malignidades no fígado, permitindo altas doses de material eluidor de quimioterapia ou material embólico emissor de radiação beta diretamente aos tumores, ao mesmo tempo minimizando os efeitos colaterais sistêmicos. O procedimento é essencialmente o mesmo para TACE e Y-90.

Após a obtenção de acesso femoral, um arteriograma de artéria mesentérica superior (SMA) com imagens retardadas é realizado para confirmar a patência da veia porta e excluir variantes comuns, como a origem anômala da artéria hepática direita; uma CT ou MR com contraste recente pode evitar a necessidade dessa etapa. A artéria celíaca é então acessada, e um arteriograma realizado para mapear a anatomia arterial. Um cateter é avançado para o interior da artéria hepática comum, se possível, e deixado em posição enquanto durar o procedimento. Através desse cateter, um sistema de microcateter/fio-guia é usado para selecionar o ramo de interesse.

Durante a TACE, podem ser liberados materiais de infusão de um ponto proximal no sistema arterial hepático (artérias hepáticas direita ou esquerda), o que é conhecido como embolização lobar. A embolização lobar geralmente é preferida quando existem múltiplas lesões no fígado que não podem ser tratadas separadamente. Caso se trate um tumor pequeno, ramos arteriais segmentares individuais podem ser selecionados, e é realizada embolização superseletiva. Se a lesão for grande, pode ser necessário o posicionamento de um microcateter mais proximalmente na artéria. O material embólico é injetado lentamente sob visualização fluoroscópica direta, tomando-se cuidado para não injetar com muita força ou além do ponto final do fluxo lento para frente, o que pode causar o refluxo de material embólico em áreas fora do alvo.

Com a TARE, o refluxo é um evento muito mais catastrófico do que na TACE, e etapas adicionais são realizadas para minimizar um refluxo potencial. Isso inclui um estudo de planejamento inicial de MAA para assegurar que não haja um desvio extra-hepático e para identificar quaisquer vasos problemáticos que possam fornecer uma via de refluxo. Durante o procedimento de TARE, esses vasos problemáticos podem necessitar de embolização com espiral para selamento.

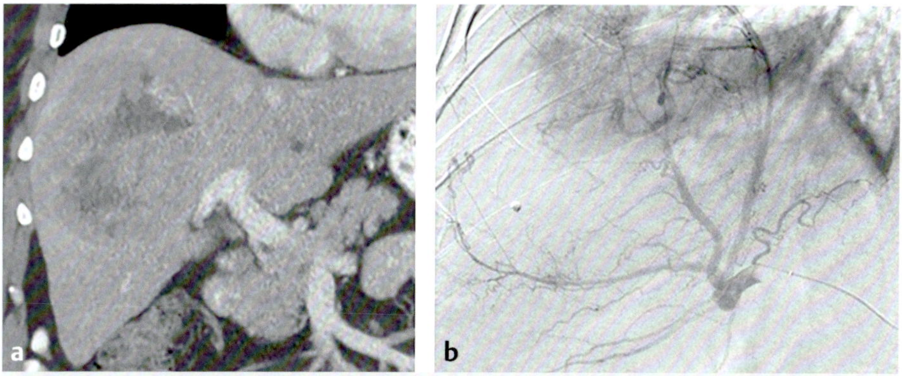

Fig. 7.5 (a) Esse paciente foi avaliado para uma possível hepatectomia direita estendida para um grande carcinoma hepatocelular, mas foi considerado um candidato não cirúrgico em razão do tamanho do tumor, da localização (contíguo aos vasos do fluxo de entrada hepático) e das comorbidades do paciente. A terapia locorregional com quimioembolização transarterial foi realizada. **(b)** Imagem por angiografia de subtração digital da artéria hepática mostra um significativo efeito de massa nos vasos quando eles correm ao redor do grande tumor.

Tabela 7.6 Contraindicações à TACE

Carga tumoral bilobar muito grande (> 50%)
Fluxo sanguíneo da veia porta comprometido (trombose da veia porta, fluxo sanguíneo hepatofugal)
Cirrose descompensada (ascite tensa, encefalopatia clínica, síndrome hepatorrenal)
Insuficiência renal
Bilirrubina elevada

Abreviação: TACE, quimioembolização transarterial.

Como descrito anteriormente, a quimioembolização envolve a interrupção do suprimento arterial preferencial para a malignidade e a preservação do suprimento venoso portal. Se a veia porta for ocluída logo de início, o parênquima será dependente do suprimento sanguíneo arterial. A trombose da veia porta não é rara no quadro de cirrose, e, portanto, a patência da veia porta deve ser confirmada antes do tratamento. Isso pode ser feito por ultrassom, CT, MRI ou por angiografia de fase venosa portal retardada.

Similarmente, se houver outros sinais de disfunção hepática secundária, incluindo bilirrubina sérica total elevada (geralmente > 2 mg/dL), ou cirrose descompensada (ascite tensa, encefalopatia clínica, síndrome hepatorrenal), a embolização geralmente não é considerada segura. Se o fígado estiver completamente preenchido pelo tumor, é mais provável que o nível de intervenção necessário para uma terapia eficaz resulte em dano (insuficiência hepática fulminante) do que em algum benefício significativo.

As complicações de quimioembolização estão relacionadas a dano isquêmico ao fígado ou decorrem de embolização não direcionada. Lesões à árvore biliar e abscessos hepáticos são exemplos de complicações que resultam de dano ao parênquima. Lesões biliares são mais comuns porque o sistema biliar, ao contrário dos hepatócitos, é suprido, principalmente, por artérias hepáticas. O refluxo do material embólico pode resultar em embolização gastroduodenal, causando ulceração gástrica/duodenal.

Aproximadamente 90% dos pacientes terão síndrome pós-embolização após embolização transarterial, caracterizada por vários sintomas como febre de grau baixo, náusea, vômito, dor no quadrante superior direito e transaminite. Imagens de CT durante esse período podem apresentar um achado que mimetize um abscesso, assim é importante que isso seja reconhecido como normal; ele deverá evoluir/involuir com o tempo, enquanto o abscesso persistirá ou aumentará. Se houver suspeita de síndrome pós-embolização, as imagens poderão levar à confusão apenas e, portanto, devem ser evitadas. A síndrome pós-embolização geralmente é transitória e se resolve em uma semana.

A **radioembolização** com ítrio-90, também chamada de radioembolização transarterial (TARE) ou radioterapia interna seletiva (SIRT), é similar à TACE, mas com algumas importantes diferenças (**Boxe de Procedimento 7.4**). Em vez de material quimioembólico, microesferas marcadas com Y-90 radioativo (resina ou vidro) são liberadas no ramo da artéria hepática que supre o tumor. Enquanto a TACE/embolização branda causas necrose do hepatócito, a TARE com Y-90 leva ao encolhimento do tumor, principalmente, por apoptose e não causa uma síndrome pós-embolização. Outra vantagem da TARE sobre a TACE é que a primeira pode ser realizada no quadro de trombose da veia porta. Como o fluxo de entrada arterial é menos interrompido em razão do caráter embólico relativamente menor dessas partículas, o parênquima hepático normal continuará a receber perfusão adequada para a função hepática normal. As contraindicações ao Y-90 são similares àquelas para a TACE, com algumas adições notáveis (▸**Tabela 7.7**).

A radioembolização requer um procedimento de mapeamento arterial antes da embolização. Isso é feito para evitar a embolização não direcionada, a fim de garantir uma realização segura do procedimento e para calcular a dose que deve ser liberada para se alcançar o efeito desejado.

A principal preocupação com a TARE é o potencial de liberação de material radioativo dentro de órgãos que não são alvos, como o pulmão ou o trato GI. Antes da radioembolização, um angiograma é realizado na sala de IR para visualizar a vasculatura hepática. Se forem identificados vasos que não possam ser evitados somente pelo posicionamento do cateter, incluindo os ramos para pele, estômago, duodeno ou que alimentam órgãos distantes, a IR poderá embolizá-los antes da radioembolização.

Depois da embolização de quaisquer vasos acessórios, o próximo passo será uma infusão por cateter de microagregados de albumina (MAAs) marcados com Tc-99 m na artéria hepática. Os MAAs mimetizam as microesferas usadas com radioembolização, e a radiomarcação permite o uso de cintilografia para demonstrar a distribuição de materiais infundidos (▶ **Fig. 7.6**). Uma imagem de medicina nuclear é obtida após a infusão para determinar a fração de fármaco que está sendo desviado para os pulmões ou para outras localizações extra-hepáticas. Uma pequena quantidade de desvio de sangue do fígado para os pulmões é um processo normal, mas pode ocorrer em níveis que tornam a radioembolização insegura. Se a dose de radiação liberada para os pulmões for maior que 30 Gy em um único tratamento ou superior a uma dose cumulativa de 50 Gy em múltiplos tratamentos, a radioembolização não deverá ser realizada. O estudo por MAA calcula uma fração de desvio para os pulmões usada junto com o volume do tumor e outros fatores para calcular a dose de tratamento. *Nunca* deve haver desvio para o trato GI; mesmo a menor fração para o trato GI é inaceitável.

Na TACE, uma pequena quantidade de embolização não direcionada ao sistema GI provavelmente terá um efeito transitório. Com a TARE, porém, até um número muito pequeno de partículas de radioembolização tem probabilidade de causar significativa enterite ou ulceração. Similarmente, a dose para a vesícula biliar pode resultar em colecistite aguda, uma dose suficientemente alta ao pulmão pode causar pneumonite por radiação, e a dose não direcionada (por meio da artéria falciforme) para a pele periumbilical pode causar necrose por radiação. Apesar de potencialmente graves, essas complicações são bastante raras em centros de grande movimentação.

Tabela 7.7 Contraindicações à TARE

Contraindicações absolutas à TARE	Contraindicações relativas à TARE
Gravidez	Radioterapia hepática anterior
Desvio hepatopulmonar incorrigível	Infiltração maligna da veia porta
Refluxo vascular GI incorrigível	Bilirrubina elevada
Amamentação	

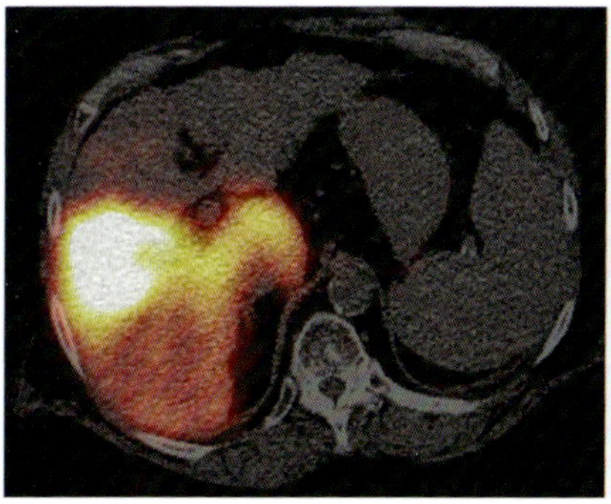

Fig. 7.6 Um estudo de planejamento de microagregados de albumina (MAA) é realizado antes de um tratamento com radioembolização com Y-90. Esta imagem de medicina nuclear foi obtida após injeção intra-arterial de um radiotraçador na artéria hepática. O mapeamento de MAA assegura que a atividade do radiotraçador fique confinada à lesão-alvo no fígado e não foi desviada inesperadamente para o trato GI ou pulmões.

Radioterapia Estereotáxica Corpórea

A **SBRT** é uma radiação de curso rápido liberada por oncologistas radiológicos. A radiação pode ser liberada para o tumor, mas inevitavelmente afeta porções do fígado normal e outros órgãos adjacentes no âmbito do feixe, limitando a dose total que pode ser usada. Em contraste, a radioembolização com Y-90 permite a liberação de uma dose seletivamente maior ao tumor, e a curta distância do deslocamento da betarradiação em tecido mole impede uma exposição significativa dos tecidos além da zona de tratamento.

Quimioterapia Sistêmica

Quando os pacientes têm doença muito avançada, a quimioterapia sistêmica é a última opção. A quimioterapia sistêmica para HCC é limitada ao fármaco biológico **sorafenibe**. O benefício do sorafenibe é marginal, tipicamente mensurado em semanas a meses. Também está associado a efeitos colaterais que limitam o tratamento em muitos pacientes com cirrose. Sorafenibe poderá ser usado em pacientes terminais, mas que desejam algumas semanas mais de vida.

7.2 Metástases Hepáticas

Nos países ocidentais, a doença metastática é, de longe, a causa mais comum de neoplasias sólidas hepáticas, sendo as mais comuns as neoplasias primárias de trato GI, mama e pulmão. Os pacientes podem apresentar sinais e sintomas de doença hepática como a primeira indicação de câncer em outra parte do corpo. Muitos tipos de doença metastática para o fígado podem ser tratados com IR, sendo os mais comuns o câncer metastático colorretal e os tumores metastáticos neuroendócrinos. Pensamos na doença metastática no fígado como sendo diferente do HCC, embora muitas considerações de tratamento sejam as mesmas.

Tratamento da Metástase do Câncer Colorretal para o Fígado

Para pacientes com câncer colorretal e metástase para o fígado (mCRC), é importante saber se há tumores no fígado ao descobrir a lesão primária inicial (doença síncrona) *versus* descoberta de tumores hepáticos *após* o diagnóstico/tratamento inicial da lesão primária (doença metácrona).

Nos pacientes com doença síncrona, os cirurgiões desejam determinar se é possível ressecar todas as lesões, primárias e metastáticas. Como no HCC, a ressecção do fígado da mCRC é potencialmente curativa, se não houver outra doença metastática. A ressecção deve ser sempre a primeira consideração, se for viável (▸**Fig. 7.7**). O momento da ressecção pode ser afetado por

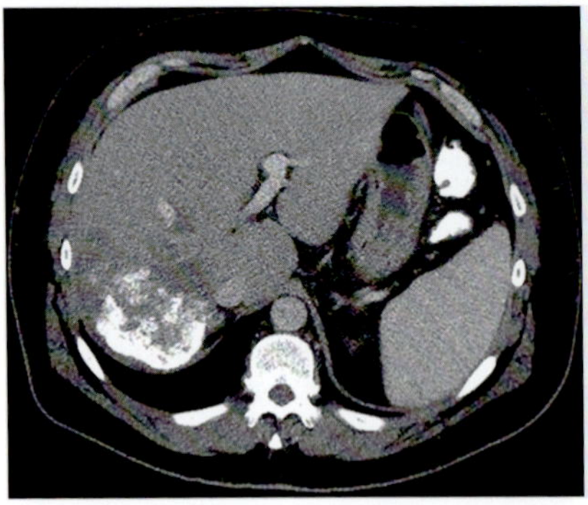

Fig. 7.7 Constatou-se que esse paciente com câncer colorretal tinha uma metástase hepática no momento do diagnóstico (doença síncrona). Após uma hemicolectomia, ele foi submetido à embolização da veia porta, para causar a hipertrofia de seu lobo hepático esquerdo, e logo em seguida foi submetido a uma hepatectomia direita bem-sucedida.

outros fatores, como a necessidade de uma cirurgia urgente para lidar com uma quimioterapia sintomática primária ou a necessidade de se submeter a uma quimioterapia neoadjuvante.

Na doença metácrona predominante no fígado (a metástase para o fígado encontrada após a lesão primária já ter sido tratada), os pacientes são submetidos à hepatectomia parcial, se possível. Se não forem candidatos à ressecção, a quimioterapia será a próxima opção viável. A quimioterapia sistêmica, como 5-fluorouracil (5-FU) + oxaliplatina (FOLFOX), 5-FU + irinotecano (FOLFIRI) e bevacizumabe, é disponibilizada para uso em pacientes selecionados com câncer colorretal. É possível que a quimioterapia de indução resulte em um tumor irressecável que encolhe e se torna ressecável. O problema aqui é que as taxas de resposta à quimioterapia em pacientes com mCRC estão substancialmente diminuídas depois de estes já terem se submetido a um curso de agentes quimioterápicos de primeira linha e sua doença ter progredido.

Atualmente, a terapia locorregional realizada por radiologistas intervencionistas é usada para pacientes com mCRC que exauriram as opções de quimioterapia. Ablação, TACE e Y-90 são opções para mCRC predominante no fígado. Como no HCC, a ablação é adequada para pacientes com lesões pequenas, mas irressecáveis (< 5 cm).

Tratamento de Tumores Neuroendócrinos no Fígado

Tumores neuroendócrinos metastáticos predominantes no fígado (mNET) geralmente têm origem pancreática ou GI. Classicamente, esses tumores se tornaram sintomáticos *depois* de se tornarem metastáticos para o fígado, uma vez que o efeito de "primeira passagem" do fígado foi contornado. Os sintomas de apresentação incluem rubor, diarreia, sibilos e palpitações. O diagnóstico é feito pela medição de ácido 5-hidroxindolacético (5-HIAA) sérico ou outros peptídeos vasoativos. A CT com contraste de tórax, abdome e pelve pode ser eficaz na detecção de tumores maiores, mas uma lesão primária no intestino, em geral, pode ser difícil de detectar na CT. Imagens de medicina nuclear com octreotida (Octreoscan) radiomarcado ou metaiodobenzilguanidina (MIBG) são mais sensíveis na localização da lesão primária. Cerca de 5% a 10% das lesões primárias nunca serão encontradas.

A metástase para o fígado, em geral, será evidente em imagens de CT, mas uma PET-CT quase sempre é útil. A metástase hepática normalmente não leva a doença hepática funcional significativa, e a maioria dos pacientes terá um curso indolente. A principal razão para tratar as lesões neuroendócrinas metastáticas no fígado é hormonal e para controle do volume de sintomas.

As opções de tratamento de mNET incluem terapia com análogos da somatostatina, quimioterapia citotóxica, ressecção, quimioembolização e radioembolização.

Os análogos da somatostatina, como octreotida, são eficazes na supressão da liberação de hormônios relacionados ao tumor e para aliviar sintomas. Essa, geralmente, é a abordagem aos tumores de baixo grau para se evitar tratamento mais invasivo. Alguns estudos sugerem que os análogos da somatostatina têm a capacidade de estabilizar ou até encolher a carga tumoral. A quimioterapia sistêmica, na maioria das vezes, apresenta baixas taxas de resposta e um alto perfil de toxicidade. Por causa disso, a quimioterapia geralmente é reservada a estudos clínicos, somente.

Para lesões primárias isoladas, a ressecção cirúrgica pode ser curativa, sendo o padrão de cuidados. A ressecção hepática no quadro de doença metastática é mais controversa, uma vez que os benefícios são questionáveis, considerando-se o crescimento geralmente lento dos tumores. Disto isso, deve-se selecionar os pacientes a serem submetidos à ressecção hepática, com intenção curativa e paliativa. Os dados sugerem que há um benefício em termos de alívio sintomático e sobrevida livre de progressão como apoio a isso.

A terapia com quimioembolização ou radioembolização é uma boa opção para o controle sintomático do mNET irressecável ou refratário ao tratamento médico (▶ **Fig. 7.8**). Antes do procedimento, os pacientes recebem uma dose profilática de octreotida responsável pela liberação de grandes quantidades de hormônios vasoativos do tumor tratado, que, de outra forma, pode levar a crises hipertensivas.

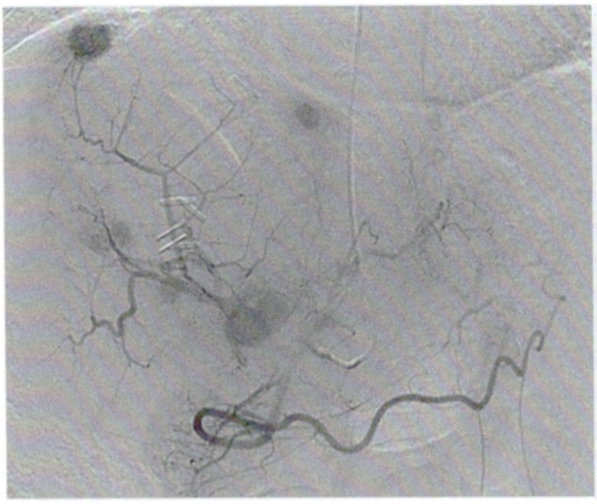

Fig. 7.8 Paciente tratado com quimioembolização transarterial para tumores neuroendócrinos metastáticos sintomáticos no fígado (NET primário estava no intestino delgado). Imagem por angiografia de subtração digital mostra múltiplas lesões hipervasculares no fígado. (Imagem fornecida por cortesia de Joshua Pinter, MD, University of Pittsburgh Medical Center.)

Em 2018, foi aprovada uma nova terapia com radionuclídeo receptor de peptídeo para mNET (de origem gastropancreática). Lutécio-177-dotatato envolve a carga de um radionuclídeo sobre um antagonista do receptor de somatostatina. O antagonista do receptor da somastatina terá por alvo as células do NET e irá se ligar a elas, enquanto o radionuclídeo Lu-177 libera radioatividade direcionada para matar as células. Embora ainda bastante nova, é possível observar que essa terapia está sendo cada vez mais usada em pacientes com mNET refratário a outras terapias.

7.3 Terapia de Ablação para Malignidades

A ablação por radiofrequência, a ablação por micro-ondas e a crioablação têm sido usadas há muitos anos no tratamento de tumores sólidos fora do fígado, particularmente para o rim. Para outras malignidades de órgão sólido, a ablação não faz parte de algoritmos de tratamento. Apesar disso, você deve ter um entendimento básico de como estão sendo usadas as terapias ablativas.

Câncer de Pulmão de Células Não Pequenas e Lesões Pulmonares Secundárias

Muitas lesões pulmonares serão encontradas casualmente em imagens de tórax ou em CT de triagem de baixa dose em fumantes. As lesões radiograficamente preocupantes para malignidade serão submetidas à biópsia com orientação de CT por um radiologista intervencionista, broncoscopia por um pulmonologista ou cirurgia toracoscópica videoassistida (VATS) por um cirurgião.

Ao revisar um caso para possível biópsia de pulmão guiada por CT, é preciso ser capaz de determinar se há uma janela segura para se alcançar um nódulo ou uma massa. A lesão ideal está localizada perifericamente e tem, pelo menos, um centímetro de diâmetro. Além de considerar a trajetória, a agulha deve ser orientada o mais próximo possível perpendicularmente à pleura, o que pode ser desafiador, se houver costelas ou uma escápula no trajeto. Lesões mais centrais aumentam o risco de lesão vascular e hemorragia associada. Estas tendem a estar mais próximas de um brônquio acessível e são mais bem abordadas por broncoscopia, se essa for uma opção. Qualquer coisa próxima ao diafragma é outra localização complicada, uma vez que a respiração tende a tornar o nódulo um alvo móvel e a aumentar o número de passagens necessárias para se obter uma amostragem diagnóstica. As localizações tratáveis por broncoscopia ou por técnicas guiadas por CT podem ser mais bem abordadas por VATS.

Uma pequena quantidade de hemoptise é normal em biópsias de pulmão. A hemoptise de maior volume é infrequente, mas pode ser potencialmente fatal, se ocorrer consequentemente a uma lesão de artéria importante. Pneumotórax é uma complicação relativamente comum em biópsias de pulmão guiadas por CT, ocorrendo na faixa aproximada de 20% de todos os casos. Todos os pacientes que se submetem a uma biópsia devem obter uma radiografia de tórax duas horas após o procedimento descartá-lo, no entanto, um pneumotórax geralmente é identificado bem antes disso. O paciente pode se tornar dispneico durante o procedimento, porém sua detecção é mais comum ao se completar a obtenção da CT. Pequenos pneumotórax são tipicamente assintomáticos e irão se resolver por si só, e menos da metade dos que ocorrem pós-biópsia requer um tubo torácico. Não existe um ponto de corte definido no tamanho para se decidir quando o tubo torácico precisará ser trocado, isso depende mais de um julgamento clínico baseado na presença de sintomas e no estado respiratório basal do paciente, assim como do tamanho do pneumotórax. Se for detectado com a agulha de biópsia ainda posicionada, um tubo torácico é facilmente posicionado usando-se o trato existente, evitando assim outra punção.

Para pacientes diagnosticados com **câncer de pulmão de células não pequenas (NSCLC)**, as opções de tratamento incluem ressecção cirúrgica, quimioterapia sistêmica com um agente da cisplatina, radioterapia e ablação.

O tratamento com lobectomia ou segmentectomia é padrão para doença em estádios I e II. Pacientes com NSCLC estádio I não recebem quimioterapia adjuvante, a menos que o tamanho do tumor seja superior a 4 cm. A maioria dos pacientes em estádio II recebe quimioterapia adjuvante após ressecção.

A radioterapia (SBRT) é usada de duas maneiras diferentes. Quando os pacientes com NSCLC estádio I ou II são submetidos à ressecção e se descobre que têm margens positivas, isso é seguido por radioterapia. A radiação também é o tratamento padrão de cuidados para pacientes que não são saudáveis o suficiente para se submeterem à cirurgia.

A terapia ablativa no pulmão é usada ocasionalmente no NSCLC estádios I e II. Como a radiação, seu uso é limitado aos pacientes que são maus candidatos cirúrgicos. Contudo, a ablação é tipicamente usada apenas quando a SBRT não é possível por uma razão ou outra. Isso provavelmente se deve à abundância de pesquisas mostrando o benefício da radiação e à escassez relativa de pesquisas relacionadas à ablação. Apesar disso, a pesquisa até agora é promissora, e as ablações pulmonares podem ter um papel cada vez maior no futuro. Ao executar a ablação de tumores pulmonares, deve-se considerar o risco de pneumotórax, formação de abscesso, pneumonia e proximidade da lesão a estruturas vitais.

Metástases para o pulmão também podem ser submetidas à ablação, mas o papel é menos definido. Essas metástases devem ser abordadas caso a caso.

Carcinoma de Células Renais

As lesões renais são um achado comum em imagens transversais. O passo principal na avaliação de uma lesão renal é determinar se esta é cística ou sólida. As lesões císticas são descritas pela classificação de Bosniak. Cistos simples são classificados como Bosniak I e não necessitam de acompanhamento. Os cistos com classificação Bosniak II são considerados complexos, conforme evidenciado pela presença de septos finos ou sutil intensificação, e, em alguns casos, necessitam de acompanhamento. As lesões Bosniak III e IV são caracterizadas por espessas septações e calcificações e podem ser parcialmente sólidas. Esses são achados mais preocupantes. As lesões Bosniak III/IV e todas as massas renais sólidas necessitam de mais avaliação por ultrassom/MRI. Note que a biópsia das massas renais é altamente controversa, e muitas lesões com aparência suspeita não são diagnosticadas definitivamente até serem ressecadas.

Malignidades renais primárias são mais comuns que as metástases. **Carcinoma de células renais (RCC)** é o tumor primário mais comum do rim. Os RCCs geralmente são silenciosos e encontrados, com mais frequência, casualmente em imagens transversais ou após disseminação metastática.

O tratamento de RCC é dependente de tamanho do tumor, extensão da doença fora do rim e estado funcional do paciente. As opções de tratamento incluem nefrectomia, vigilância ativa ou ablação do tumor.

A nefrectomia, total ou parcial, é o padrão ouro para o tratamento de RCC primário. Para tumores grandes (> 7 cm), que invadem as estruturas circundantes, ou em localização central no rim, a nefrectomia radical é preferida. Para tumores menores sem disseminação para estruturas vizinhas, a nefrectomia parcial pode ser realizada. Uma nefrectomia parcial é chamada de poupa-néfrons. Intervenções que poupam os néfrons são especialmente importantes em pacientes com lesões bilaterais, naqueles que têm um rim solitário e em pacientes com doença renal crônica.

Embora a nefrectomia possa ser curativa, infelizmente nem todos os pacientes são candidatos. Maus candidatos cirúrgicos têm duas opções: vigilância ativa ou ablação.

A vigilância ativa é uma opção para pacientes com um tumor pequeno. É válido considerá-la para pacientes idosos com outros problemas médicos e expectativa de vida limitada. Pequenas lesões tendem a crescer lentamente, assim esses pacientes mais provavelmente morrerão com um RCC, e não em decorrência dele. Estudos transversais de rotina são usados periodicamente para monitorar o crescimento da lesão. Caso seja observado um crescimento significativo, uma discussão sobre intervenções pode ser revisada.

Outra intervenção que poupa néfrons é a ablação percutânea (▶ **Fig. 7.9**). O procedimento é ideal para tumores pequenos (< 4 cm) e localizados perifericamente (especialmente, lesões exofíticas circundadas por meio de gordura perinéfrica). Embora a ablação com mais frequência seja usada para candidatos não cirúrgicos, um estudo de 2015, de Thompson *et al.*, mostrou que as técnicas de ablação renal são tão eficazes quanto a cirurgia para lesões estádio T1, em termos de controle local e sobrevida. Apesar disso, a ablação ainda não faz parte dos algoritmos de consenso de tratamento para esse grupo de pacientes.

Crioablação, RFA e MWA podem ser utilizadas com eficácia no rim, de modo similar às malignidades do fígado. Crioblação e ablação por RF são usadas há muitos anos. Embora seja mais recente, a ablação por micro-ondas está se tornando cada vez mais popular. Ao tratar RCC com essas técnicas, a zona de ablação deve incluir de 0,5 cm a 1 cm de tecido além do tumor para maximizar as chances de destruição completa da lesão. Os principais riscos da crioablação são o sangramento e a hematúria, enquanto os riscos da RFA são a lesão nervosa e/ou ao trato urinário.

Os pacientes com doença avançada não responsiva ao tratamento anteriormente mencionado são tipicamente tratados por via sistêmica com imunoterapia e/ou fármacos de fator de crescimento endotelial antivascular (anti-VEGF).

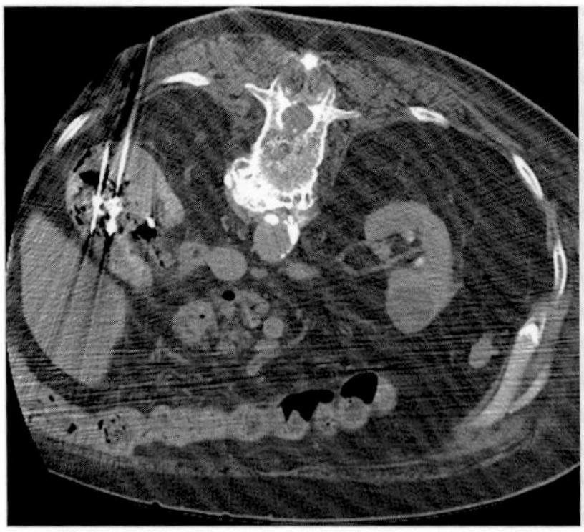

Fig. 7.9 Esse paciente com um carcinoma de células renais, de 5,6 cm, no rim direito era um mau candidato cirúrgico. Foi oferecida ablação por micro-ondas a esse paciente pela IR. Imagem de CT intraprocedimento mostra duas sondas de micro-ondas dentro da lesão. (Imagem fornecida por cortesia de Joshua Pinter, MD, University of Pittsburgh Medical Center.)

Métastases Ósseas

Muitos tumores sólidos podem metastatizar para os ossos, que são propensos a fraturas patológicas e causam dor significativa. A paliação da dor é uma importante consideração em pacientes com metástases ósseas sintomáticas, e uma abordagem multidisciplinar geralmente é usada no tratamento.

A terapia médica com analgésicos, esteroides e bifosfonados pode ser útil para o alívio da dor. A radioterapia também é usada com frequência. A maioria dos pacientes observa diminuição em sua dor após vários tratamentos com radiação. A radiação adjuvante é usada pós-cirurgia para reduzir a recorrência local e promover a cura óssea.

O tratamento cirúrgico tem um papel limitado como medida paliativa. As lesões em osso longo que causaram (ou estão em risco de causar) uma fratura podem ser tratadas cirurgicamente. O comprometimento neurológico secundário a lesões da coluna vertebral também é tratado em casos selecionados. O tratamento cirúrgico é evitado, se o tempo de recuperação esperado for maior que a expectativa de vida do paciente.

Muitas dessas abordagens de tratamento falham em aliviar completamente a dor das lesões ósseas, não sendo rara a recorrência da dor. Se a radiação falhou ou se se considera improvável que proporcione benefício, a ablação pode ser uma opção. As terapias ablativas têm-se mostrado eficazes no alívio da dor secundária a essas metástases ósseas. A crioablação dessas lesões também mostrou que exerce um bom controle local do tumor. Atualmente, é realizada apenas em um pequeno número de instituições.

Leituras Sugeridas

[1] Atwell TD, Callstrom MR, Farrell MA, et al. Percutaneous renal cryoablation: local control at mean 26 months of followup. J Urol. 2010; 184(4):1291–1295

[2] Boas FE, Bodei L, Sofocleous CT. Radioembolization of colorectal liver metastases: indications, technique, and outcomes. J Nucl Med. 2017; 58(Suppl 2):104S–111S

[3] Hickey R, Vouche M, Sze DY, et al. Cancer concepts and principles: primer for the interventional oncologist-part I. J Vasc Interv Radiol. 2013; 24(8):1157–1164

[4] Hickey R, Vouche M, Sze DY, et al. Cancer concepts and principles: primer for the interventional oncologist-part II. J Vasc Interv Radiol. 2013; 24(8):1167–1188

[5] Lencioni R, Crocetti L, Cioni R, et al. Response to radiofrequency ablation of pulmonary tumours: a prospective, intention-to-treat, multicentre clinical trial (the RAPTURE study). Lancet Oncol. 2008;9(7):621–628

[6] McMenomy BP, Kurup AN, Johnson GB, et al. Percutaneous cryoablation of musculoskeletal oligometastatic disease for complete remission. J Vasc Interv Radiol. 2013; 24(2):207–213

[7] Salem R, Gordon AC, Mouli S, et al. Y90 radioembolization significantly prolongs time to progression compared with chemoembolization in patients with hepatocellular carcinoma. Gastroenterology. 2016;151(6):1155–1163.e2

[8] Thompson RH, Atwell T, Schmit G, et al. Comparison of partial nephrectomy and percutaneous ablation for cT1 renal masses. Eur Urol. 2015; 67(2):252–259

8 Doença Arterial

Shantanu Warhadpande ▪ Alexandre Maad El-Ali ▪ Andrew Niekamp ▪ Kurt Stahlfeld
Geogy Vatakencherry ▪ Kyle J. Cooper

8.1 Doença Arterial Periférica

Doença arterial periférica (PAD) refere-se ao estreitamento progressivo da aorta e das principais artérias das extremidades e dos órgãos, essencialmente a circulação total do corpo, exceto o cérebro e o coração. A PAD quase sempre ocorre em decorrência da aterosclerose, que é o acúmulo de colesterol e de células inflamatórias na parede dos vasos. Embora menos comuns, outras causas de PAD incluem embolia, compressão extrínseca, trauma, doença cística adventícia, aneurismas periféricos e vasculite.

Como a aterosclerose é uma condição sistêmica, pacientes com PAD também costumam apresentar doença coronariana arterial e cerebrovascular. A morbidade e a mortalidade cardiovascular em longo prazo nesses pacientes são altas, e grande parte da estratégia do tratamento médico está centrada na redução dos riscos cardiovasculares em geral.

Os vasos mais comumente afetados na PAD são os da extremidade inferior, com quase metade de todos os pacientes com PAD apresentando sintomas da doença. O tratamento do paciente sintomático com PAD difere do tratamento do paciente assintomático.

Abordagem do Paciente Assintomático com Suspeita de PAD

A PAD assintomática pode ser diagnosticada em ambiente ambulatorial, muitas vezes por um médico de cuidados primários ou um cardiologista. Dado o número de comorbidades associadas à PAD, ela deve ser altamente suspeitada em tabagistas, diabéticos, pacientes com mais de 50 anos de idade (especialmente do sexo masculino) e aqueles com hipertensão, hiperlipidemia, doença arterial coronariana ou acidente vascular cerebral prévio. Fazer o diagnóstico é importante, mesmo em pacientes assintomáticos. Ter PAD é um fator indicativo de alto risco para doença vascular em todo o corpo, e o início do tratamento médico apropriado em um paciente assintomático pode prevenir um ataque cardíaco ou um acidente vascular cerebral.

Pacientes com fatores de risco devem ser inicialmente examinados para PAD com um histórico completo. É importante perguntar sobre dor nas pernas durante exercícios, dores nas pernas em repouso e a presença de feridas que não cicatrizam. No exame físico, devem-se verificar a força da pulsação e sopros por todo o corpo. Uma inspeção visual detalhada das pernas e dos pés é importante. Qualquer ulceração não cicatrizada, descoloração da pele ou gangrena podem significar doença avançada. Lembre-se de que um paciente pode ter um exame normal nas pernas, mas apresentar evidência de doença vascular em outro lugar. Você precisa ouvir os ruídos carotídeos, medir a pressão arterial em ambos os braços (a diferença entre os dois pode ser um indício da estenose subclávia) e palpar a aorta abdominal.

Pacientes com suspeita de PAD também podem ser avaliados com um índice tornozelo-braquial (ABI) em repouso (▸**Tabela 8.1**). O teste é basicamente um cálculo da relação entre a pressão arterial do tornozelo em cada perna e a pressão braquial em cada braço. Um ABI inferior a 0,9 é consistente com PAD, mas um valor normal não a descarta.

Se ainda houver suspeita em pacientes com um ABI normal ou limítrofe, eles são avaliados com um ABI durante o exercício. Isso é especialmente útil para diferenciar a PAD de outros tipos de dor em extremidade durante esforço (osteoartrite, estenose espinal, hipertensão venosa). Um ABI durante o exercício com 15% ou mais de redução em relação ao valor pré-exercício é anormal e compatível com a PAD.

Tabela 8.1 Índice tornozelo-braquial

ABI	Interpretação
> 1,3	Valor falsamente elevado
0,9-1,3	Normal
0,7-0,9	PAD leve
0,4-0,7	PAD moderada
< 0,4	PAD grave

Abreviação: PAD, doença arterial periférica.

Os ABIs falsamente elevados (> 1,3) são comuns em pacientes com doença renal crônica e diabetes, relacionados à calcificação, causando não compressibilidade da artéria. Se isso for visto, o ABI deve ser complementado com um índice hálux-braquial (TBI). Os vasos do dedão do pé costumam ser poupados, mesmo nos casos de calcificação grave mais proximal. Um TBI inferior a 0,7 é diagnóstico de PAD.

Abordagem do Paciente Sintomático com Suspeita de PAD

Quando um paciente apresenta dor nas extremidades inferiores, lembre-se das etiologias não vasculares de dores nas pernas (▸**Tabela 8.2**). Os sintomas da PAD variam de leves a debilitantes, frequentemente descritos como cólicas ou dor. A dor é causada por isquemia nervosa e muscular, afetando os grupos musculares distais ao nível da restrição de fluxo (dor na panturrilha devida a oclusão femoral-poplítea; dor nas nádegas e coxas devida a oclusões aortoilíacas etc.). A PAD sintomática apresenta uma das três formas: claudicação intermitente, dor atípica na perna ou isquemia crítica do membro. Os especialistas vasculares geralmente usam a escala de Rutherford para estratificar pacientes sintomáticos (▸**Tabela 8.3**).

A **claudicação intermitente (IC)** é a forma mais leve de PAD sintomática, compreendendo os estágios 1 a 3 da escala de Rutherford. É caracterizada por dor na extremidade que ocorre após a caminhada de determinada distância e alivia com o repouso. O tempo até o início dos sintomas é consistente e reproduzível, mas pode ser encurtado ao subir ladeiras ou escadas.

Dor atípica na perna está relacionada à IC, mas ocorre quando os pacientes não apresentam os sintomas clássicos de claudicação intermitente. Em vez disso, eles podem ter dor após andar que não é debilitante o suficiente para interromper o caminhar, ou outros sintomas inespecíficos das extremidades inferiores. Essa é a categoria geral dos sintomas das extremidades inferiores que não se encaixam perfeitamente na claudicação. Assim, mesmo que o paciente não tenha um histórico clássico de claudicação, esteja ciente de que a PAD pode manifestar-se com sintomas atípicos nas pernas.

Isquemia crítica do membro (CLI), compreendendo os estágios 4 a 6 na escala de Rutherford, é caracterizada por dor em repouso, ulceração da pele, feridas que não cicatrizam e/ou gangrena. Enquanto a claudicação intermitente e a isquemia crítica do membro são variantes da PAD, apenas a última é ameaçadora aos membros.

Pacientes sintomáticos com suspeita de doença vascular periférica farão um ABI. Quando há suspeita de isquemia crítica do membro, vários estudos são realizados em conjunto para confirmar o diagnóstico e localizar a carga aterosclerótica para o planejamento do tratamento. Ultrassonografia frequentemente é usada para localizar e avaliar a gravidade da doença. As formas de onda do Doppler trifásico normal mudarão para as formas de onda monofásicas amortecidas além do nível de estenose ou oclusão significativa. Testes adicionais incluem medições de pressão segmentar, registros de volume de pulso (PVRs), medições de pressão transcutânea de oxigênio ($TcPO_2$) e pressão de perfusão cutânea (SPP). Cada um desses testes é projetado para ajudar a retratar o nível da doença ou distinguir entre a ulceração isquêmica e a não isquêmica.

Tabela 8.2 Diagnóstico diferencial para dor nas extremidades inferiores e características diferenciadas	
Etiologias da dor nos membros inferiores	**Características diferenciadas**
Dor neurogênica	Dor aguda que irradia perna abaixo; a dor pode ser reproduzida/aliviada com manobras que mudam a posição das costas
Dor musculoesquelética	Dor nos músculos e articulações, geralmente acompanhada de sensibilidade à palpação; a dor ocorre com a atividade
Dor por doença venosa	Dor, "peso", "aperto" na perna inteira após caminhar; a dor alivia com elevação da perna
Claudicação	Dor muscular na perna, reproduzível em caminhada de certas distâncias; dor alivia rapidamente com repouso

Tabela 8.3 Escala de Rutherford para isquemia crônica dos membros

Estágio 0	Assintomático
Estágio 1	Claudicação leve
Estágio 2	Claudicação moderada
Estágio 3	Claudicação grave
Estágio 4	Dor em repouso
Estágio 5	Perda de tecido/ulceração
Estágio 6	Extensa perda tecidual/ulceração/gangrena

Também podem ajudar a prever a probabilidade de cicatrização após a intervenção. Uma discussão aprofundada desses testes está além do escopo deste livro.

Alguns médicos contam com a angiografia por CT, pois tende a ser um teste rápido para estratificar a localização e a carga da doença nos vários segmentos do leito arterial periférico, incluindo doença aortoilíaca, femoral-poplítea e tibial-pediátrica.

Tratamento da PAD

O tratamento medicamentoso é extremamente importante para todos os pacientes com PAD, independentemente da escala de Rutherford. Os pacientes recebem um agente antiplaquetário, aspirina ou clopidogrel e uma estatina de intensidade moderada ou alta. A hipertensão e o diabetes devem ser controlados de acordo com as diretrizes estabelecidas, e a cessação do tabagismo é fortemente encorajada. O tratamento médico otimizado e a modificação do estilo de vida podem retardar a progressão da doença aterosclerótica e ajudar a prevenir futuros eventos cardiovasculares.

O diagnóstico de PAD em um paciente assintomático é um sinal de alerta, advertindo-nos para a doença aterosclerótica provavelmente presente em todo o corpo do paciente. Se as artérias periféricas forem afetadas, as artérias coronárias, carótidas, renais e mesentéricas também podem ser afetadas. Todos os pacientes com PAD devem ser submetidos a exames para estenose subclávia, estenose carotídea e aneurisma da aorta abdominal (AAA), independentemente de idade, sexo ou tabagismo.

Em pacientes sintomáticos com *claudicação intermitente apenas*, os objetivos do tratamento incluem controle dos sintomas, melhora do estado ambulatorial e redução do risco cardiovascular. Como a claudicação intermitente não ameaça os membros, os pacientes podem ser tratados em âmbito ambulatorial. Depois de iniciar a terapia medicamentosa ideal, a maioria dos pacientes se beneficiará do **tratamento com exercícios supervisionados**. Isso envolve a participação em 30 minutos de caminhada, geralmente pelo menos três vezes por semana. Durante o exercício, os pacientes caminham até o ponto de claudicação máxima (e um pouco além, se possível), descansam até a dor diminuir e depois repetem. Apenas o tempo de caminhada é considerado para a meta de 30 minutos. O estudo CLEVER mostrou que a participação na terapia com exercícios supervisionados melhorou a distância de caminhada sem dor, em comparação ao tratamento com terapia endovascular.

Os programas de exercício têm excelente durabilidade em longo prazo e o benefício adicional de melhorar a saúde cardiovascular geral. O teste inicial do exercício deve durar cerca de 3 meses antes de os sintomas serem reavaliados. Enquanto muitos pacientes foram previamente forçados a realizar esse programa em casa pela falta de cobertura pelos planos de saúde, a terapia com exercícios supervisionados agora está sendo coberta pela Medicare e pela maioria dos planos de saúde.

Se os sintomas persistirem apesar da terapia com exercícios, o paciente pode começar a tomar **cilostazol**, um inibidor da fosfodiesterase. O cilostazol tem efeitos antiplaquetários e vasodilatadores. Foi demonstrado que ele aumenta a distância da caminhada sem dor, mas não afeta a progressão da doença. Muitos pacientes são intolerantes em razão dos efeitos colaterais (dor de cabeça, diarreia, tontura, palpitações), sendo contraindicado para pessoas com insuficiência cardíaca.

A maioria dos pacientes com claudicação apresenta melhora considerável com o tratamento conservador. A minoria que continua apresentando claudicação limitadora do estilo de vida, apesar de uma tentativa adequada de tratamento conservador, pode ser candidata a uma intervenção invasiva. Pacientes diabéticos tendem a não melhorar tão rapidamente ou tão completamente quanto os não diabéticos e, frequentemente, necessitam de uma intervenção para alcançar um nível aceitável de melhora sintomática.

Em pacientes com *isquemia crítica dos membros* (dor em repouso, alterações cutâneas ulcerativas, feridas que não cicatrizam, gangrena), a doença progrediu ao ponto de ameaçar os membros. O objetivo do tratamento para esses pacientes é, em primeiro lugar, salvar o membro. A intervenção precoce e a revascularização podem reduzir a perda de tecido, aliviar a dor em repouso e permitir que as feridas existentes cicatrizem. Se não for possível salvar o membro ou se isso falhar, uma amputação pode ser necessária.

Quando há indicação para revascularizar uma extremidade, os especialistas vasculares têm duas opções: cirurgia ou procedimentos endovasculares (▶ **Fig. 8.1**). Decidir qual método de tratamento é o mais apropriado pode ser uma decisão complicada e costuma ser influenciada pela experiência do operador.

Opções cirúrgicas para o tratamento da PAD incluem endarterectomia e *bypass*. **Endarterectomia** envolve a exposição cirúrgica do segmento arterial acometido e remoção física da placa trombosada através de uma arteriotomia. Isso é frequentemente combinado com **angioplastia com enxerto,** que inclui costurar uma prótese biológica ou um remendo artificial no local da arteriotomia durante o fechamento para alargar a luz do vaso e acomodar cicatrizes pós-cirúrgicas. O ***bypass*** envolve a sutura cirúrgica da porção proximal de um conduto (uma veia ou um enxerto sintético) com fluxo acima do segmento afetado da artéria e a sutura da porção distal do conduto com fluxo abaixo do segmento afetado, reencaminhando o sangue de forma eficaz para além do segmento arterial afetado. Os *bypasses* comuns que você verá incluem aortofemoral/aortobifemoral, axilofemoral, femoral-femoral, femoral-poplíteo e femoral-tibioperoneal.

Para maximizar a permeabilidade do enxerto, os locais da anastomose proximal e distal devem ser segmentos livres de doença, permitindo fluxo adequado de entrada e saída a partir do enxerto. As veias autólogas, muitas vezes colhidas das veias safenas maiores, tendem a ter taxas de desobstrução muito mais altas do que os enxertos sintéticos (politetrafluoroetileno [PTFE]). Sempre que possível, deve ser realizado o mapeamento das veias antes do *bypass* para determinar a qualidade das veias disponíveis para retirada.

O tratamento endovascular para PAD tem sido usado desde a década de 1960 como um meio de abrir artérias e aumentar o fluxo. Isso normalmente envolve alguma combinação de angioplastia, implante de *stent* e/ou aterectomia. Como regra geral, os tratamentos endovasculares são mais bem-sucedidos em artérias maiores e com estenoses focais. Nos casos de doença

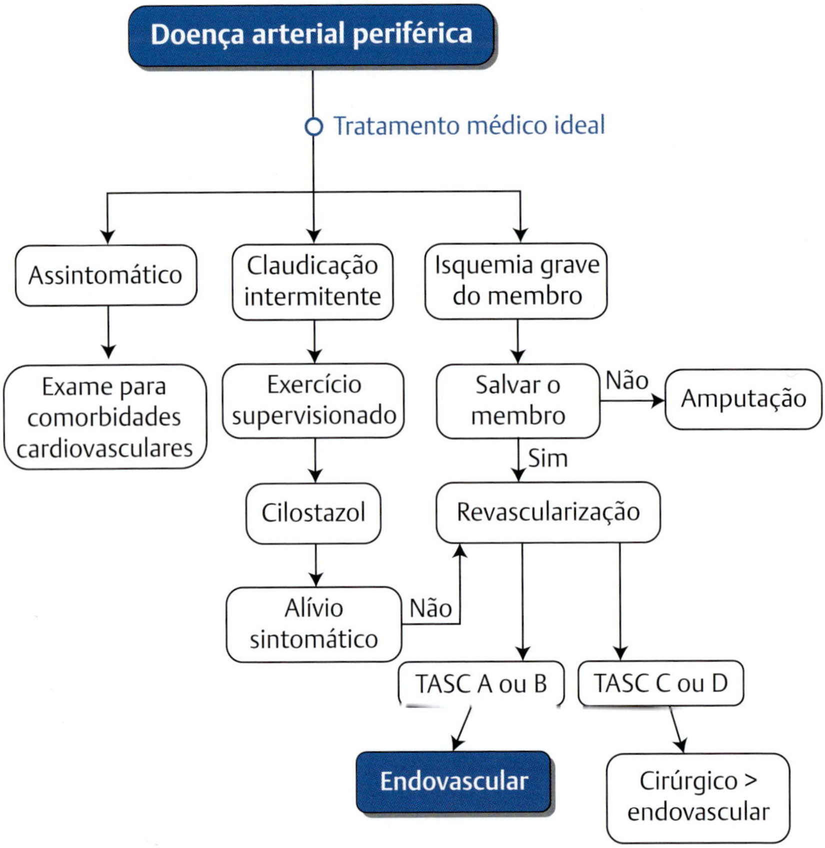

Fig. 8.1 Algoritmo simplificado para o tratamento da doença arterial periférica. Note que muitas lesões TASC C e D estão sendo tratadas de forma endovascular. A decisão de proceder à revascularização cirúrgica sobre a revascularização endovascular leva em consideração as comorbidades do paciente, o risco cirúrgico e as características da lesão.

multinível *em claudicantes*, tratar a doença aortoilíaca sozinha, muitas vezes, é suficiente para a melhora sintomática. O procedimento empregado depende da localização, do comprimento do segmento afetado e da presença ou ausência de calcificação.

Fios especializados, novas tecnologias de dispositivos e novas técnicas permitiram que radiologistas intervencionistas tratassem oclusões arteriais que, anteriormente, não seriam passíveis de tratamento endovascular. As oclusões anteriormente "intransponíveis" tornaram-se tratáveis em virtude de maior conforto e perícia com acesso retrógrado tibial e dos pés. Uma técnica avançada auxiliada pela nova tecnologia envolve atravessar lesões arteriais guiando um fio no espaço subintimal proximal à lesão e dissecando ao longo da lesão. Depois de passar o segmento ocluso, os dispositivos de reentrada podem ser usados para recuperar o acesso a partir do espaço subintimal de volta à luz arterial nativa, onde um *stent* costuma ser implantado em todo o segmento afetado. Além disso, a tecnologia de eluição de medicamentos em balões e *stents* melhorou a permeabilidade de intervenções endovasculares.

Intervenções Endovasculares *versus* Cirurgia para PAD

As **diretrizes do Transatlantic Inter-Society Consensus (TASC II)** classificam os pacientes de acordo com a localização e a carga da lesão. O TASC divide a PAD da extremidade inferior em três subgrupos: doença aortoilíaca (fluxo de entrada), femoral-poplítea (fluxo de saída) ou tibioperoneal (derramamento). A gravidade e a complexidade da doença são então classificadas para cada subconjunto em uma escala de quatro pontos, de A para D. Um modo simplificado de pensar sobre as lesões TASC: a doença TASC A e B inclui estenoses ou oclusões de segmento curto, unilaterais ou bilaterais (▶**Fig. 8.2**); as lesões TASC C tendem a ser um pouco mais longas; e a doença TASC D inclui estenoses/oclusões difusas, multifocais ou de vasos grandes (▶**Fig. 8.3**).

A classificação TASC II é um guia para a complexidade de uma lesão com base na sua extensão, localização e na vasculatura envolvida, que pode ajudar na determinação da dificuldade técnica de revascularização endovascular.

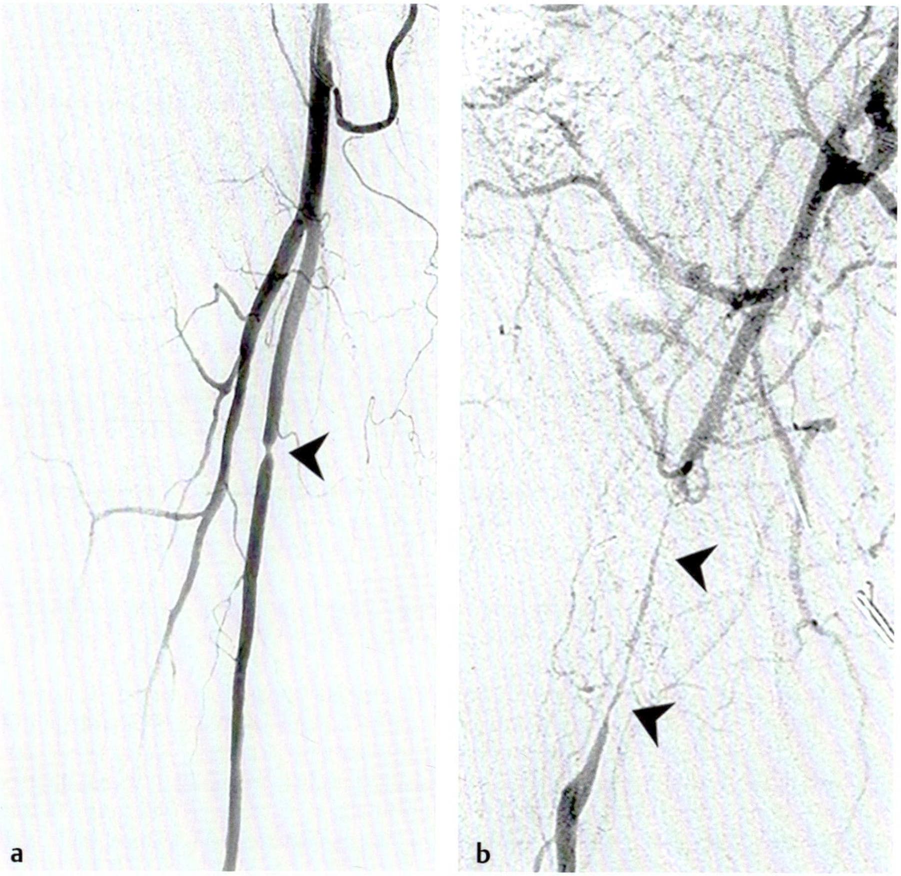

Fig. 8.2 (a) Imagens angiográficas demonstrando uma estenose TASC A curta envolvendo a artéria femoral superficial e **(b)** uma estenose TASC B mais longa envolvendo a artéria femoral comum. (Imagens fornecidas por cortesia de Matthew Czar Taon, MD, Kaiser Permanente Los Angeles.)

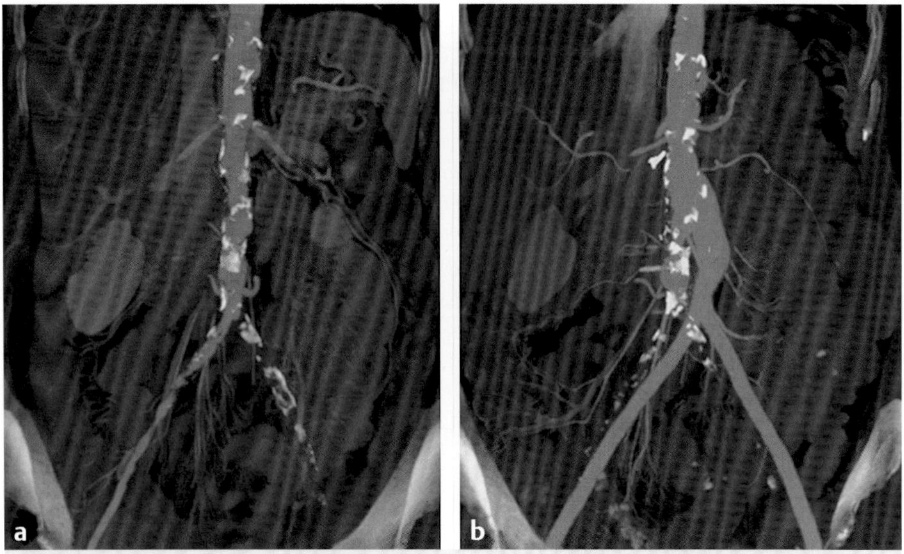

Fig. 8.3 (a) CT do abdome e da pelve, mostrando doença aterosclerótica aortoilíaca extensa, consistente com uma lesão TASC D. **(b)** Esta lesão foi tratada com *bypass* aortobifemoral. (Imagens fornecidas por cortesia de Matthew Czar Taon, MD, Kaiser Permanente Los Angeles.)

Para todos os subgrupos (doença aortoilíaca, femoral-poplítea ou tibioperoneal), a terapia endovascular é considerada de primeira linha para doenças TASC A e B. A cirurgia costuma ser preferida em pacientes com doença TASC C e D (▶ **Fig. 8.3**). É importante notar que, conforme a tecnologia e a experiência com a terapia endovascular melhoram, a tendência tem sido em direção ao aumento do uso de técnicas endovasculares para lesões TASC C e, até mesmo, TASC D, particularmente em pacientes considerados candidatos ruins para cirurgia. Nas mãos de um intervencionista qualificado, o tratamento endovascular é *tecnicamente* viável em todas as lesões, exceto nas mais recalcitrantes.

Diante desses avanços, muitos especialistas endovasculares adotaram uma primeira abordagem endovascular para os casos de PAD. Muitos pacientes vasculares tendem a ter múltiplas comorbidades médicas que os tornam candidatos cirúrgicos ruins; nesses pacientes, prefere-se uma abordagem menos invasiva. Se a cirurgia estiver sendo considerada, a adequação do conduto da veia autóloga deverá ser avaliada.

Além da carga da doença, a artéria envolvida pode determinar se a cirurgia é preferível à terapia endovascular. Por exemplo, muitos especialistas vasculares preferem tratar cirurgicamente a doença arterial femoral comum, dada a abordagem cirúrgica relativamente direta a essa área e os riscos associados ao tratamento endovascular, incluindo fratura ou dissecção do *stent*. Da mesma forma, doença da artéria poplítea também é mais comumente tratada com *bypass* cirúrgico, dada a sua localização e o risco de mau funcionamento do *stent*, quando implantado em uma articulação.

Outra consideração importante é o prognóstico geral do paciente e a expectativa de vida. Os achados do estudo BASIL (2005) sugeriram que, para pacientes com expectativas de vida mais longa, deve-se optar pelo *bypass* cirúrgico. Apesar do aumento da morbidade associada à cirurgia de revascularização, os pacientes que se espera que vivam mais podem se beneficiar da maior taxa de permeabilidade de um *bypass*. Para aqueles com expectativa de vida mais curta, prefere-se o *stent* endovascular.

Embora considerado um artigo de referência, os dados do estudo BASIL têm mais de uma década. Estudos de publicações mais recentes validaram a primeira abordagem endovascular como segura e eficaz, mesmo para pacientes mais jovens. Conforme a tecnologia e as técnicas continuam a melhorar, os algoritmos de tratamento endovascular e cirúrgico precisarão ser redefinidos.

8.2 Isquemia Aguda do Membro

A história natural da doença aterosclerótica da artéria periférica é um estreitamento gradual das artérias, com gravidade progressiva dos sintomas, correspondente ao grau de estenose da luz. A isquemia pode, no entanto, desenvolver-se rapidamente, quando uma artéria se torna agudamente ocluída. Isso é chamado de **isquemia aguda do membro** (ALI). Muitas vezes há um risco muito alto de perda dos membros com ALI, se esta não for tratada imediatamente, já que muitos pacientes não têm o suprimento de sangue colateral visto naqueles com oclusões arteriais crônicas.

Exame de um Paciente com Isquemia Aguda do Membro

A ALI deve ser incluída no diferencial para todos os pacientes com dor aguda no membro. Os seis sinais clássicos de ALI incluem: dor, palidez, ausência de pulso, parestesias, poiquilotermia (frio ao toque) e paralisia. A dor costuma ser o sinal mais precoce e consistente, enquanto os outros podem variar mais.

Existem duas causas principais de ALI: trombose *in situ* e oclusão devida a êmbolos. O tratamento é diferente para cada um.

Pacientes com doença vascular periférica conhecida, que apresentam isquemia aguda do membro, provavelmente possuem **trombose *in situ***. Esse tipo de oclusão é causado pela ruptura de uma placa aterosclerótica instável, com rápido acúmulo de coágulo levando à obstrução do vaso (processo análogo ao da doença arterial coronariana levando ao infarto do miocárdio [MI]).

Naqueles que apresentam ALI e nenhum histórico de PAD deve ser fortemente suspeitada uma **oclusão embólica**, especialmente quando não apresentam fatores de risco para PAD e pulso bom no membro contralateral. Uma fonte cardíaca (de fibrilação atrial) é mais típica, mas o êmbolo também pode originar-se de aneurismas da artéria aórtica ou periférica. Um êmbolo atravessa a artéria e se aloja, geralmente, em um ponto de ramificação.

A ALI é um diagnóstico clínico. O tratamento deve ser iniciado com base apenas no histórico e no exame físico, embora um ABI possa confirmar o diagnóstico, caso necessário. A leitura de pressão arterial abaixo do nível da oclusão costuma ser zero. Muitos médicos usam Doppler arterial para identificar a localização da oclusão e determinar a urgência da intervenção. Uma angiotomografia computadorizada (CTA), se o tempo permitir, também pode confirmar a localização e ser usada para orientar o tratamento.

Tratamento do Paciente com Isquemia Aguda do Membro

Todos os pacientes com isquemia aguda do membro devem receber imediatamente heparina intravenosa. A anticoagulação diminui a propagação do coágulo e a piora da isquemia do membro. A urgência do tratamento adicional baseia-se na extensão do dano ao membro. O exame vascular e neurológico periférico é crucial para determinar se o membro está viável, ameaçado ou não viável. Essa identificação é o passo inicial mais importante quando há suspeita de ALI. Isso é categorizado pela escala de Rutherford para isquemia aguda do membro (▶**Tabela 8.4**), que é diferente da escala de Rutherford para doenças crônicas.

Os nervos são mais sensíveis à isquemia (dano irreversível em 6-8 horas), enquanto os músculos podem tolerar hipóxia por períodos mais longos. Por esse motivo, a perda sensorial precederá os déficits motores. Sinais de Doppler venoso geralmente são detectáveis, mesmo na ausência de sinal arterial, até o ponto de dano isquêmico profundo. A presença de déficits sen-

Tabela 8.4 Escala de Rutherford para isquemia aguda do membro

Categoria	Achados clínicos	Viabilidade do membro	Tratamento
Categoria I	1. Pulsos arteriais detectáveis no Doppler 2. Sinal venoso presente 3. Sensorial intacto 4. Motor intacto 5. Início agudo da dor; pode ou não apresentar dor em repouso na extremidade	Viável	Embolectomia (< 48 h)
Categoria IIa	1. Pulsos arteriais não detectáveis no Doppler 2. Sinal venoso presente 3. Sensação diminuída 4. Motor intacto 5. Dor em repouso na extremidade	Marginalmente ameaçado	Embolectomia urgente (< 24 h)
Categoria IIb	1. Nenhum pulso arterial detectável no Doppler 2. Sinal venoso presente 3. Sensação diminuída 4. Força motora diminuída 5. Dor em repouso na extremidade	Imediatamente ameaçado	Embolectomia imediata; o tempo é um fator crucial e o membro ainda pode ser salvo (< 4 h)
Categoria III	1. Pulsos arteriais não detectáveis no Doppler 2. Nenhum sinal venoso (trombose no sistema venoso secundária ao fluxo estagnado) 3. Sem sensação no membro 4. Sem força motora no membro	Não viável	Amputação; não é possível salvar o membro. Não tentar revascularização já que o tecido isquêmico pode liberar toxinas, resultando em parada cardíaca

soriais e motores, bem como a perda tanto de sinais de Doppler venoso quanto arterial indicam danos irreversíveis.

Determinar a viabilidade do membro (viável, ameaçado ou não viável) define a urgência da intervenção e o tipo de intervenção. De acordo com a escala de Rutherford, os membros viáveis (categorias I e IIa) requerem intervenção invasiva, mas não de emergência. Eles podem ser tratados por métodos cirúrgicos e endovasculares. Com a categoria IIb, o membro está iminentemente ameaçado e requer revascularização cirúrgica *imediata*. Os membros da categoria III são considerados não viáveis; a revascularização poderia resultar na liberação de toxinas a partir do tecido morto para o sangue e aumentar o risco de parada cardíaca. A amputação costuma ser a única solução.

As opções cirúrgicas incluem embolectomia para oclusões embólicas e endarterectomia ou *bypass* para trombose *in situ*. A **embolectomia** cirúrgica envolve corte na artéria proximal à oclusão, inserção de um cateter através de um pequeno orifício na artéria, avançando através do coágulo. Depois de atravessar, um balão na ponta é inflado e, então, o cateter é retraído, puxando o coágulo consigo. Em contraste, endarterectomia envolve a exposição da artéria trombosada e a remoção física da placa trombosada através de uma incisão maior. Se a carga da placa for muito grande, o *bypass* pode ser a única opção. Na realidade, essas técnicas costumam ser usadas em combinação para muitos pacientes.

Os tratamentos endovasculares incluem trombólise orientada por cateter e trombectomia mecânica (**Boxe de Procedimento 8.1, Boxe de Procedimento 8.2**). **Trombólise orientada por cateter** envolve guiar um cateter para o coágulo e infundir trombolíticos, geralmente ativador de plasminogênio tecidual (tPA). É mais adequada para trombo fresco do que para coágulos crônicos e organizados (incluindo material embolizado crônico) (▶ **Fig. 8.4**).

O estudo TOPAS (trombólise ou cirurgia de artéria periférica) e o estudo STILE (trombólise por isquemia da extremidade inferior) mostraram que, para membros viáveis (isquemia aguda de membros nas categorias I e IIa), a terapia lítica é segura e eficaz. A trombólise tem a vantagem de produzir trombos menores e mais distais, além do trombo oclusivo. Como é o caso sempre que um trombolítico é usado, as principais contraindicações incluem hemorragia ativa e histórico recente de acidente vascular cerebral ou cirurgia.

A **trombectomia mecânica** envolve ruptura endovascular e remoção do coágulo. Dado o risco de embolização, ela tem sido feito com menor frequência que a trombólise orientada por cateter, no entanto novas ferramentas e dispositivos de proteção embólica aumentaram o interesse na trombectomia mecânica como uma opção de tratamento viável para a ALI.

As principais vantagens dos tratamentos endovasculares sobre tratamentos cirúrgicos são menor tempo de recuperação e evitar a anestesia geral (importante, uma vez que a maioria desses pacientes apresenta comorbidades cardiopulmonares significativas).

Boxe de Procedimento 8.1: Trombólise Orientada por Cateter para Isquemia Aguda do Membro

Depois de se obter acesso arterial (tipicamente usando uma abordagem retrógrada a partir da artéria femoral contralateral), a oclusão é cruzada com um fio-guia. Com o trombo cruzado, um cateter de infusão especial com furos laterais múltiplos é posicionado de tal forma que sua ponta permanece dentro do próprio trombo. O contraste é injetado para verificar se o cateter permanece intraluminal. Os agentes trombolíticos são administrados lentamente através do cateter, saindo pelos furos laterais e causando lisina do trombo. Os pacientes costumam ser trazidos de volta entre 4 e 24 horas após a colocação do cateter para verificação da trombólise e para tratar qualquer lesão subjacente ou persistente.

Os agentes trombolíticos utilizados incluem uroquinase e tPA, este último é mais comum. A técnica de "pulso rápido" é comumente empregada para fornecer os agentes líticos; isso é onde um bolo inicial é administrado, seguido por uma infusão contínua durante a noite. Heparina também deve ser infundida, um pouco menos do que doses terapêuticas, através da bainha para evitar formação de trombo no cateter ou na bainha. Isso não deve ser administrado através do cateter de trombólise simultaneamente com o agente lítico, pois pode ocorrer precipitação. A anticoagulação simultânea com dose total também não é recomendada em razão do aumento do risco de complicações hemorrágicas.

Após o procedimento, os pacientes devem ser internados na ICU para monitoramento e exames laboratoriais frequentes. Os pacientes devem ser monitorados para complicações secundárias a terapia trombolítica, incluindo local de acesso ou sangramento remoto, embolização distal ou síndrome compartimental. A contagem de plaquetas, a hemoglobina e os níveis de fibrinogênio devem ser monitorados com atenção durante a infusão lítica, para ajudar a identificar esses pacientes com alto risco de hemorragia catastrófica.

Boxe de Procedimento 8.2: Trombectomia Mecânica

A trombectomia mecânica envolve o rompimento físico e a remoção do trombo e pode ser combinada com agentes trombolíticos administrados durante o procedimento (trombectomia farmacocinética). Depois de se ganhar acesso vascular e identificar e atravessar a oclusão, o trombo pode ser interrompido/removido de várias maneiras.

(1) Trombectomia por sucção: o vácuo criado pela aspiração simples do cateter pode ser usado para agarrar os coágulos e sugá-los através da luz do cateter, ou alojá-los na ponta do cateter, facilitando sua extração ao remover o cateter da bainha. Existem cateteres de trombectomia assistida por vácuo dedicados que utilizam luzes de cateter maiores com material reforçado resistente ao colapso sob pressão negativa, embora se deva ter cuidado para não aspirar muito sangue de áreas de fluxo sanguíneo não trombosado.

(2) Trombectomia reolítica: utiliza um cateter que, continuamente, instila e aspira o líquido através de orifícios separados na ponta, o que rompe o trombo e cria um vórtice contínuo de pressão negativa para remover material trombótico fragmentado. Ao contrário da trombectomia por sucção, isso pode ser realizado com um fio, mantendo-se um acesso distal. Por causa da fragmentação do trombo e de líquido fluindo rapidamente na ponta do cateter, a lise dos eritrócitos irá ocorrer, o que acarreta o risco de bradicardia (devida à liberação de adenosina) e lesão renal. O número de pulsos é determinado pelo diâmetro do cateter e se é utilizado em segmentos completamente trombosados ou parcialmente fluidos da vasculatura. Os pacientes devem ser alertados de que urina de cor avermelhada ou castanha após o procedimento é um efeito colateral normal e desaparece com o tempo.

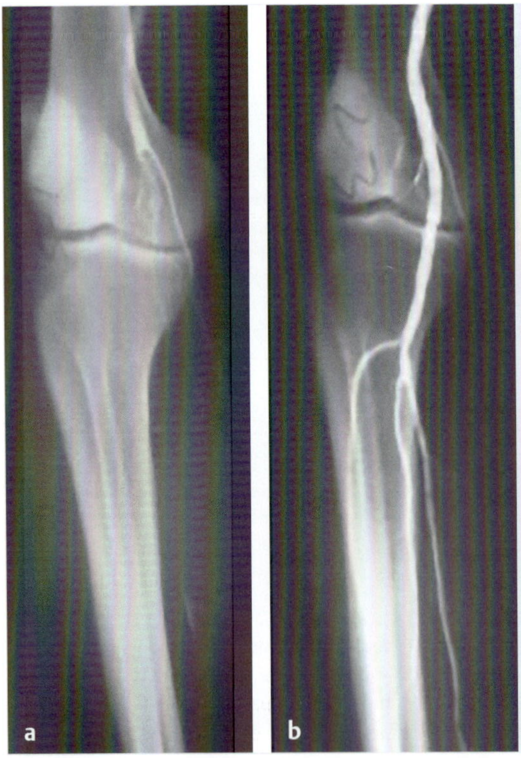

Fig. 8.4 (a) A artéria poplítea corta abruptamente logo acima do joelho secundariamente a uma embolia aguda. Observe que não há fluxo colateral, típico da isquemia aguda do membro. **(b)** Esta lesão foi tratada com sucesso com trombólise, e a imagem de acompanhamento mostra dissolução do coágulo e restauração do fluxo arterial normal para a artéria poplítea. (Fonte: Acute Ischemia of the Lower Extremities. In: Bakal C, Silberzweig J, Cynamon J et al., ed. Vascular and Interventional Radiology. Principles and Practice. 1st edition. Thieme; 2000.)

Independentemente do tratamento escolhido, depois que o coágulo agudo é abordado, podem ocorrer lesão por reperfusão, lesão e síndrome do compartimento. Síndrome do compartimento apresenta dor intensa e inchaço na extremidade afetada. Esses pacientes terão dor intensa, mesmo com flexão dorsal/flexão plantar passiva dos pés. Se a pressão intracompartimental for alta o suficiente, ela pode causar necrose por pressão dos nervos e déficits neurológicos resultantes no membro. Em casos graves, podem ocorrer obstrução venosa e a perda do membro.

A síndrome do compartimento requer uma fasciotomia emergente, indicada apenas pelo diagnóstico. O teste confirmatório só prolongará o tempo de tratamento e aumentará o risco de danos permanentes. Alguns médicos até realizarão uma fasciotomia profilática após o tratamento de um membro isquêmico para evitar a síndrome do compartimento.

Em todos os pacientes com ALI, o evento incitante também precisa ser abordado. Isso inclui terapia médica ideal, em casos de PAD, e tratamento de doença embólica, caso identificada. Os pacientes devem obter um ABI pós-procedimento basal com medidas de pressão segmentar e traçados Doppler, a serem usados para comparação futura. Aqueles que tinham um *bypass* cirúrgico obtêm uma ultrassonografia dupla do enxerto em cada visita de acompanhamento. Velocidades focais aumentadas dentro do enxerto, velocidade de enxerto inferior a 40 cm/s ou queda do ABI maior de 0,15 através do enxerto são pistas para reestenose iminente ou oclusão. Isso exige avaliação adicional com imagem transversal ou angiografia.

8.3 Estenose da Artéria Renal

No caso de pacientes com hipertensão essencial, geralmente, são iniciados anti-hipertensivos, quando a modificação do estilo de vida falhar em controlar adequadamente a pressão arterial. Para aqueles com pressão arterial persistentemente alta, apesar de múltiplos agentes anti-hipertensivos, deve ser considerada hipertensão secundária. Isso inclui hipertensão devida a estenose da artéria renal, insuficiência renal crônica, distúrbios endócrinos, apneia obstrutiva do sono e muitos outros. Como é relevante para este capítulo, a estenose da artéria renal será discutida aqui.

A **estenose da artéria renal (RAS)** costuma ser o resultado da aterosclerose (▶ **Fig. 8.5**). Classicamente, afeta o terço proximal da artéria renal, frequentemente com calcificação vascular associada. A estenose resulta em diminuição do fluxo sanguíneo nos rins e aumento da regulação do sistema renina-angiotensina. O efeito no fluxo é a vasoconstrição sistêmica e hipertensão. Em decorrência da estenose fixa na artéria renal, o aumento da regulação do sistema renina-angiotensina não ocorre proporcionalmente à perfusão da artéria renal, resultando em um nível patológico constante de renina. Outra consequência da diminuição do fluxo sanguíneo renal é a atrofia. Quando esta for unilateral, geralmente existirá uma hipertrofia compensatória do rim contralateral. Se for bilateral, ambos os rins poderão ficar atrofiados e levar à insuficiência renal.

Deve-se suspeitar de estenose da artéria renal em pacientes com hipertensão grave que apresentem um aumento súbito da creatinina sérica após iniciar um inibidor da ACE, aqueles com aterosclerose grave conhecida ou quando a imagem revelar assimetria dos rins. Às vezes, pode apresentar-se agudamente com edema pulmonar em *flash*. Isso acontece como resultado de um sistema renina-angiotensina com regulação aumentada e aumento da retenção de líquidos. O achado de um sopro abdominal também pode ser uma pista, mas nem sempre é detectável.

Tratamento da Estenose da Artéria Renal

O tratamento médico de primeira linha para hipertensão renovascular inclui inibidores da ACE e bloqueadores dos receptores da angiotensina (ARBs). Ao inibir a via renina-angiotensina, o mecanismo que impulsiona a hipertensão é bloqueado. Isso pode parecer contraintuitivo, pois os inibidores da ACE diminuem a taxa de filtração glomerular (GFR) e tendem a aumentar a creatinina sérica. No entanto, o rim contralateral geralmente compensa, e o aumento da creatinina costuma ser insignificante. Contudo, a creatinina precisa ser monitorada quanto a sinais de piora da função renal quando os pacientes com RAS são tratados com um inibidor da ACE ou ARB.

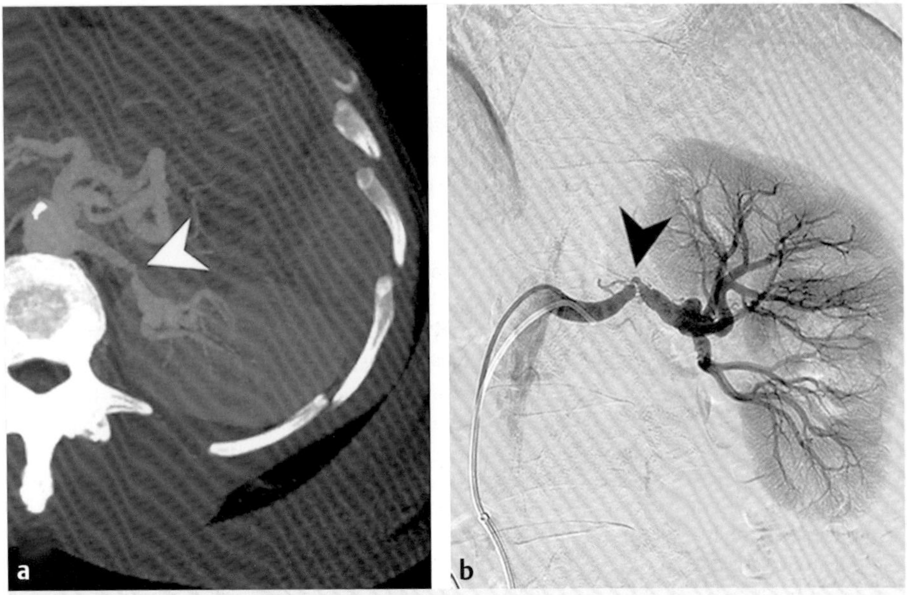

Fig. 8.5 (a) CT e **(b)** imagens angiográficas de uma estenose da artéria renal esquerda. (Imagens fornecidas por cortesia de Matthew Czar Taon, MD, Kaiser Permanente Los Angeles.)

Esses medicamentos devem ser usados com cautela em pacientes com RAS bilateral conhecida. Muitos médicos os evitam completamente, embora não seja uma contraindicação absoluta na doença bilateral. Se um ACE/ARB causar lesão renal, isso geralmente é reversível quando o medicamento é interrompido.

Vários agentes anti-hipertensivos, em geral, são necessários para esses pacientes. Outras classes de medicamentos, incluindo tiazidas, bloqueadores dos canais de cálcio ou betabloqueadores, podem ser adicionadas, conforme necessário. A terapia médica máxima para RAS também inclui o tratamento da hiperlipidemia com modificações de estatina e do estilo de vida (interromper o tabagismo, perder peso e manter controle glicêmico).

No passado, a angioplastia e a colocação de *stents* expansíveis por balão eram comumente usadas para tratar a estenose da artéria renal. Dados mais recentes do estudo CORAL, de Cooper *et al.*, em 2014, mostraram que, na maioria dos pacientes, a terapia endovascular não fornece benefício em longo prazo, em comparação com a terapia medicamentosa ideal, em termos de controle da pressão arterial ou da função renal em longo prazo. Na verdade, o implante de *stent* realmente tem o potencial de piorar a condição de alguns pacientes. Com base nessas evidências, o tratamento atual de escolha para pacientes com RAS é farmacológico e com modificação do estilo de vida.

Quando o tratamento medicamentoso máximo falha ou não é tolerado, revascularização percutânea pode ser considerada. A intervenção também pode ser apropriada em pacientes que sofrem uma queda de GFR clinicamente significativa no tratamento médico ou naqueles com edema pulmonar recorrente.

A angioplastia endovascular com implante de *stent* é o procedimento de escolha, quando é necessária uma intervenção. O implante de *stent* na artéria renal é benéfico em curto prazo, mas a reestenose é comum e, em alguns casos, pode até piorar a estenose. É importante discutir as expectativas com os pacientes de antemão, para que eles entendam a probabilidade de sucesso com o procedimento.

De modo geral, as lesões ostiais requerem a colocação de *stent* expansível por balão, enquanto lesões mais distais na artéria podem ser tratadas somente com angioplastia. Pacientes com *stents* são submetidos à terapia antiplaquetária dupla durante, pelo menos, 3 meses. A ultrassonografia dupla de acompanhamento é feita a cada 6 a 12 meses para monitorar a reestenose. Quando houver reestenose significativa, pode ser necessário repetir a angioplastia ou revestir novamente o *stent*; uma intervenção cirúrgica pode ser necessária em casos refratários.

O tratamento cirúrgico com endarterectomia ou *bypass* proporciona maior desobstrução em longo prazo e tem um benefício mais duradouro, mas não é feito comumente Os pacientes com estenose da artéria renal tendem a apresentar muitas comorbidades, tornando o risco cirúrgico proibitivamente alto. A cirurgia é considerada apenas em pacientes que falharam no tratamento medicamentoso e endovascular.

Embora muito menos comum, a **displasia fibromuscular** (FMD) é outra causa de estenose da artéria renal da qual você deve estar ciente. Os pacientes são classicamente jovens e do sexo feminino, que apresentam hipertensão de início precoce e refratária ao tratamento. Eles, muitas vezes, não têm os fatores de risco tradicionais para a aterosclerose. Nesses pacientes, a suspeita de FMD deve ser alta, e um exame de CTA ou ultrassonografia renal pode ser realizado para confirmar o diagnóstico. A estenose tende a ser média ou distal ao longo da artéria renal e tem uma aparência característica de cordão de contas, embora estenoses isoladas ou aneurismas únicos ou múltiplos também possam ser observados.

A estenose da artéria renal devida à FMD é frequentemente tratada de modo endovascular apenas com angioplastia com balão; *stents* raramente são necessários. Pacientes com FMD também costumam desenvolver envolvimento das artérias carótidas, o que pode levar a sintomas do sistema nervoso central. Eles geralmente fazem uma CTA de cabeça até a pelve para descartar qualquer outra doença arterial concomitante.

8.4 Isquemia Mesentérica

A isquemia intestinal pode apresentar-se como um problema agudo com risco de vida ou como uma condição crônica insidiosa. O tratamento difere dependendo da acuidade e da etiologia.

Isquemia Mesentérica Aguda

Pacientes com **isquemia mesentérica aguda** apresentam início súbito, dor abdominal intensa desproporcional ao exame abdominal. Existem quatro causas principais: oclusão embólica, trombose *in situ*, isquemia mesentérica não oclusiva (NOMI) e trombose venosa mesentérica (▶ **Tabela 8.5**).

A oclusão mesentérica *embólica* ocorre quando um êmbolo, tipicamente do coração, oclui uma artéria visceral, com a artéria mesentérica superior (SMA) mais comumente afetada. Na *trombose da artéria mesentérica*, os pacientes geralmente já apresentam aterosclerose mesentérica crônica subjacente e dor abdominal pós-prandial (angina abdominal). A *NOMI* resulta de um estado de baixo fluxo relacionado à terapia vasopressora ou à hipotensão, comum no ambiente de terapia intensiva. A *trombose venosa mesentérica* ocorre em pacientes com hipercoagulabi-

Tabela 8.5 Causas e tratamento de isquemia mesentérica aguda

Causas de isquemia mesentérica aguda	Tratamento
Embolia	Embolectomia cirúrgica
Trombose arterial mesentérica	*Bypass* de vasos mesentéricos com veia autógena
Isquemia mesentérica não oclusiva	Vasodilatadores orientados por cateter em vasos espasmódicos
Trombose venosa mesentérica	Correção do estado de hipercoagulabilidade, possivelmente trombectomia ou TIPS

lidade e resulta em isquemia por obstrução do fluxo venoso, edema intestinal e diminuição da perfusão intestinal.

O paciente típico apresenta dor abdominal grave de início agudo, mas com um exame relativamente benigno. Os testes de laboratório podem mostrar uma leve leucocitose e um ligeiro aumento no ácido lático, mas, às vezes, nem isso. Um alto nível de suspeita é necessário para identificar e tratar esses pacientes em tempo hábil. Portanto, a isquemia mesentérica aguda deve ser incluída no diagnóstico diferencial para todos os casos de dor abdominal de início agudo.

Pacientes com isquemia mesentérica aguda, independentemente da etiologia subjacente, devem iniciar antibióticos de amplo espectro e anticoagulação (a menos que o paciente esteja sangrando ativamente ou tenha sofrido colite isquêmica por hipoperfusão). A modalidade de imagem de escolha para casos suspeitos é CTA. Pode ser realizada rapidamente e está amplamente disponível. A ultrassonografia mesentérica dupla é uma alternativa, embora a avaliação seja frequentemente limitada por constituição física e incidências obscurecidas pelos gases intestinais dos vasos.

O exame abdominal do paciente determina a urgência da próxima etapa. À medida que a isquemia progride, o nível de ácido lático e a contagem de glóbulos brancos aumentam. O desenvolvimento de sinais peritoneais requer uma ida emergencial ao centro cirúrgico para laparotomia exploratória e avaliação da viabilidade intestinal.

Na isquemia mesentérica aguda secundária à embolia, são preferidas laparotomia exploratória e embolectomia aberta. Se o problema for decorrente de trombose aguda-crônica, e se o paciente estiver estável sem sinais peritoneais, a trombólise direcionada por cateter do vaso mesentérico ocluído é uma opção. Isso é controverso, uma vez que a viabilidade intestinal não pode ser determinada por uma abordagem endovascular. Em muitas instituições, esses pacientes ainda vão ao centro cirúrgico para um *bypass*.

No cenário agudo, o papel da IR é mais estabelecido para a NOMI, na qual a infusão de vasodilatadores orientada por cateter (papaverina etc.) pode ser usada para aumentar a perfusão mesentérica.

Isquemia Mesentérica Crônica

A **isquemia mesentérica crônica** (CMI) é quase sempre devida à aterosclerose arterial visceral. Para pacientes com CMI, os sintomas tipicamente não se desenvolvem até que duas das três artérias mesentéricas (celíaca, SMA e artéria mesentérica inferior [IMA]) estejam estenóticas ou ocluídas. Isso ocorre porque a extensa rede de vias colaterais geralmente pode fornecer fluxo suficiente para manter a perfusão adequada, se apenas uma artéria for afetada. Uma vez que duas artérias sejam afetadas, essa compensação de fluxo colateral é inadequada, e os sintomas se desenvolvem. O embargo disso é a doença da SMA, que pode causar isquemia mesentérica crônica isolada.

Pacientes com CMI tipicamente apresentam dor abdominal pós-prandial grave logo após a refeição, com duração de 30 a 60 minutos. Eles tendem a desenvolver "medo alimentar", evitando a ingestão oral e, muitas vezes, perdendo uma quantidade significativa de peso. Assim como na isquemia mesentérica aguda, a CTA é o estudo inicial de escolha, sendo a ultrassonografia abdominal outra opção.

O tratamento é feito quando a doença interfere na qualidade de vida e resulta em perda de peso. Na maioria dos centros, revascularização endovascular com angioplastia e implante de *stent* é o tratamento de escolha para CMI, por vezes, realizada por uma abordagem cirúrgica. Uma meta-análise de 2015, de Cai *et al.* descobriu que, apesar da menor morbidade/mortalidade periprocedural associada à revascularização endovascular, houve uma taxa de recorrência de 3 anos mais alta em pacientes tratados dessa forma em comparação com aqueles tratados com cirurgia.

A cirurgia de *bypass* arterial é considerada em pacientes mais jovens e bons candidatos à cirurgia, dada a durabilidade desse tratamento. Dito isso, o *bypass* mesentérico é um procedimento complicado e de alto risco. A maioria dos especialistas vasculares opta primeiramente por uma abordagem endovascular quando possível.

Após a revascularização, os pacientes com *stent* devem ser submetidos à terapia antiplaquetária e estatina, se já não foi iniciada, com ultrassonografia dupla de acompanhamento realizada a cada 6 a 12 meses para monitorar a presença de reestenose.

Síndrome do Ligamento Arqueado Mediano

A **síndrome do ligamento arqueado mediano** (MALS) é uma causa rara de CMI e ocorre quando o eixo celíaco é comprimido pelo ligamento arqueado mediano. Esse ligamento é a conexão curva e ligamentar entre os dois pilares diafragmáticos. A compressão arterial significativa dessa estrutura, provavelmente, ocorre com mais frequência do que imaginamos, mas é clinicamente silenciosa, na maioria dos pacientes.

A apresentação clínica da MALS é a dor pós-prandial e a perda de peso. Um sopro abdominal pode ser ouvido. A maioria dos pacientes é inicialmente submetida a uma bateria de exames e endoscopias, dos quais todos tendem a ser negativos em um paciente com MALS típica. A CTA é obtida quando há suspeita de doença vascular subjacente ou quando inúmeros outros testes falharam em dar o diagnóstico. A MALS costuma ser um achado de imagem sutil, que pode passar despercebido, a menos que seja especificamente procurado. Na CTA, haverá ausência de doença aterosclerótica e, às vezes, estenose focal com denteação ao longo do aspecto superior do tronco celíaco, mais facilmente visível nas reconstruções sagitais (▶**Fig. 8.6**).

A ultrassonografia abdominal com medição das velocidades de pico dos vasos pode ser realizada para confirmar o diagnóstico de MALS. Manobras respiratórias durante a realização da ultrassonografia são essenciais. A inspiração (achatamento do diafragma e diminuição da tensão no ligamento arqueado mediano) resulta em melhora da compressão celíaca, enquanto a

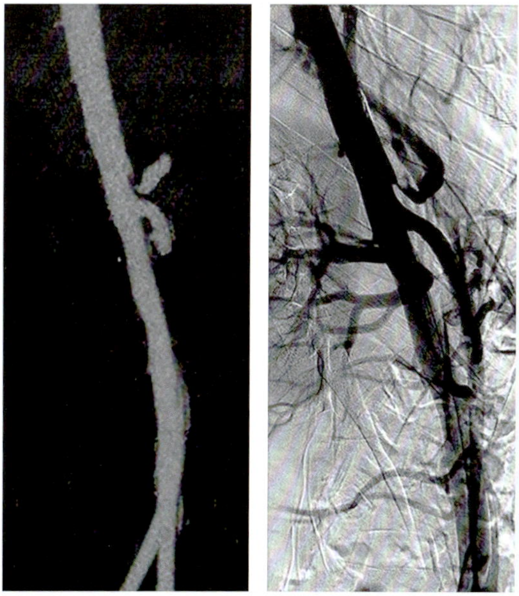

Fig. 8.6 A síndrome do ligamento arqueado mediano é mais facilmente vista em imagens sagitais, que mostrarão uma configuração semelhante a um gancho com denteação superior do eixo celíaco no seu ponto de partida.

expiração (diafragma para cima e aumento da tensão no ligamento arqueado mediano) resulta em piora da compressão. Não se espera que a inspiração/expiração afete as velocidades máximas dos vasos na doença aterosclerótica.

Pacientes assintomáticos ou pacientes com MALS descoberto acidentalmente não necessitam de tratamento. Para pacientes sintomáticos, o tratamento de primeira linha para MALS é a descompressão cirúrgica dividindo o ligamento arqueado. Se a cirurgia não aliviar os sintomas, o implante de *stent* endovascular pode ser considerado.

8.5 Doença Aneurismática

As artérias são consideradas aneurismáticas quando o diâmetro é 1,5 vez maior que o dos segmentos normais adjacentes ou o de controles correspondentes à idade. A formação de um aneurisma envolve três processos patológicos: proteólise, inflamação e apoptose de células musculares lisas. As alterações na composição da parede vascular resultam em perda da força da parede e dilatação das três camadas da parede arterial – um verdadeiro aneurisma. Em contraste, um pseudoaneurisma geralmente envolve trauma na parede do vaso, com sangue contido em apenas 1-2 camadas da parede do vaso, frequentemente na adventícia.

Dependendo do tamanho, os aneurismas apresentam um risco de ruptura devida à fraqueza inerente da parede. Aneurismas maiores podem comprimir estruturas adjacentes e resultar em dor, déficits neurológicos ou apresentar massas pulsáteis e palpáveis.

Aneurismas Aórticos Abdominais

Conforme nossa população envelhece, a incidência de doença aneurismática da aorta tem aumentado. Felizmente, o tratamento melhorou significativamente desde as técnicas invasivas de ligação da aorta descobertas na década de 1920. Apenas em 1991 os primeiros procedimentos de reparo de aneurisma endovascular (EVAR) minimamente invasivos foram introduzidos.

Mesmo com os avanços nos cuidados, a ruptura do **aneurisma de aorta abdominal** (AAA) continua associada a alta mortalidade. Aproximadamente metade dos pacientes com AAA rompido morre antes de chegar ao hospital. Por esse motivo, a detecção precoce e o tratamento de aneurismas com risco de ruptura são de grande importância.

A história natural dos AAAs envolve três estágios: desenvolvimento, expansão e, por fim, ruptura. O único fator de risco modificável associado à progressão é o tabagismo. Outros fatores de risco incluem idade superior a 65 anos, sexo masculino, histórico familiar e hipertensão.

AAAs são variáveis com relação ao tamanho e ao crescimento. Alguns aumentam progressivamente ao longo do tempo, enquanto outros passam por curtos períodos de rápida expansão, permanecendo estáveis entre esses períodos. O risco de ruptura está diretamente correlacionado com o aumento do tamanho do aneurisma, particularmente quando este for maior que 5,5 cm, e naqueles pacientes que continuam a fumar. Aneurismas com menos de 5 cm de diâmetro apresentam um risco relativamente baixo de ruptura, exceto aqueles que estão se expandindo rapidamente.

Imagem e Tratamento de Aneurismas da Aorta Abdominal

A USPSTF recomenda a ultrassonografia para AAAs em todos os homens com idades entre 65 e 75 anos que já fumaram. O diâmetro da aorta abdominal maior do que 3 cm costuma ser considerado aneurismático. A ultrassonografia tem excelente sensibilidade e especificidade para a detecção de AAA, mas as medidas da aorta não são precisas. Achados anormais podem ser avaliados com imagens transversais (geralmente CTA), quando necessário, para o planejamento do tratamento. Além do tamanho do aneurisma, também é importante determinar o quanto da aorta está envolvida, se as artérias ilíacas estão envolvidas e caracterizar o colo do aneurisma.

Para pacientes assintomáticos diagnosticados por exame ou um achado acidental, o tratamento é conduzido pelo risco de ruptura do aneurisma. Aneurismas menores que 5,5 cm podem

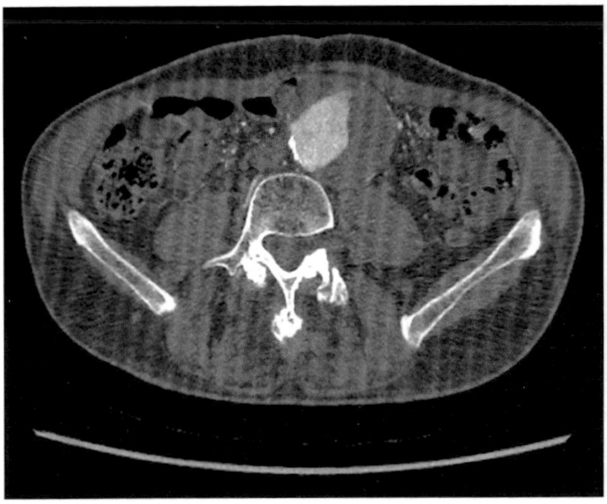

Fig. 8.7 CT do abdome mostrando uma aorta aneurismática com formação de trombo mural. (Imagem fornecida por cortesia de Matthew Czar Taon, MD, Kaiser Permanente Los Angeles.)

ser acompanhados com ultrassonografia de acompanhamento ou, às vezes, tomografia computadorizada (▶**Fig. 8.7**). Atualmente não há consenso sobre o cronograma exato de acompanhamento, mas, de modo geral, um aneurisma com tamanho menor que 4 cm pode ser acompanhado com ultrassonografia repetida a cada 2 a 3 anos, e entre 4 e 5,4 cm requerem acompanhamento ultrassonográfico a cada 6 a 12 meses. Muitos especialistas realizam CTA em vez de ultrassonografia, uma vez que um aneurisma foi identificado, pela variabilidade inerente dependente do operador com a ultrassonografia.

Qualquer coisa maior que 5,5 cm em homens e 5 cm em mulheres é uma indicação para o reparo eletivo dos AAAs assintomáticos. A expansão rápida do saco aneurismático (> 0,5 cm/ano) é outra indicação para o reparo eletivo, independentemente do tamanho. Alguns achados adicionais, incluindo grandes aneurismas arteriais periféricos ou a presença de PAD significativa (que pode comprometer uma futura abordagem de reparação do aneurisma), podem favorecer a escolha do reparo eletivo.

Pacientes abaixo do limiar para reparo eletivo devem ser tratados clinicamente, com o objetivo de retardar a taxa de crescimento do aneurisma e diminuir os riscos associados à doença cardiovascular, particularmente o tabagismo.

A triagem é uma maneira eficaz de detectar AAA na população de alto risco e identificar aqueles que mais se beneficiarão com a reparação. Infelizmente, o exame de imagem é subutilizado, sendo procurado apenas em cerca de 1% de todos os pacientes elegíveis. Sem o benefício do exame de imagem, muitos pacientes com AAA não serão diagnosticados até se tornarem sintomáticos ou sofrerem ruptura.

Os pacientes com AAA sintomático e *não rompido* podem apresentar sintomas relacionados ao efeito de massa do saco aneurismático, compressão de estruturas adjacentes e, ocasionalmente, isquemia aguda do membro devida a tromboembolismo proveniente do aneurisma.

Para os pacientes com AAA *rompido* que sobrevivem tempo suficiente para chegar ao pronto-socorro, a apresentação típica inclui taquicardia, hipotensão, distensão abdominal e dor irradiada para o flanco. Eles passam inicialmente por uma triagem, como outros tipos de hemorragia interna. Se estiverem estáveis o suficiente para uma CT, uma varredura rápida ajudará a confirmar o diagnóstico e será útil para fins pré-operatórios. Pacientes instáveis são preparados para uma laparoscopia exploratória sem imagem. Uma ultrassonografia no leito, muitas vezes, é suficiente para confirmar um AAA rompido, se houver incerteza. Entretanto, hipotensão permissiva com uma pressão arterial sistêmica inferior a 90 costuma ser a meta.

A diferenciação entre ruptura da aorta e aneurisma aórtico sintomático não rompido por meio de sintomas clínicos, por si só, pode não ser confiável, por isso é importante errar pelo excesso de cautela, quando houver incerteza.

As opções para reparação de AAA incluem uma abordagem cirúrgica ou endovascular. O reparo aberto da aorta é um procedimento tecnicamente desafiador, com altas morbidade e mortalidade. Envolve a exposição da aorta, a obtenção do controle proximal e distal do vaso e a substituição da porção aneurismática por um enxerto protético. **EVAR**, a alternativa minimamente invasiva para a reparação cirúrgica, é agora o tratamento de primeira linha amplamente aceito para candidatos apropriados (**Boxe de Procedimento 8.3**). O objetivo do EVAR é criar um lacre proximalmente, acima do saco aneurismático, e distalmente, em cada artéria ilíaca, excluindo completamente o fluxo para o saco aneurismático (▸**Fig. 8.8**).

Comparado à reparação aberta, o EVAR tem um tempo médio de procedimento menor, menos perda de sangue e menores morbidade e mortalidade perioperatórias. O EVAR pode não ser possível em pacientes com anatomia vascular inadequada para endoenxertos, dependendo das recomendações específicas do fabricante do dispositivo.

Considerações anatômicas gerais, ao se determinar a adequação do EVAR, incluem as seguintes:

1. Comprimento do colo aórtico proximal (segmento entre a artéria renal mais caudal e o aspecto superior do saco aneurismático).
2. Ângulo entre o topo do saco aneurismático e a aorta suprarrenal.
3. Diâmetro/comprimento da aorta distal.
4. Diâmetro/comprimento da artéria ilíaca.

Cada dispositivo tem seus próprios limites para essas considerações anatômicas.

Após um EVAR, o tratamento médico visa manter a desobstrução do enxerto e diminuir o risco geral associado à doença cardiovascular, de forma semelhante ao tratamento usado para pacientes com doença vascular periférica. A duração da terapia antiplaquetária após EVAR não está firmemente estabelecida.

As complicações pós-operatórias podem incluir trombose do enxerto, fratura do enxerto, migração ou perfuração e *endoleaks* (▸**Tabela 8.6**). Os ***endoleaks*** permitem que o sangue entre no saco do aneurisma excluído (▸**Fig. 8.9**). Isso pode ocorrer de cinco maneiras diferentes (▸**Tabela 8.7**).

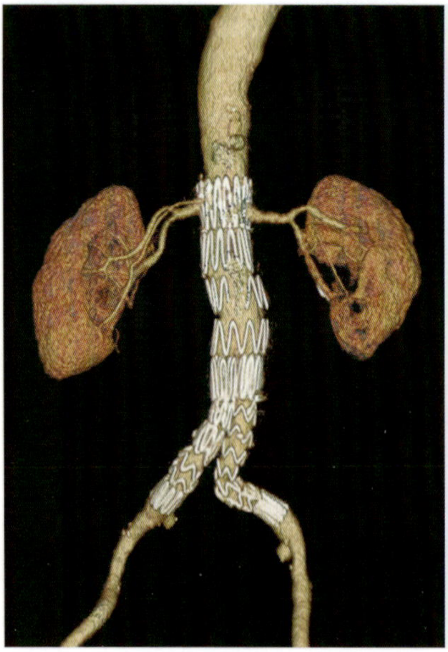

Fig. 8.8 Reconstrução tridimensional mostrando um aneurisma da aorta abdominal tratado com um EVAR. É mostrado o enxerto endoprotético com membros ilíacos bilaterais. (Imagem fornecida por cortesia de Matthew Czar Taon, MD, Kaiser Permanente Los Angeles.)

Boxe de Procedimento 8.3: Reparo de Aneurisma Endovascular

O reparo endovascular do AAA é um método menos invasivo para diminuir o risco de crescimento, ruptura e morte do aneurisma. Substituiu técnicas cirúrgicas abertas, em muitos centros, para pacientes candidatos a essa técnica. Imagens de corte transversal pré-procedimento com CTA ou MRA são obrigatórias para garantir acesso apropriado aos vasos, delinear as características da zona de reparação e selecionar os enxertos ideais que devem estar disponíveis no momento do procedimento. Além disso, os pacientes devem estar dispostos a se submeter a um acompanhamento vitalício para o desenvolvimento de complicações tardias do reparo endovascular.

Embora existam vários dispositivos utilizados para EVAR no mercado, cada um com seus próprios protocolos processuais específicos, em geral, as etapas são as mesmas para a maioria dos dispositivos. O procedimento começa com acesso femoral bilateral comum; dado o tamanho das bainhas necessárias para essas técnicas, os vasos podem precisar ser fechados previamente com dispositivos de fechamento mediados por sutura, ou, do contrário, uma diminuição femoral precisará ser realizada. Um aortograma é realizado para identificar as artérias renais, as zonas de reparação proximal e distal e para confirmar os comprimentos de enxerto previamente medidos. Em seguida, os locais de arteriotomia são dilatados, e as bainhas definitivas são introduzidas sobre fios-guias rígidos. A artéria ipsolateral é o local por onde o corpo principal da endoprótese será introduzido, e esse lado geralmente requer uma bainha substancialmente maior do que o acesso contralateral.

Imediatamente antes da inserção do dispositivo, inicia-se a anticoagulação sistêmica com heparina intravenosa. O corpo principal do dispositivo, então, é introduzido sobre um fio-guia rígido e posicionado para fixação suprarrenal ou infrarrenal, com a porção coberta de tecido logo distal à artéria renal mais baixa e o corpo principal cuidadosamente implantado, para expor o portão ilíaco contralateral (uma abertura no corpo principal na qual o membro ilíaco contralateral é implantado). Um fio-guia e um cateter são usados para canular o portão a partir da bainha arterial femoral contralateral, o que ocasionalmente pode ser bastante difícil pela tortuosidade do vaso e pelo tamanho do aneurisma. O enxerto de membro contralateral é implantado sobre um fio-guia rígido. Quando o enxerto de membro ilíaco contralateral é implantado através do portão, deve haver um pequeno segmento de sobreposição entre o corpo principal e o membro contralateral. Depois, o enxerto é moldado na zona ilíaca proximal e na zona ilíaca distal usando-se cateteres-balão.

Em alguns casos, as artérias ilíacas comuns também são aneurismáticas, exigindo a extensão de um ou ambos os membros ilíacos para as artérias ilíacas externas e cruzando as ilíacas internas. Se isso for necessário somente em um lado, a ilíaca interna pode ser embolizada proximalmente com espirais ou plugues (para evitar o desenvolvimento de um *endoleak*), e o enxerto-*stent* se estende até a ilíaca externa. Os operadores devem garantir que a artéria ilíaca interna contralateral esteja desobstruída, se isso for feito para diminuir o risco de isquemia para os órgãos pélvicos. Se ambas as ilíacas internas tiverem de ser cobertas em razão de doença aneurismática ilíaca comum, podem ser usados dispositivos ramificados laterais ilíacos bifurcados em lugar das configurações convencionais de tubo-enxerto retas, que mantêm o fluxo para as ilíacas internas enquanto ainda cobrem a totalidade dos aneurismas ilíacos.

No fim da colocação do enxerto, deve-se realizar uma angiografia para garantir o posicionamento adequado e a vedação do enxerto (▸ **Fig. 8.10**). Por fim, os locais de arteriotomia são fechados usando-se suturas, outros dispositivos de fechamento ou técnicas cirúrgicas, se uma diminuição foi utilizada.

Tabela 8.6 Complicações após um reparo de aneurisma endovascular

Complicações relacionadas ao acesso	**Complicações relacionadas ao enxerto**
• Pseudoaneurisma da artéria femoral • Hematoma retroperitoneal • Fístula arteriovenosa • Trombose aguda da artéria acessada	• Oclusão da artéria mesentérica superior ou renal pelo enxerto-*stent* • Insuficiência renal, síndrome do compartimento abdominal

Tabela 8.7 *Endoleaks*

Endoleak	**Descrição**	**Tratamento**
Tipo I	Fechamento pouco ideal nos locais de conexão do endoenxerto, permitindo que o sangue entre no saco do aneurisma	Implantar outro enxerto-*stent* para fechar o defeito
Tipo II	Vasos ramificados permitem o preenchimento do saco de aneurisma. O *endoleak* mais comum	Embolização transarterial dos vasos ramificados ou punção direta do saco de aneurisma e espiral, ou possivelmente embolização embólica líquida
Tipo III	Vazamentos de sangue no saco do aneurisma através de defeitos do enxerto-*stent* (entre os componentes modulares sobrepostos ou através de um buraco no próprio enxerto-*stent*)	*Stent* colocado sobre o defeito
Tipo IV	Sangue vaza no saco através do próprio material do enxerto-*stent*	Nenhum, geralmente se resolve sozinho
Tipo V	"Endotensão"; sangue entra no saco do aneurisma sem uma causa óbvia. Endotensão só pode ser diagnosticada depois de se excluir todas as outras causas	Nenhum bom tratamento

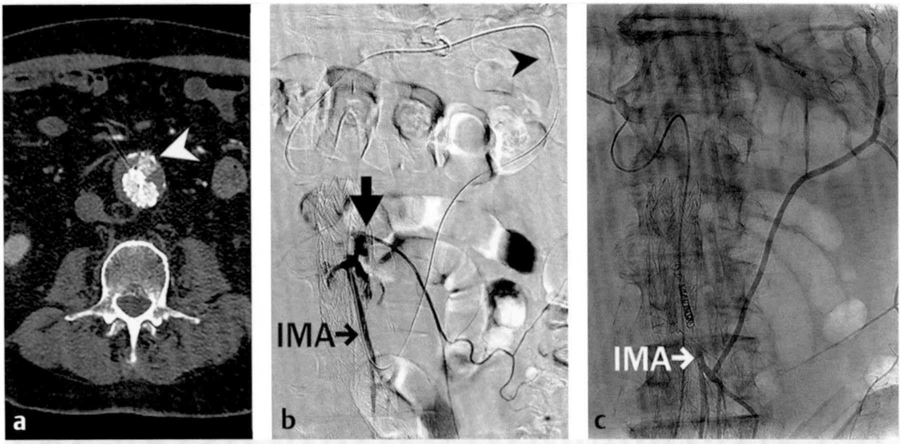

Fig. 8.9 **(a)** Uma CT de acompanhamento em um paciente de 74 anos de idade, após correção de aneurisma endovascular, mostra acúmulo de contraste dentro do saco aneurismático. **(b)** Arteriografia mesentérica superior demonstrando fluxo de contraste através do arco de Riolan (*ponta da seta*) e na artéria mesentérica inferior (IMA), onde havia preenchimento retrógrado do saco aneurismático (*seta*), compatível com *endoleak* tipo II. **(c)** Após a embolização em espiral da IMA proximal, o angiograma subsequente mostra o desaparecimento do vazamento.

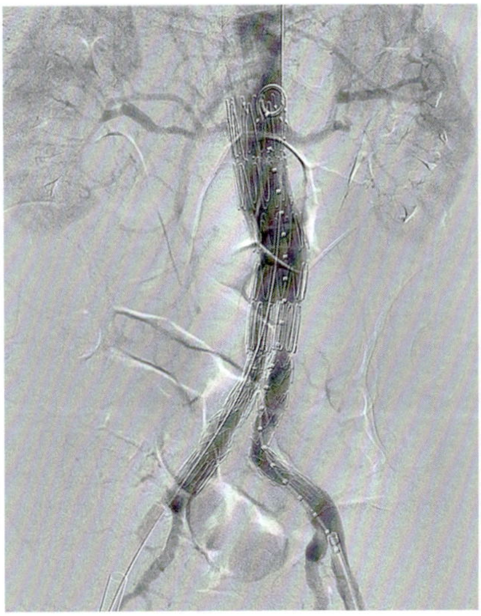

Fig. 8.10 Reparo bem-sucedido de aneurisma endovascular com endoprótese posicionada na aorta e *stents* ilíacos posicionados nas artérias ilíacas. Uma injeção de contraste opacifica apenas o endoenxerto e os membros ilíacos sem opacificação do saco aneurismático. A endoprótese excluiu com sucesso o saco do aneurisma da circulação. (Imagem fornecida por cortesia de Matthew Czar Taon, MD, Kaiser Permanente Los Angeles.)

Além disso, se o *stent*-enxerto coberto é implantado sobre os óstios da artéria renal, o paciente pode sofrer isquemia renal e insuficiência renal subsequente.

Após o EVAR, os pacientes normalmente realizam exames de tomografia computadorizada de acompanhamento em 1, 6 e 12 meses, após o procedimento, e anualmente, a partir de então.

Escolhendo EVAR *versus* Cirurgia para AAA

Para pacientes assintomáticos em risco com AAAs nos quais o limiar para reparação eletiva foi atingido, um EVAR eletivo é o procedimento de escolha. No entanto, o reparo aórtico aberto deve ser fortemente considerado em certos casos, como em pacientes mais jovens e mais saudáveis, pois eles podem se beneficiar da diminuição dos requisitos de acompanhamento e, potencialmente, do aumento da durabilidade em longo prazo.

Tradicionalmente, todos os pacientes com AAAs rompidos vão ao centro cirúrgico para uma reparação aberta. Conforme a especialização endovascular aumenta, mais e mais instituições estão tratando esses pacientes de modo endovascular, em um centro cirúrgico híbrido, com bons resultados. Há pesquisas em andamento comparando EVAR com cirurgia para AAAs rompidos.

Aneurismas da Aorta Torácica

Como acontece com a contraparte abdominal, **aneurismas da aorta torácica** (TAAs) estão aumentando em prevalência em todo o mundo e carregam um alto risco de morbidade e mortalidade. Os TAAs estão sendo, cada vez mais, tratados com técnicas endovasculares.

O diâmetro da aorta torácica varia por segmento, normalmente diminuindo de proximal para distal. Geralmente, os seios da aorta medem cerca de 3,5 a 4 cm, enquanto a aorta ascendente e a aorta descendente média têm cerca de 2,5 a 3 cm de diâmetro. Considera-se aneurismático quando o diâmetro for 50% maior que o normal.

Os TAAs são classificados de acordo com a localização. Os TAAs ascendentes se estendem da raiz da aorta até a artéria braquiocefálica direita. Os TAAs do arco aórtico, por definição, incluem os vasos braquiocefálicos. Os TAAs descendentes surgem distalmente à artéria subclávia esquerda.

Os TAAs, por si só, não costumam causar sintomas e podem permanecer indetectáveis por longos períodos, apenas diagnosticados acidentalmente. Os TAAs grandes podem causar sintomas relacionados ao efeito de massa. Os nervos que percorrem o mediastino podem ficar comprimidos (nervos vago, frênico, recorrente da laringe etc.), com déficits neurológicos associados. A regurgitação aórtica pode ocorrer, quando há dilatação da raiz da aorta. Apresentações agudas de TAAs incluem dissecção e ruptura da aorta torácica.

Tratamento dos Aneurismas da Aorta Torácica

Uma vez que o paciente apresente o aneurisma, seja acidentalmente ou na presença de sintomas, a localização e o tamanho são considerados. Esses pacientes tendem a apresentar outros aneurismas arteriais, portanto deve-se considerar o rastreamento destes.

Em geral, os seguintes pacientes devem ser submetidos à avaliação para reparo: (1) todos os TAAs sintomáticos, (2) pacientes assintomáticos com TAA *ascendente* maior que 5 cm ou TAA *descendente* maior que 6 cm, (3) pacientes assintomáticos com expansão rápida (> 0,5 cm/ano) e (4) pacientes assintomáticos com TAAs e uma condição genética predisponente associada (p. ex., Marfan ou Ehlers-Danlos). Os TAAs devem ser examinados com CTA ou MRA para mapear as dimensões e a anatomia da aorta. Pacientes mais jovens também podem ser submetidos a testes genéticos para verificar se há distúrbios do tecido conjuntivo.

As opções de tratamento para TAAs incluem tratamento conservador, reparo cirúrgico e endovascular. A escolha é baseada no tamanho do aneurisma, na localização e na presença de sintomas.

Os TAAs assintomáticos que não se enquadram nas categorias de tratamento citadas são tratados de forma conservadora. Isso inclui controle da pressão arterial com um beta-bloqueador, terapia com estatinas e imagens transversais seriadas a cada 6 a 12 meses, para monitorar se houve expansão.

Se o paciente está sendo avaliado para reparação, a escolha da cirurgia *versus* reparo endovascular depende mais da localização do aneurisma. Um paciente instável com TAA rompido vai para o centro cirúrgico. Todos os TAAs *ascendentes* e assintomáticos também vão para o centro cirúrgico para reparação cirúrgica. A avaliação pré-operatória para o reparo eletivo do TAA é extensa e está além do escopo deste livro.

A reparação de TAA *descendente* é passível de reparo endovascular com um EVAR torácico (TEVAR) (semelhante a um EVAR). Novas tecnologias (endopróteses ramificadas) estão tornando os TEVAR cada vez mais viáveis.

Dissecções da Aorta

As **dissecções da aorta** ocorrem quando uma ruptura permite que o sangue se acumule dentro da parede do vaso. A apresentação pode ser dramática, mais comumente em pacientes idosos, hipertensos e que se queixam de dor torácica que irradia para as costas.

Quando os pacientes se apresentam na emergência com esse tipo de dor torácica, uma dissecção deve estar sempre no diferencial. Um exame urgente do MI é realizado e, geralmente, é negativo. Nesse ponto, a maioria dos médicos deve ter um alto grau de suspeita de uma dissecção, especialmente em pacientes de alto risco. Os fatores de risco incluem hipertensão, homens na faixa dos 50 ou 60 anos de idade, tabagistas, doença do tecido conjuntivo, TAA conhecido e aqueles com problemas na válvula aórtica.

Se o paciente estiver estável, uma CTA do tórax deve ser obtida. Um estudo positivo demonstrará um retalho de dissecção com luz verdadeira e falsa. O retalho de dissecção deve ser avaliado quanto à extensão superior e inferior, a rupturas de entrada visíveis e determinação da origem dos vasos do ramo aórtico a partir da luz verdadeira ou falsa. Em pacientes instáveis, a ecocardiografia transesofágica no leito pode ser realizada para confirmar o diagnóstico.

Dois esquemas de classificação comumente usados são a classificação de Stanford e a classificação de DeBakey. Elas são parecidas, mas a classificação de Stanford é mais comumente usada.

- Stanford A → aorta ascendente e arco aórtico.
- Stanford B → aorta descendente.
- DeBakey tipo 1 → aorta ascendente e arco aórtico; pode envolver aorta descendente.
- DeBakey tipo 2 → somente aorta ascendente.
- DeBakey tipo 3 → somente aorta descendente.

O primeiro passo em *todas* as dissecções agudas é a redução da pressão arterial com o objetivo de limitar a extensão da dissecção. Os betabloqueadores intravenosos são o medicamento de escolha. O nitroprussiato pode ser adicionado, se o controle adicional da pressão arterial for necessário, mas somente após administrar os betaloqueadores. Iniciar um vasodilatador sem betabloqueador pode causar taquicardia reflexa e, potencialmente, aumento do estresse da parede dos vasos.

O próximo passo é decidido pelo tipo de dissecção e pela presença ou ausência de características complicadoras. Ambas as dissecções tipo A e B podem ser complicadas pela síndrome de má perfusão, se a dissecção se estender até as artérias ramificadas ou ocluídas. Outras características complicadoras incluem pressão arterial alta não controlada, dor nas costas refratária incessante ou ruptura.

As dissecções tipo A de Stanford requerem intervenção cirúrgica imediata. Os detalhes da cirurgia não serão discutidos aqui; apenas saiba que, dependendo de quais estruturas adicionais estejam envolvidas (válvula aórtica, dissecção estendendo-se para as artérias coronárias/ramos arteriais do arco aórtico etc.), podem ser necessários procedimentos cirúrgicos adicionais, como *bypasses* arteriais ou substituição da válvula aórtica. O reparo endovascular puro, atualmente, não tem função nas dissecções tipo A. Algumas instituições estão usando um procedimento híbrido para tratar dissecções tipo A, chamadas de "reparo do tronco de elefante congelado". Para esse procedimento, a dissecção da aorta ascendente é reparada cirurgicamente, seguida de implantação de uma endoprótese torácica para lidar com a dissecção da aorta descendente.

As dissecções *complicadas* do tipo B também requerem intervenção, com reparo cirúrgico ou endovascular. O uso de enxertos de *stents* endovasculares torácicos apresenta uma opção menos mórbida e minimamente invasiva. O TEVAR é realizado de forma semelhante ao EVAR, e muitas das mesmas complicações pós-operatórias podem ocorrer. Além disso, esteja ciente de algumas complicações pós-TEVAR mais graves. Os TEVAR podem resultar em dissecção tipo A retrógrada, podendo ocorrer acidente vascular cerebral/paralisia, se o enxerto-*stent* cobrir muitas artérias intercostais/lombares, comprometendo a irrigação arterial espinal. Uma maneira de reduzir a isquemia da coluna espinal é inserir um dreno lombar antes de um TEVAR. Ao reduzir o volume e a pressão do CSF, o fluxo sanguíneo da medula espinal é aumentado.

As dissecções *não complicadas* do tipo B, por outro lado, podem ser tratadas de forma medicamentosa. O objetivo é diminuir o estresse da parede e impedir que a dissecção se estenda ou cause uma ruptura catastrófica. Os betabloqueadores intravenosos devem ser titulados para uma frequência cardíaca-alvo de 60 e pressão arterial sistólica de 120. Outros vasodilatadores podem ser adicionados, se o betabloqueador não for suficiente. Esses pacientes são observados de perto, na maioria das vezes em um ambiente de ICU.

Aneurismas das Artérias Visceral e Periférica

Exceto a aorta, as artérias mais comumente afetadas por aneurismas arteriais são as artérias ilíacas, poplíteas e esplênicas. Muitos pacientes com aneurismas permanecem assintomáticos por longos períodos, e é importante incluir uma avaliação para aneurismas da artéria poplítea/ilíaca ao realizar um exame vascular em pacientes com doença vascular periférica. Infelizmente, muitos aneurismas arteriais são detectados somente após a ruptura. Aneurismas arteriais periféricos nas artérias poplíteas ou ilíacas apresentam risco adicional de trombose e embolização relacionadas ao aneurisma.

Aneurismas da artéria ilíaca ocorrem comumente junto com AAAs e compartilham os mesmos fatores de risco para o desenvolvimento. A história natural dos aneurismas da artéria ilíaca é semelhante à dos AAAs; eles se expandem progressivamente ao longo do tempo, aumentando o risco de ruptura. Aneurismas da artéria ilíaca assintomáticos, às vezes, são detectados no exame como uma massa inguinal palpável e pulsátil. Quando detectada, a avaliação adicional costuma ser realizada com CTA. A ultrassonografia costuma ser de valor limitado, dada a profundidade e curvatura das artérias ilíacas em muitos pacientes.

Pacientes sintomáticos podem apresentar-se após uma ruptura com dor aguda na virilha e hipotensão; essa é uma emergência cirúrgica. Menos comumente, os aneurismas da artéria ilíaca podem causar sequelas tromboembólicas ou compressivas. Todos os pacientes sintomáticos precisam de tratamento. O tratamento também é indicado para aneurismas da artéria ilíaca assintomáticos maiores que 3 cm ou se um aneurisma com menos de 3 cm estiver se expandindo rapidamente.

A reparação endovascular com colocação de enxerto-*stent* através do aneurisma tornou-se a técnica aceita para tratar pacientes assintomáticos ou estáveis com aneurismas ilíacos comuns ou externos. Se a morfologia do aneurisma for tal que o enxerto-*stent* precise ser colocado através da artéria ilíaca interna, a embolização por espiral profilática da artéria ilíaca interna deve ser feita primeiramente. Isso é para evitar um *endoleak* tipo 2. Dispositivos de enxerto-*stent* ilíaco bifurcado ou reparação cirúrgica também podem ser considerados, se houver desejo de preservar o fluxo arterial pélvico máximo e a embolização da artéria ilíaca interna for adiada.
Os **aneurismas da artéria esplênica** estão associados a aterosclerose, distúrbios do tecido conjuntivo e condições que aumentam o fluxo sanguíneo arterial esplênico (transplante de fígado, hipertensão portal, gravidez etc.). A maioria dos aneurismas da artéria esplênica é assintomática. Quando os sintomas ocorrem, eles são vagos e não específicos, incluindo dor e mal-estar abdominal no quadrante superior epigástrico/esquerdo. A ruptura apresenta-se catastroficamente com instabilidade hemodinâmica inicial, seguida de estabilização temporária, pois o sangue é coletado no saco menor e tampona a ruptura. Por fim, o efeito do tamponamento é perdido à medida que o hematoma em expansão força o sangue para fora do saco menor e o paciente torna-se novamente instável. Pacientes instáveis são levados ao centro cirúrgico para uma laparotomia exploratória. Nesses casos, o diagnóstico de aneurisma da artéria esplênica é feito no intraoperatório. Em pacientes assintomáticos, o diagnóstico de aneurisma da artéria esplênica geralmente ocorre incidentalmente em imagens transversais abdominais.

A intervenção é indicada para todos os pacientes sintomáticos com aneurismas da artéria esplênica e para os assintomáticos com aneurismas esplênicos maiores que 2 cm. O tratamento endovascular é preferido para pacientes assintomáticos e sintomáticos, desde que estejam estáveis. O saco aneurismático precisa ser excluído da circulação, o que pode ser obtido com a embolização ou a colocação de um enxerto-*stent* através do aneurisma. As intervenções endovasculares geralmente são bem-sucedidas, e a cirurgia não costuma ser necessária (▸ **Fig. 8.11**).

Os **aneurismas da artéria poplítea** são os aneurismas periféricos mais comuns, especialmente em pacientes com fatores de risco para doença vascular periférica. Muitos são assintomáticos e detectados durante uma avaliação vascular de rotina. Uma massa pulsátil pode ser palpada na fossa poplítea. O diagnóstico é confirmado com ultrassonografia.

Aneurismas poplíteos podem tornar-se sintomáticos de várias maneiras. Embora a ruptura do aneurisma possa ocorrer (resultando em dor severa no joelho), na verdade *não é* a sequela mais preocupante, uma vez que a hemorragia costuma estar confinada à fossa poplítea. Em vez disso, trombose intraluminal e consequente isquemia dos membros inferiores representam o maior risco. Dependendo do grau de estreitamento luminal, alguns pacientes podem apresentar claudicação, enquanto outros desenvolvem isquemia crítica do membro. Esta pode resultar se o

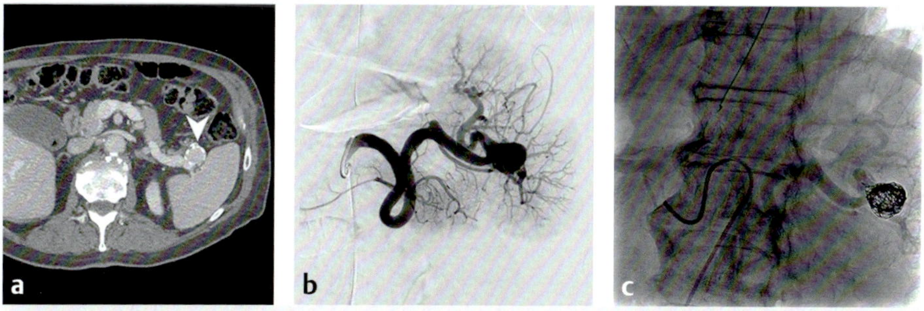

Fig. 8.11 (a) A imagem de CT mostra um aneurisma acidental da artéria esplênica. Dado seu tamanho, o tratamento endovascular foi recomendado. **(b)** Imagem de angiografia por subtração digital mostrando o grande aneurisma da artéria esplênica. **(c)** Este foi embolizado em espiral com sucesso. Enquanto um *stent* coberto também pode ser implantado sobre o pescoço do aneurisma para excluí-lo, a tortuosidade da artéria esplênica impediu a colocação de *stent* neste caso.

aneurisma sofrer trombose repentinamente, ou se o material trombótico embolizar distalmente. Aneurismas grandes também podem comprimir estruturas vizinhas.

Pacientes assintomáticos com aneurismas poplíteos devem ser tratados, se o tamanho do aneurisma exceder 2 cm. Todos os pacientes sintomáticos com manifestações tromboembólicas devem ser tratados. Aqueles com claudicação e isquemia crítica dos membros devem ser tratados da mesma forma que os pacientes com doença aterosclerótica, claudicação com terapia de exercícios/cilostazol e isquemia grave dos membros com revascularização. A isquemia aguda do membro deve ser tratada com trombolíticos direcionados por cateter ou revascularização cirúrgica, com base na urgência da situação.

Leituras Sugeridas

[1] Bradbury AW. Bypass versus Angioplasty in Severe Ischaemia of the Leg (BASIL) trial: an intention-to-treat analysis of amputation-free and overall survival in patients randomized to a bypass surgery-first or a balloon angioplasty-first revascularization strategy. J Vasc Surg. 2010

[2] Guirguis-Blake JM, Beil TL, Senger CA, Whitlock EP. Ultrasonography screening for abdominal aortic aneurysms: a systematic evidence review for the U.S. Preventive Services Task Force. Ann Intern Med. 2014; 160(5):321–329

[3] Murphy TP, Hirsch AT, Ricotta JJ, et al. CLEVER Steering Committee. The Claudication: Exercise vs. Endoluminal Revascularization (CLEVER) study: rationale and methods. J Vasc Surg. 2008; 47(6):1356–1363

[4] Norgren L, Hiatt WR, Dormandy JA, Nehler MR, Harris KA, Fowkes FG; TASC II Working Group. Inter-Society Consensus for the Management of Peripheral Arterial Disease (TASC II). J Vasc Surg. 2007; 45(1) Suppl S:S5–S67

[5] Ouriel K, Veith FJ, Sasahara AA. Thrombolysis or Peripheral Arterial Surgery (TOPAS) Investigators. A comparison of recombinant urokinase with vascular surgery as initial treatment for acute arterial occlusion of the legs. N Engl J Med. 1998; 338(16):1105–1111

[6] Walker TG, Kalva SP, Yeddula K, et al. Society of Interventional Radiology Standards of Practice Committee. Interventional Radiological Society of Europe. Canadian Interventional Radiology Association. Clinical practice guidelines for endovascular abdominal aortic aneurysm repair: written by the Standards of Practice Committee for the Society of Interventional Radiology and endorsed by the Cardiovascular and Interventional Radiological Society of Europe and the Canadian Interventional Radiology Association. J Vasc Interv Radiol. 2010; 21(11):1632–1655

[7] Weaver FA, Comerota AJ, Youngblood M, Froehlich J, Hosking JD, Papanicolaou G. Surgical revascularization versus thrombolysis for nonembolic lower extremity native artery occlusions: results of a prospective randomized trial. The STILE Investigators. Surgery versus Thrombolysis for Ischemia of the Lower Extremity. J Vasc Surg. 1996;24(4):513–521, discussion 521–523

[8] Wheatley K, Ives N, Gray R, et al; ASTRAL Investigators. Revascularization versus medical therapy for renal-artery stenosis. N Engl J Med. 2009; 361(20):1953–1962

9 Doença Venosa

Andrew Klobuka ▪ Trilochan Hiremath ▪ Deepak Sudheendra

A circulação venosa das extremidades inferiores possui dois sistemas principais: superficial e profundo. As veias superficiais drenam a pele e direcionam o fluxo de sangue venoso para o sistema venoso profundo através das veias perfurantes. Enquanto as veias superficiais e profundas correm longitudinalmente, as perfurantes correm horizontalmente (▶**Fig. 9.1**, ▶**Fig. 9.2**). Problemas com o fluxo nas perfurantes podem, às vezes, se propagar para as veias superficiais.

As veias profundas levam o sangue de volta ao coração. Nas situações em que o sistema venoso profundo está ocluído, o sistema venoso superficial pode servir como um circuito de desvio para o retorno venoso, mas com muito menos eficiência.

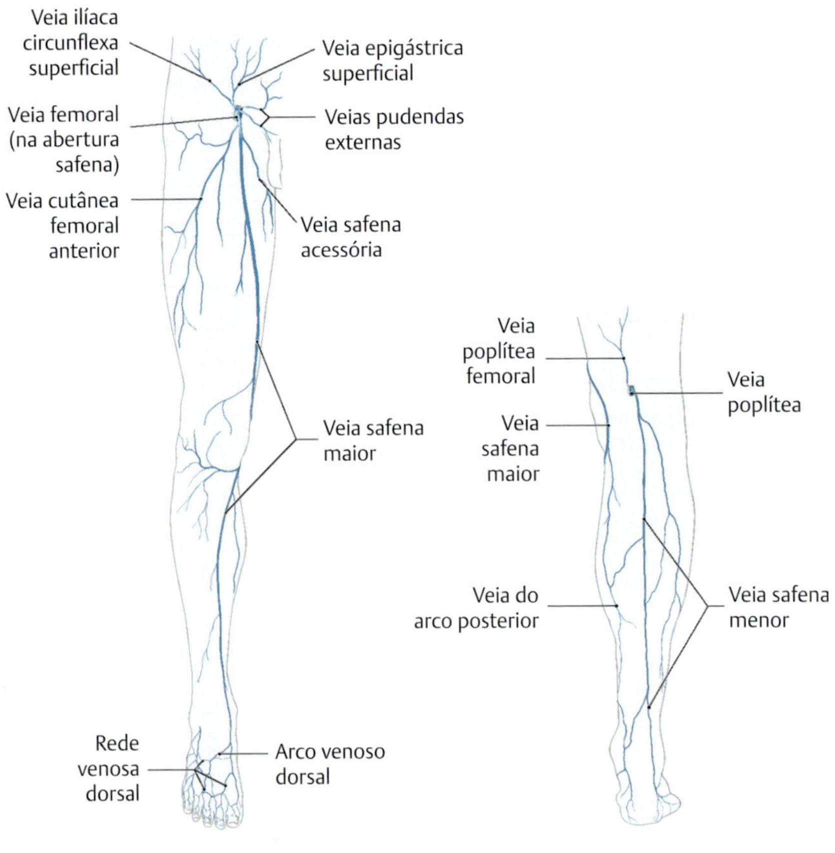

Fig. 9.1 As veias superficiais da extremidade inferior drenam o sangue da pele e dos tecidos superficiais. As válvulas venosas impedem que o sangue se acumule e mantenha a pressão hidrostática normal dos membros inferiores. Pacientes com doença venosa superficial mais comumente apresentam refluxo na veia safena superior, mas as veias safenas menores (incluindo a safena acessória anterior e posterior na coxa e a safena pequena na panturrilha) também podem estar envolvidas. (Fonte: 1.4 Superficial Veins. In: Collares F, Faintuch S, eds. Varicose Veins: Practical Guides in Interventional Radiology. 1st Edition. Thieme; 2017. doi:10.1055/b-006-160939)

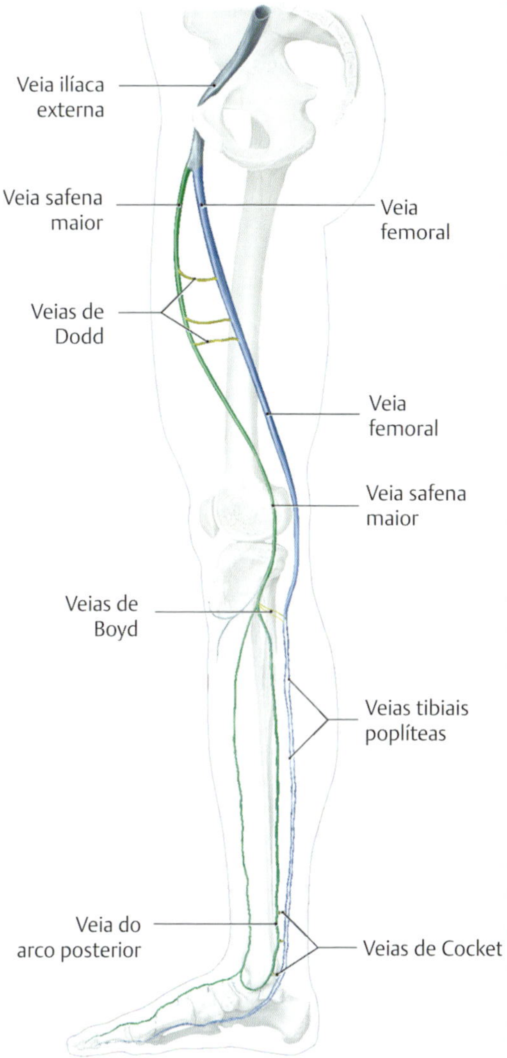

Fig. 9.2 Principais perfurantes da extremidade inferior transportam sangue das veias superficiais para as veias profundas. As perfurantes seguem horizontalmente, enquanto as veias do sistema superficial e profundo seguem verticalmente. (Fonte: 1.5 Perforating Veins. In: Collares F, Faintuch S, eds. Varicose Veins: Practical Guides in Interventional Radiology. 1st Edition. Thieme; 2017.)

Uma característica única das veias médias encontradas nas extremidades é a presença de válvulas. Juntamente com as contrações musculares normais dos músculos da perna, esses retalhos unidirecionais permitem que o fluxo sanguíneo vá somente em direção ao coração, evitando que o sangue venoso se acumule e exercendo uma pressão hidrostática excessiva nas extremidades.

9.1 Doença Tromboembólica Venosa

A **doença tromboembólica venosa** (VTE) é um termo que engloba trombose venosa profunda (DVT) e embolia pulmonar (PE). É a terceira principal causa de morte cardiovascular por trás de ataque cardíaco e acidente vascular cerebral e a principal causa de morte hospitalar evitável.

A VTE pode ser uma entidade complexa, pela ampla variedade de apresentações e gravidade do paciente (▸ **Tabela 9.1**). Ao ler esta seção, lembre-se de que o segredo para entender o tratamento da DVT é poder diferenciar a VTE simples da complexa, já que grande parte da estratégia de tratamento depende dessa diferenciação.

Investigação de Suspeita de Trombose Venosa Profunda

Os sintomas mais comumente associados à DVT simples são inespecíficos e incluem edema, dor e calor nas extremidades. Uma extremidade inchada pode ser causada por doença venosa, ruptura linfática, sobrecarga de volume e várias outras condições não venosas. Os pacientes podem apresentar sintomas unilaterais ou bilaterais e, em alguns casos, podem não apresentar sintomas. O exame também pode ser variável.

Para complicar ainda mais, os pacientes podem ser avaliados em ambientes clínicos amplamente diferenciados, dificultando o aprendizado de uma abordagem única para o diagnóstico. Por exemplo, no ambiente de internação, às vezes, uma busca por DVT será motivada por uma leucocitose inexplicada – não é o tipo de coisa que você estaria pensando para um paciente visto em uma clínica de cuidados primários.

Dada a apresentação ocasionalmente ambígua, os sinais e sintomas do paciente precisam ser interpretados no contexto dos fatores de risco da DVT, para aumentar a suspeita clínica (▸ **Tabela 9.2**). A tríade de Virchow (estase venosa, lesão endotelial e estado de hipercoagulabilidade) orienta os médicos para os fatores de risco mais comuns para a VTE, e listas mais exaustivas de fatores de risco geralmente envolvem um desses três fatores.

Se você passou algum tempo no departamento de emergência, provavelmente está familiarizado com algumas ferramentas usadas para determinar a probabilidade de DVT. Medição de dímero D pode ser útil como teste de triagem, mas precisa ser usado de maneira apropriada. Quando você pede um dímero D, você precisa entender como o resultado guiará seu próximo passo. Ter um dímero D com resultado normal ("negativo") deve lhe dar confiança em descartar a DVT. Infelizmente, os pacientes pós-cirúrgicos e com câncer (nos quais o risco de DVT tende a

Tabela 9.1 Espectro de apresentações de VTE

	DVT	PE
Sintomas agudos	Dor nas extremidades inferiores, inchaço, edema	Hipoxemia, taquipneia
Complicações agudas	Flegmasia, embolia pulmonar	Disfunção RV e choque obstrutivo
Complicações crônicas	Síndrome pós-trombótica	Hipertensão pulmonar (CTEPH)

Abreviaturas: CTEPH, hipertensão pulmonar tromboembólica crônica; DVT, trombose venosa profunda; PE, embolia pulmonar; RV, ventrículo direito; VTE, tromboembólico venoso.

Tabela 9.2 Fatores de risco de VTE

DVT anterior
Malignidade
Cirurgia recente
Gravidez
Contraceptivos orais
Imobilização (histórico de viagens, trauma etc.)
Coagulopatia herdada
Tabagismo

Abreviação: DVT, trombose venosa profunda.

ser maior), geralmente, apresentam um alto nível de inflamação sistêmica e quase sempre apresentarão um dímero D elevado. Nesses casos, um dímero D elevado é menos útil.

O **Escore de Wells para DVT** é uma métrica validada para determinar o pré-teste, provavelmente para DVT. Essencialmente, aqueles considerados de risco baixo ou moderado pelo escore de Wells devem obter um dímero D, enquanto os pacientes de alto risco devem obter uma ultrassonografia e nenhum dímero D.

Na realidade, a maioria dos médicos confia em uma avaliação clínica, em vez de um escore de Wells, para determinar quando a imagem deve ser suspeita de DVT. Embora não seja uma abordagem baseada em evidências, ela provavelmente é boa por alguns motivos. Um, uma ultrassonografia é um teste relativamente barato, que pode dar uma resposta quase definitiva, sem qualquer exposição do paciente à radiação. Dois, um diagnóstico errado tem o potencial de complicações graves, como será discutido mais adiante.

A ultrassonografia por compressão é a primeira modalidade de imagem de escolha. Veias não compressíveis são altamente sugestivas para a presença de DVT. O exame também determinará a localização e a extensão da sobrecarga do coágulo (importante para o tratamento) e pode diferenciar entre DVT aguda e crônica. As DVTs agudas tendem a ser anecoicas em veias de maior calibre e, normalmente, não possuem colaterais identificáveis. As DVTs crônicas são mais frequentemente ecogênicas dentro de uma veia estreita e são acompanhadas por colaterais. A elastografia está sendo investigada como um novo método para determinar a cronicidade do coágulo, mas ainda não foi validada.

A sensibilidade e a especificidade da ultrassonografia de compressão para detecção de DVT são altas, e os estudos não diagnósticos são a minoria. Um estudo não diagnóstico pode ser repetido alguns dias depois para esclarecer os achados. Raramente, a venografia por CT ou MR é usada em casos de suspeita de DVT envolvendo vasos ilíacos ou IVC (onde a compressão ultrassonográfica não é possível); em alguns casos em que a DVT é considerada complicada; e, ocasionalmente, para ultrassonografias não diagnósticas.

Uma vez que a DVT é confirmada por ultrassonografia, a carga, a localização e a cronicidade dos coágulos são usadas para determinar a estratégia de tratamento. Com DVTs simples, isso é relativamente fácil. Infelizmente, nem todas as DVTs são diagnosticadas antes que surjam complicações. As complicações que resultam da DVT não tratada podem ser categorizadas como *locais* ou *embólicas*.

Sequelas Locais de Trombose Venosa Profunda

As complicações locais das DVTs podem desenvolver-se agudamente como flegmasia ou cronicamente como síndrome pós-trombótica (PTS).

A **flegmasia** resulta da oclusão venosa profunda maciça, resultando em congestão venosa, cianose e isquemia grave da extremidade. Embora represente uma pequena minoria de casos, o reconhecimento é importante, pois a flegmasia é considerada uma emergência cirúrgica. Se não tratada adequadamente, pode progredir rapidamente para gangrena venosa e perda de membro. Há uma maior incidência de flegmasia em pacientes com câncer que desenvolvem DVT, refletindo um estado profundamente hipercoagulável e maior risco de trombose extensa.

A flegmasia é reconhecida pela presença de achados únicos no exame físico. A ***flegmasia alba dolens*** é caracterizada por um membro pálido de aparência branca, como resultado de um espasmo arterial transitório induzido pelo evento trombótico venoso maciço. Os pulsos podem estar ausentes, mas a perda do membro é improvável nesse estágio. Cerca de metade dos pacientes com *flegmasia alba dolens* evolui para ***flegmasia cerulea dolens***, a contrapartida mais grave. Isso ocorre quando a trombose envolve os sistemas venoso profundo *e* superficial. Com o fluxo colateral fornecido pelas veias superficiais comprometidas, a hipertensão venosa se torna extrema. A aparência da extremidade progride de pálida a cianótica (▶ **Fig. 9.3**). A hipertensão

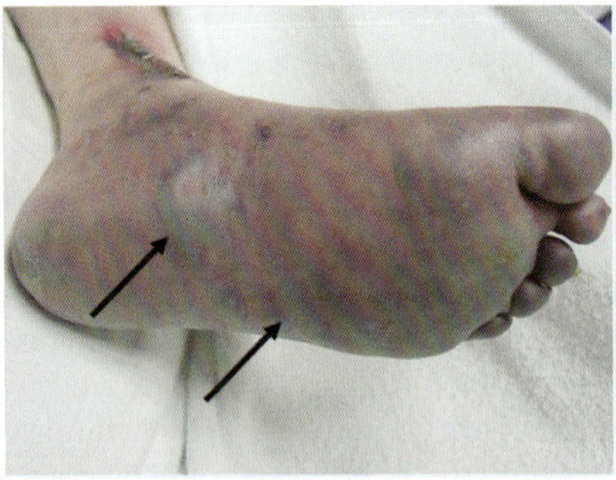

Fig. 9.3 Esta paciente apresentou um pé cianótico e inchado, consistente com o diagnóstico de *flegmasia cerulea dolens*. (Fonte: Case 135. A 66-year-old woman with diabetes underwent a coronary bypass 11 days prior. In: Ferral H, Lorenz J, eds. RadCases: Interventional Radiology. 1st Edition. Thieme; 2010.)

venosa e o edema restringem o fluxo sanguíneo arterial, levando à isquemia. Sem tratamento imediato, isso quase sempre leva à gangrena venosa, potencialmente necessitando de amputação.

A flegmasia é uma complicação rara da DVT. Muito mais comum é a **PTS**, que pode se desenvolver meses após uma DVT aguda. As DVTs proximais, particularmente ileofemoral, têm o maior risco de causar PTS (quase metade dos pacientes acaba com PTS em 1 a 2 anos). Essa condição é caracterizada por uma constelação de sintomas, incluindo dor, inchaço, peso, fadiga, pigmentação da pele e, possivelmente, ulceração da pele, quando grave. A PTS é causada por válvulas venosas danificadas, com refluxo resultante e acúmulo de sangue nas veias distais e, por fim, hipertensão venosa. Em casos leves, os sintomas da PTS são semelhantes aos da DVT aguda, portanto a avaliação da PTS não deve ser realizada por, pelo menos, 3 meses após uma DVT aguda.

O diagnóstico de PTS é clínico, geralmente aparente, quando os sintomas clássicos se desenvolvem vários meses após uma DVT documentada. A **escala de Villalta** é uma ferramenta usada para avaliar a gravidade e pode ser encontrada *on-line* para referência. Pacientes com escore inferior a 5 indicam ausência de PTS, de 5 a 14 é consistente com PTS leve a moderada e de 15 ou mais (ou a presença de uma úlcera venosa) define PTS grave.

A qualidade de vida desses pacientes é ruim, e, infelizmente, não há cura para a PTS. O tratamento dos sintomas geralmente envolve meias de compressão, elevação das pernas e exercícios. Em centros experientes, as técnicas endovasculares podem ser usadas para melhorar (mas não curar) os sintomas da PTS. Por esse motivo, a prevenção da PTS é uma consideração importante em todos os pacientes diagnosticados com DVT.

Embolia Pulmonar

Embora a embolia pulmonar possa resultar de outras causas, a grande maioria das PEs é uma complicação da DVT. Apesar da associação entre estas duas condições, a PE pode, às vezes, apresentar-se na ausência de DVT sintomática.

A fisiopatologia da PE e o desenvolvimento dos sintomas envolvem os sistemas circulatório e respiratório. Quando o trombo na artéria pulmonar é grande o suficiente, a pressão da artéria pulmonar aumenta, resultando em aumento do tamanho do ventrículo direito e diminuição do débito cardíaco. A resposta à diminuição do débito cardíaco é um aumento compensatório, mediado pelo sistema nervoso simpático, na frequência cardíaca e vasoconstrição sistêmica. O ventrículo direito de paredes mais finas não é adequado para o bombeamento de altas pressões na circulação pulmonar, e pode ocorrer insuficiência cardíaca do lado direito, se a hipertensão pulmonar for grave o suficiente. Se a obstrução não melhorar, a fadiga progressiva do ventrículo direito acabará levando a insuficiência cardíaca direita, comprometimento do débito cardíaco e hipotensão sistêmica.

Do ponto de vista respiratório, a presença de trombo resulta em incompatibilidade V/Q. As partes dos pulmões não afetadas pelo êmbolo recebem um aumento compensatório no fluxo sanguíneo, tanto que a ventilação normal não consegue acompanhar, e ocorre hipoxemia. Fatores derivados de plaquetas liberadas em virtude da presença de coágulo podem causar edema do pulmão saudável, o que piora ainda mais a oxigenação. Existem várias maneiras pelas quais a hipoxemia se desenvolve nesses pacientes, portanto faz sentido que a dispneia seja o sintoma mais comum em pacientes com PE. Hemoptise e dor torácica não são tão comuns, mas podem ser vistas quando a PE resulta em infarto pulmonar.

A gravidade da PE pode variar drasticamente, dependendo da carga de coágulos, bem como da cronicidade e da saúde cardiopulmonar basal do paciente. Alguns podem ser completamente assintomáticos, enquanto outros podem morrer em poucos minutos após um evento embólico. Assim como a DVT, a embolia pulmonar produz um quadro clínico variado para diferentes pacientes. Também é investigada em ambientes muito diferentes e com diferentes níveis de suspeita. Isso pode dificultar a seleção de uma única abordagem para o diagnóstico. Vamos nos concentrar em um paciente que se apresenta na sala de emergência.

O diferencial para os pacientes que chegam ao pronto-socorro com dispneia e dor torácica é amplo. Todos os pacientes passarão por exames básicos antes de qualquer diagnóstico direcionado para PE. A radiografia de tórax em um paciente com PE pode estar completamente limpa ou pode apresentar achados inespecíficos, como atelectasia. Apenas em uma minoria de casos mostrará um achado relativamente específico para PE, como uma corcova de Hampton (indicando infarto pulmonar). Um eletrocardiograma (ECG) pode demonstrar uma morfologia S_1 Q_3 T_3, e a gasometria arterial pode revelar uma alcalose respiratória hipocápnica e hipoxêmica. Lembre-se de que mesmo grandes êmbolos pulmonares podem estar presentes sem qualquer desses achados.

Fazer um diagnóstico clínico de PE é difícil em todos os casos, exceto nos mais óbvios, por isso, geralmente, é necessária uma combinação de fatores de risco e falta de melhores diagnósticos alternativos para que se limite aos pacientes que precisam de mais exames. Analogamente ao das DVTs, existe um escore de Wells disponível para estimar a probabilidade pré-teste da PE. Se houver baixa probabilidade, um dímero D pode ser usado para descartá-la. Se houver alta probabilidade pré-teste com base nos critérios de Wells (pontuação > 4), um angiograma pulmonar por CT (também conhecido como estudo de PE) é o próximo passo. Alternativamente, alguns médicos usam a **regra PERC**. A regra PERC é um conjunto validado de critérios que, se atendidos, indicam que o risco de PE é suficientemente baixo para que se abstenha das imagens.

Quando usado em conjunto com o escore de Wells para seleção de pacientes, uma angiografia pulmonar por CT (CTPA) tecnicamente adequada é sensível e específica para a detecção de PE, carregando um valor preditivo negativo que se aproxima de 100%. Quando o estudo é negativo, muitas vezes pode ser valioso determinar uma causa alternativa para os sintomas do paciente. Quando positivo, pode auxiliar na determinação da gravidade da PE, quantificando os coágulos e identificando qualquer evidência de infarto pulmonar ou de esforço cardíaco direito (▶ **Fig. 9.4**). Talvez em razão da utilidade do estudo, a quantidade de CTPAs aumentou dramaticamente nas últimas duas décadas (inclusive em pacientes que se enquadram no grupo de baixa probabilidade de pré-teste).

Diferentemente da ultrassonografia para diagnóstico de DVT, a CT expõe o paciente à radiação e aos riscos associados à administração de contraste. Além disso, o uso liberal de CTPA nos casos de baixa probabilidade aumenta muito a taxa de falsos positivos, o que leva a um tratamento inadequado e evitável. É importante se lembrar disso, pois você pode se encontrar em uma prática de IR que admite o próprio serviço e se deparar com uma PE questionável em um paciente no pós-operatório.

Para aqueles pacientes que não podem receber CTPA, por forte alergia ao contraste ou qualquer outro motivo, um exame V/Q é outra opção. Pacientes grávidas com suspeita de PE obtêm um V/Q sobre a CTPA somente quando a radiografia de tórax é normal. Um exame V/Q pode ser interpretado como baixa probabilidade, probabilidade intermediária ou alta probabilidade. Um exame de baixa probabilidade em um paciente com baixa probabilidade pré-teste não precisa de exames adicionais. Um exame de alta probabilidade em um paciente de alta probabilidade pré-teste é considerado positivo para PE. Qualquer outra combinação de discordância entre o exame V/Q e a probabilidade pré-teste é considerada indeterminada. Esses pacientes podem ser avaliados com ultrassonografia de compressão das extremidades. Se a DVT for identificada, o tratamento empírico da PE é apropriado. Quando há discrepância entre o achado ultrassonográfico e a suspeita clínica de PE, esses pacientes são avaliados caso a caso, à luz dos riscos e benefícios do tratamento.

PEs são classificadas como maciças, submaciças ou de baixo risco. Na PE maciça, o paciente apresenta evidências de tensão cardíaca direita e fica hipotenso, frequentemente necessitando de suporte inotrópico. Na PE submaciça, o paciente apresenta tensão cardíaca direita, mas está normotenso e hemodinamicamente estável. Pacientes de baixo risco não apresentam tensão cardíaca direita nem hipotensão, mas podem ser sintomáticos de outras formas.

A tensão cardíaca direita pode ser determinada de várias maneiras. Os achados sugestivos da CTPA incluem achatamento do septo interventricular, aumento do ventrículo direito (RV) e refluxo de contraste (▶ **Fig. 9.5**). A ultrassonografia no leito mostrará achados semelhantes. Biomarcadores elevados, incluindo troponina e pró-peptídeo natriurético tipo B (pró-BNP), também são sugestivos, especialmente quando existem pistas de imagem simultâneas.

Nas PEs tratadas de forma mais adequada, a fisiologia vascular pulmonar e a tensão cardíaca direita retornam ao normal após o trombo da artéria pulmonar ser reabsorvido pelo organismo. Em uma minoria de pacientes, o trombo da artéria pulmonar persiste, organiza e leva a um estado de hipertensão pulmonar. Essa condição é conhecida como **hipertensão pulmonar tromboembólica crônica** (CTEPH).

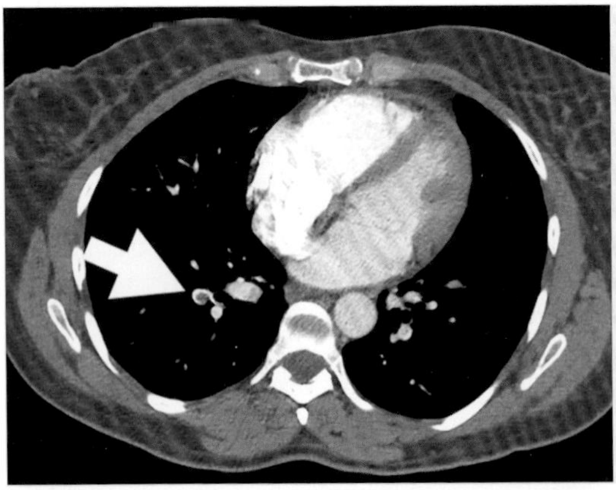

Fig. 9.4 Esse paciente, no pós-operatório, desenvolveu dispneia e taquicardia de início súbito durante a noite. Obteve-se um estudo de angiografia pulmonar por CT que mostrou embolia pulmonar subsegmentar direita (*seta*).

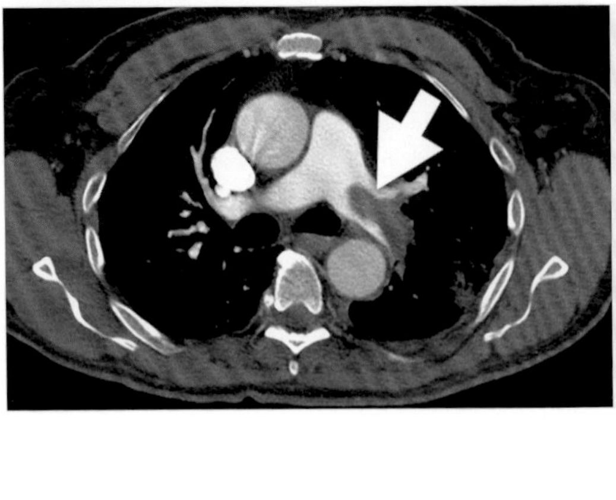

Fig. 9.5 Um paciente com história de câncer de pâncreas desenvolveu dispneia de início súbito e dor torácica. Após descartar infarto do miocárdio, foi obtido um estudo de angiografia pulmonar por CT, que mostrou uma grande embolia pulmonar (PE) na artéria pulmonar principal esquerda (*seta*). Um ecocardiograma subsequente identificou achados de tensão cardíaca direita, não inesperado para o tamanho dessa PE.

Os pacientes com CTEPH costumam apresentar um histórico conhecido de PE aguda e apresentam dispneia ao esforço ou sinais de disfunção cardíaca direita (distensão da veia jugular [JVD], edema periférico etc.). Um ecocardiograma nesses pacientes revelará a tensão cardíaca direita. Se houver suspeita, a CTEPH pode ser ainda avaliada com um exame V/Q. Os achados de um defeito de perfusão incompatível são consistentes com CTEPH (o mesmo achado que para PE aguda). Se a CTEPH for baseada no V/Q, o paciente passará por uma série de outros testes para avaliar o grau de disfunção cardiopulmonar.

Tratamento de Tromboembolismo Venoso

Os objetivos do tratamento da DVT incluem: (1) alívio dos sintomas; (2) prevenção da PE aguda; (3) prevenção da DVT recorrente e (4) prevenção da PTS. Quando a PE é o problema apresentado, a estratégia de tratamento inclui o exposto anteriormente, reconhecendo a probabilidade de DVT concomitante, mas com um objetivo mais urgente de preservar ou restaurar o estado hemodinâmico do paciente.

A anticoagulação oral é o tratamento mais comum para DVTs e PEs. A anticoagulação não quebra diretamente o coágulo, mas impede a propagação do trombo enquanto o corpo o lisa naturalmente. Para pacientes que precisam de profilaxia para PE, mas não podem ser anticoagulados, ou nos quais a anticoagulação falha, um filtro de IVC pode ser uma alternativa. Em casos de VTE complicada, alguns pacientes se beneficiam da recanalização venosa com terapia endovascular (terapia dirigida por cateter) ou trombolíticos sistêmicos.

As opções disponíveis para anticoagulação incluem as seguintes:

1. Agentes *parenterais*, como heparina não fracionada ou argatrobana (para alergia à heparina ou histórico de trombocitopenia induzida por heparina).
2. Agentes *subcutâneos*, como a heparina de baixo peso molecular (LMWH; enoxaparina) ou fondaparinux.
3. Anticoagulantes orais, incluindo varfarina (antagonista da vitamina K) e anticoagulantes orais diretos (DOACs), como rivaroxabana/apixabana (inibidores do fator Xa) ou dabigatrana (inibidores diretos da trombina).

Em 2016, o American College of Chest Physicians (ACCP) divulgou diretrizes atualizadas sobre terapia antitrombótica e seleção de anticoagulantes. De acordo com essas recomendações, pacientes com câncer que necessitam de anticoagulação para VTE devem ser colocados em LMWH. Pacientes não cancerosos devem, preferencialmente, ser colocados em um DOAC antes da varfarina.

Os DOACs possuem certas vantagens sobre a varfarina, incluindo menos interações medicamentosas. As interações medicamentosas com a varfarina podem levar a uma razão normalizada internacional (INR) supraterapêutica e são uma enorme dor de cabeça para os médicos. Além disso, os DOACs não exigem monitoramento de rotina como a varfarina. Isso é ótimo para os pacientes, mas vem com o preço de não ser possível determinar a adesão do paciente.

Outras desvantagens dos DOACs devem ser observadas. A maioria dos DOACs é eliminada por via renal e deve ser usada com cautela em pacientes com insuficiência renal. Eles são contraindicados em pacientes com insuficiência renal *grave*. A maioria dos médicos anticoagula os pacientes com doença renal terminal (ESRD) com heparina não fracionada e varfarina (não LMWH, uma vez que também é eliminada por via renal). Por fim, alguns dos DOACs não têm agentes de reversão, embora se espere que estejam disponíveis no futuro próximo. A dabigatrana já possui um agente de reversão (idarucizumab). Para os outros DOACs (apixabana, rivaroxabana, edoxaban), o concentrado do complexo de protrombina pode ser usado, se for necessária a reversão imediata da anticoagulação. A meia-vida dos DOACs é relativamente curta (~12 horas), e geralmente eles não requerem reversão na maioria dos casos.

Na IR, você pode ser solicitado quando a anticoagulação tiver de ser interrompida antes de um procedimento eletivo com um risco moderado a alto de hemorragia. A varfarina deve ser interrompida 5 a 6 dias antes de um procedimento, e a INR deve ser verificada na manhã do procedimento. Os DOACs geralmente podem ser interrompidos de 2 a 3 dias antes de um procedimento eletivo. A LMWH tem uma meia-vida muito mais curta (4 a 5 horas) e pode ser interrompida no dia anterior ao procedimento.

Tratamento de Trombose Venosa Profunda

Nem todas as DVTs precisam ser tratadas (▶ **Fig. 9.6**). As **DVTs distais** (abaixo do joelho nas veias musculares anterior/posterior da tíbia, peroneal e profunda) geralmente apresentam um risco menor de embolização, e o tratamento geralmente não é necessário. Existem algumas exceções importantes. DVTs distais sintomáticas e pacientes com fatores de risco para extensão proximal *devem* ser tratados. Os fatores de risco para extensão proximal incluem DVT em mais de duas veias, trombo distal à veia poplítea, trombo notavelmente grande em diâmetro ou comprimento, pacientes com câncer ativo, pacientes internados e aqueles com DVT não provocada.

Pacientes assintomáticos e sem fatores de risco para extensão devem fazer o acompanhamento com exames de ultrassonografia seriada até que a resolução seja garantida. As **DVTs proximais** (acima do joelho nas veias ilíaca, femoral ou poplítea) conferem um risco maior de complicações e devem ser tratadas.

As DVTs simples são tratadas no ambiente ambulatorial. O cenário mais comum em que uma DVT é diagnosticada no pronto-socorro é quando o paciente é colocado na LMWH até que a varfarina se torne terapêutica ou simplesmente inicie um DOAC. Os pacientes em acompanhamento para LMWH/varfarina com seu médico de cuidados primários, ou em uma clínica especializada em varfarina para INR, realizam visitas a cada dois dias durante essa transição. Os DOACs têm início rápido na atividade terapêutica e, portanto, não precisam ser preenchidos com LMWH. Por essa razão, estão se tornando cada vez mais populares para o tratamento de DVT simples.

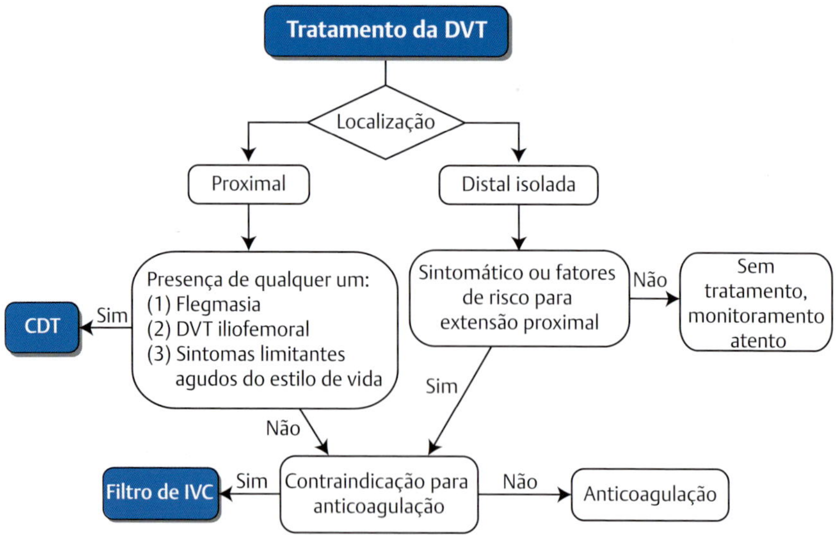

Fig. 9.6 Algoritmo simplificado para o tratamento de tromboses venosas profundas. CDT, trombólise orientada por cateter.

A extensão da anticoagulação depende de alguns fatores. Primeiro, a DVT foi provocada ou não? As DVTs provocadas podem ser atribuídas a uma causa subjacente, seja uma hospitalização prolongada, cirurgia recente ou certos medicamentos. As DVTs não provocadas ocorrem em pacientes sem fatores de risco identificáveis. Para uma primeira DVT provocada, a duração padrão da anticoagulação é de 3 meses. Aqueles com DVT não provocada podem ser estendidos para 6 ou 12 meses. A anticoagulação prolongada ou indefinida costuma ser o melhor para pacientes com DVT recorrente ou provocada com fatores de risco irreversíveis, persistentes ou múltiplos.

O risco de recorrência normalmente atinge seu pico nos primeiros 6 a 12 meses após uma DVT aguda e é maior quando a DVT não foi provocada. O estudo WARFASA, de Becattini *et al.*, de 2012, descobriu que administrar 100 mg de aspirina diariamente, após a conclusão da terapia de anticoagulação, reduz o risco de recorrência em pacientes com DVT não provocada, sem risco de hemorragia maior.

Após o início do tratamento, alguns pacientes são testados quanto a hipercoagulabilidade genética. Testes de trombofilia devem ser realizados, quando existe uma história familiar positiva de um transtorno genético de hipercoagulabilidade, se o paciente apresentar tromboembolismo em idade jovem sem os fatores de risco típicos (tabagismo, pílula contraceptiva), ou para a trombose em locais atípicos, tais como veias mesentéricas.

Dessa forma, a presença da mutação fator V de Leiden, o transtorno de hipercoagulabilidade genética mais comum entre os caucasianos, carrega um risco relativo de VTE inferior a 5, comparado à população não afetada. O risco relativo de VTE de câncer ativo ou cirurgia recente é da ordem de 1.000. Além disso, estudos não mostraram que o fator V de Leiden altere o risco de recorrência de VTE o suficiente para justificar o prolongamento da anticoagulação.

Na maioria dos pacientes, a anticoagulação geralmente é adequada para profilaxia da PE. No entanto, a anticoagulação pode ser contraindicada para alguns pelo alto risco de hemorragia. Outros pacientes podem apresentar piora da trombose, apesar da adesão à anticoagulação. Estes são os pacientes encaminhados para a colocação de um **filtro de IVC**. Em geral, os filtros de IVC são recomendados para pacientes que precisam ser protegidos contra uma PE, mas para os quais a anticoagulação é contraindicada, ou daqueles em que a anticoagulação terapêutica falhou. Os filtros serão discutidos em mais detalhes mais adiante neste capítulo.

Existem vários outros casos em que a anticoagulação para o tratamento da DVT é insuficiente e o incremento do tratamento é considerado. Lembre-se, a anticoagulação só previne a extensão do coágulo, ela *não* recanaliza o vaso. Em pacientes com sintomas graves limitadores do estilo de vida e em pacientes com flegmasia, a gravidade dos sintomas é grande o suficiente para merecer recanalização venosa para alívio rápido de sintomas e salvamento do membro. As opções para recanalização incluem trombólise farmacomecânica orientada por cateter endovascular e trombectomia cirúrgica.

A **trombólise orientada por cateter** (CDT) é uma terapia endovascular que permite a administração de baixas doses de trombolítico no tratamento da DVT (**Boxe de Procedimento 9.1**). A ideia básica com a CDT envolve o uso de um cateter com sua ponta na proximidade do coágulo para permitir a infusão de um agente lítico diretamente onde é necessário. Uma vez que o cateter esteja no lugar, o paciente é internado na ICU enquanto o trombolítico é administrado. A dosagem apropriada para o ativador do plasminogênio tecidual (tPA) orientado por cateter é de 0,01 mg/kg/h (não excedendo, geralmente, uma dose total de 1 mg/h). Se vários cateteres forem utilizados, a dose é dividida de forma que o total não exceda 1 mg/h. O paciente recebe monitoramento seriado dos níveis de hemoglobina, fibrinogênio (varia de acordo com a instituição) e exame de rotina dos locais de acesso durante a infusão. Eles são trazidos de volta à IR para venografia após 12 a 24 horas. Se a repetição da venografia mostrar uma carga persistente de coágulos, podem ser usadas técnicas mecânicas para romper o coágulo.

A **trombectomia mecânica** é um importante adjuvante da CDT farmacológica e é usada para romper e remover fisicamente o coágulo (**Boxe de Procedimento 9.2**). Técnicas orientadas por cateter mecânico incluem maceração, aspiração ou sucção e hidrólise reolítica, entre outras.

A complicação mais comum relacionada à CDT é hemorragia. A CDT não deve ser aplicada em pacientes com hemorragia ativa, pacientes com cirurgia recente de cérebro/coluna ou pacientes que sofreram um acidente vascular cerebral recente (▶**Tabela 9.3**). Outra complicação grave é a embolia pulmonar sintomática pela manipulação do trombo. Pacientes com histórico de câncer, que tipicamente resulta em metástases intracranianas hemorrágicas (melanoma, carcinoma de células renais, cório, hepatocelular, tireoide, pulmão e mama), devem ser examinados com CT com contraste ou MRI cranioencefálica antes do tratamento.

Boxe de Procedimento 9.1: Trombólise Orientada por Cateter

A trombólise orientada por cateter pode ser realizada em veias sistêmicas, veias porta do fígado e artérias pulmonares. O acesso inicial depende de onde o trombo está e deve ser adaptado para permitir que o cateter de infusão cubra toda a carga do trombo sem que partes do cateter sejam cobertas por uma bainha; vários locais de acesso podem ser necessários no contexto de trombose de segmento longo.

A oclusão é cruzada usando uma combinação de cateter–fio-guia. Uma vez que o trombo é atravessado, uma angiografia deve ser realizada para verificar se o cateter é intraluminal. Um cateter de infusão de orifícios de múltiplos lados é colocado através da oclusão, e o fio do obturador interno é colocado através do cateter para ocluir o orifício terminal. Depois, os agentes trombolíticos são administrados lentamente através do cateter e pulverizados para fora a partir dos orifícios laterais, para lisar o trombo. Os pacientes retornam entre 4 e 24 horas após a colocação do cateter para venografia de verificação. Podem ser necessários vários dias de lise em alguns pacientes.

Os agentes trombolíticos utilizados incluem uroquinase e tPA, sendo o último muito mais comum. A **técnica "pulso-*spray*"** é comumente empregada para administrar os agentes líticos; um *bolus* inicial é administrado, seguido por uma infusão contínua durante a noite. A heparina também deve ser infundida, em doses pouco menores do que as terapêuticas, através da bainha, para evitar a formação de trombos no cateter ou na bainha. A anticoagulação simultânea com dose completa não é recomendada pelo aumento do risco de complicações hemorrágicas.

Os pacientes devem ser admitidos na ICU para monitoramento e exames laboratoriais frequentes. Eles serão monitorados quanto a complicações secundárias à terapia trombolítica, incluindo local de acesso ou hemorragia remota, embolização distal ou síndrome compartimental. Os níveis de plaquetas, hemoglobina e fibrinogênio devem ser atentamente monitorados durante a infusão lítica, para ajudar a identificar os pacientes com alto risco de hemorragia catastrófica.

Tabela 9.3 Contraindicações gerais à trombólise

Acidente vascular cerebral recente, ICH, traumatismo craniano nos últimos 3 meses
CT mostrando ICH ou área irreversível e grande de infarto
Cirurgia recente de cabeça/coluna
Presença de aneurisma cerebral, neoplasia intracraniana, AVM
SBP ≥ 185 ou DBP ≥ 110 mmHg
Hemorragia interna ativa
Diátese hemorrágica (INR > 1,7, PTT elevado, contagem de plaquetas < 100.000 etc.)

Abreviaturas: AVM, malformação arteriovenosa; DBP, pressão arterial diastólica; ICH, hemorragia intracraniana; INR, razão normalizada internacional; PTT, tempo de tromboplastina parcial; SBP, pressão arterial sistólica.

Boxe de Procedimento 9.2: Trombectomia Mecânica

A trombectomia mecânica envolve o rompimento físico e a remoção de trombos e pode ser combinada com agentes trombolíticos administrados durante o procedimento (trombectomia farmacocinética). Depois de obter acesso vascular e identificar e cruzar a oclusão, o trombo pode ser interrompido/ removido de várias maneiras.

Com a **trombectomia por sucção**, um vácuo criado por cateteres de aspiração simples pode ser usado para agarrar coágulos e sugá-los através da luz do cateter, ou alojá-los na ponta do cateter, facilitando sua extração ao se remover o cateter da bainha. Existem cateteres de trombectomia assistida por vácuo dedicados que utilizam luz de cateter maior com material reforçado resistente ao colapso sob pressão negativa.

A **trombectomia reolítica** utiliza um cateter que continuamente instila e aspira o fluido através de orifícios separados na ponta. Isso rompe o trombo e cria um vórtice contínuo de pressão negativa para remover material trombótico fragmentado. Devido à fragmentação do trombo e à rápida fluidez do fluido na ponta do cateter, ocorrerá lise dos eritrócitos, o que acarreta o risco de bradicardia (devida à liberação de adenosina) e lesão renal. O número de pulsos é determinado pelo diâmetro do cateter e se este é utilizado em segmentos completamente trombosados ou parcialmente fluidos da vasculatura. Os pacientes devem ser informados de que urina avermelhada ou de cor acastanhada após o procedimento é um efeito colateral normal e diminuirá com o tempo.

O risco de PE relacionada à CDT pode ser minimizado pela manutenção dos níveis terapêuticos de heparina não fracionada antes, durante e após o procedimento com o monitoramento de rotina do tempo de tromboplastina parcial (PTT). Para os pacientes com alto risco de morbidade por PE, por exemplo, aqueles com baixa reserva cardiopulmonar, um filtro de IVC recuperável pode ser colocado antes da trombólise.

Veias grandes também podem ser recanalizadas por meio de **trombectomia cirúrgica** aberta. Esta é reservada para pacientes com risco de hemorragia proibitivamente alto ou nos quais a CDT não pode ser feita.

Em pacientes com DVTs, três populações de pacientes devem ser consideradas para escala de atendimento por CDT:

1. Pacientes com flegmasia.
2. Pacientes com sintomas agudos de DVT que limitam o estilo de vida e que não desaparecem com a anticoagulação.
3. Pacientes com trombose ileofemoral ou caval, nos quais o risco de desenvolver PTS grave é alto.

Nessas populações de pacientes, os benefícios da recanalização venosa podem superar os riscos associados ao procedimento.

Quando os pacientes apresentam flegmasia, eles iniciam a anticoagulação imediatamente. No entanto, como há trombose extensa que impede o retorno do sangue, a anticoagulação não é suficiente (repetindo, ela não recanaliza!). A única solução é abrir as veias profundas com CDT ou trombectomia cirúrgica (▶ **Fig. 9.7**).

Da mesma forma, quando um paciente com DVT proximal sintomática continua a apresentar sintomas, apesar de estar sob anticoagulação, pode-se considerar a possibilidade de CDT para recanalizar a veia e melhorar o fluxo.

A recanalização com CDT também é considerada quando os pacientes apresentam DVT ileofemoral. Como mencionado, a DVT ileofemoral resulta em maior risco de PTS e também é responsável pelos casos mais graves, por isso faz sentido ser mais agressivo com o tratamento. No entanto, o uso de CDT para prevenção de PTS é um tanto controverso.

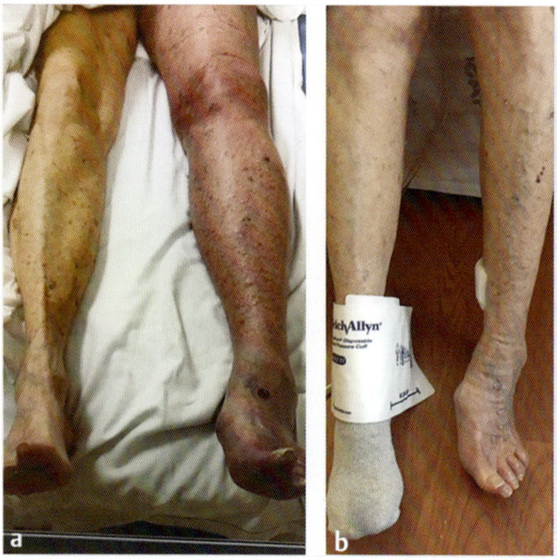

Fig. 9.7 Flegmasia do lado esquerdo, **(a)** antes e **(b)** após trombólise orientada por cateter. (Imagens fornecidas por cortesia de Deepak Sudheendra, MD, University of Pennsylvania Medical Center.)

Dois grandes ensaios clínicos estudaram se a CDT reduz o risco de PTS. O ensaio clínico controlado randomizado CAVENT, realizado por Haig *et al.*, em 2016, mostrou uma redução de 28% no risco absoluto de PTS em pacientes tratados com CDT para a primeira DVT iliofemoral. Em contraste, o ensaio ATTRACT, realizado por Vedantham *et al.*, em 2017, não mostrou evidências de que a CDT farmacomecânica previna a PTS, mas identificou uma diminuição significativa na *gravidade* da PTS nesses pacientes. O estudo também identificou um aumento na hemorragia quando a CDT foi usada, em comparação com a anticoagulação isolada, embora nenhuma das hemorragias tenha sido fatal. Com base nesses resultados, o estudo ATTRACT diminuiu parte do entusiasmo com a função da CDT no tratamento da DVT aguda. Dependendo de a quem você pergunta, a resposta varia, então vamos simplesmente deixá-lo com um insatisfatório "mais estudos são necessários". No entanto, um forte argumento pode ser apresentado para empregar CDT ao se ver um paciente jovem e saudável com extensa DVT iliofemoral. Esses pacientes obterão os maiores benefícios da CDT, possivelmente reduzindo o risco ou a gravidade da PTS.

Tratamento de Embolia Pulmonar Aguda

O primeiro passo no tratamento da PE aguda é determinar o risco do paciente (▶ **Fig. 9.8**). Pacientes de baixo risco são hemodinamicamente estáveis e não apresentam evidência de tensão cardíaca direita. A estratégia de anticoagulação nesses pacientes é semelhante à da DVT simples (ponte LMWH + varfarina ou DOAC). Eles são internados para observação, mas geralmente recebem alta após mais ou menos um dia, desde que permaneçam estáveis. Pacientes de baixo risco assintomáticos e sem problema com a adesão à medicação podem até voltar para casa do pronto-socorro com anticoagulação sem internação.

As PEs maciças e as PEs submaciças são identificadas como de alto risco pela presença de tensão cardíaca direita. É iniciada heparina IV, e ocorre internação na ICU. As PEs maciças são caracterizadas por instabilidade hemodinâmica. A recanalização da artéria pulmonar emergente é importante, pois pode se desenvolver rapidamente parada cardíaca sem suporte hemodinâmico. A terapia de primeira linha para esses pacientes é a trombólise sistêmica com 100 mg de

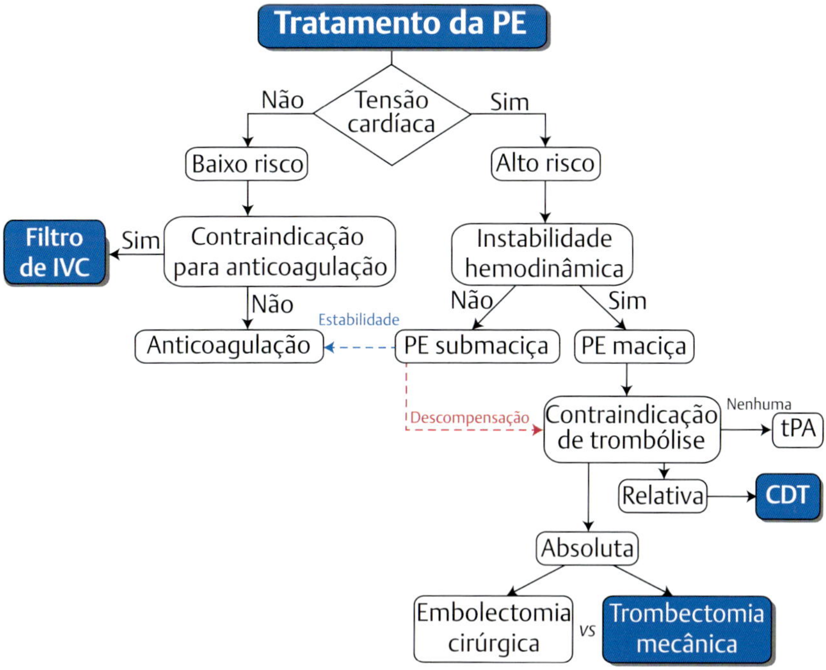

Fig. 9.8 Algoritmo simplificado para o tratamento de embolias pulmonares. CDT, trombólise orientada por cateter; tPA, ativador do plasminogênio tecidual.

tPA administrados em infusão contínua durante 2 horas. A trombólise pode ser contraindicada em alguns casos (▸**Tabela 9.3**).

O uso de terapia sistêmica com tPA em casos de PE maciça pode reverter rapidamente a insuficiência cardíaca direita, diminuir a mortalidade e a taxa de recorrência. A terapia lítica bem-sucedida trata o trombo obstrutivo da artéria pulmonar, diminui a hipertensão pulmonar e dissolve qualquer trombo residual na veia profunda a partir da qual o êmbolo se originou.

As PEs submaciças são caracterizadas pela estabilidade hemodinâmica; esses pacientes ainda não descompensaram pelo estresse cardíaco direito. Com a anticoagulação iniciada, eles permanecem na ICU até que a estabilidade esteja garantida. Depois disso, eles podem passar para a anticoagulação oral. É importante observar que alguns pacientes podem ter PE submaciça de *alto risco*. Esses pacientes, apesar de serem normotensos, tendem a parecer clinicamente doentes, apresentam achados de eco preocupantes e têm hipóxia profunda – todos precursores da descompensação iminente. Esses pacientes de alto risco provavelmente se beneficiam da recanalização da artéria pulmonar com terapia lítica (se não houver contraindicação para trombólise). Uma recente meta-análise, de Chatterjee *et al.*, em 2014, identificou menor taxa de mortalidade, porém maior risco de hemorragia significativa quando a trombólise sistêmica foi usada em PEs submaciças. Infelizmente, identificar a PE submaciça de alto risco nem sempre é fácil, e o uso de terapia lítica para PE submaciça com disfunção de RV moderado a grave permanece controverso. O Índice de Gravidade da Embolia Pulmonar (escore PESI) é uma ferramenta disponível *on-line* que pode ajudar a identificar aqueles com maior risco de morbidade e mortalidade em curto e longo prazos.

Intervenções endovasculares para PE maciça/submaciça são apropriadas para pacientes com contraindicações para trombólise sistêmica. Uma alternativa para aqueles com uma contraindicação *relativa* para dose total de trombólise é a quebra farmacomecânica do trombo com uma dose reduzida de tPA orientada por cateter (na faixa de 20 a 25 mg).

Se houver uma contraindicação absoluta à terapia trombolítica, tempo insuficiente para que o tPA tenha efeito ou uma falha de trombólise sistêmica, recomendam-se técnicas orientadas por cateter *mecânico* ou embolectomia cirúrgica.

Filtros de IVC

A ideia geral por trás de um filtro de IVC é evitar que o trombo existente ou potencial da extremidade inferior chegue até os pulmões (**Boxe de Procedimento 9.3**). Embora seja tipicamente um procedimento simples, a colocação de um filtro de IVC só deve ser considerada nos casos em que a anticoagulação é contraindicada. Um cenário típico é um paciente idoso com VTE recorrente, mas com alto risco de queda e candidato ruim à anticoagulação. Às vezes, a medida é temporária, como em neurocirurgia pré-operatória ou em pacientes com trauma que não possam ser anticoagulados por motivos cirúrgicos.

Estão disponíveis filtros permanentes e removíveis. Se o paciente tiver apenas um risco em curto prazo de PE (ou contraindicação de curto prazo para anticoagulação), um filtro de IVC removível é recomendado. Um filtro permanente é reservado para aqueles com risco irreversível de PE, contraindicação vitalícia para anticoagulação ou uma expectativa de vida curta, em que a remoção seria inadequada.

Boxe de Procedimento 9.3: Colocação do Filtro de IVC

O acesso costuma ser obtido pela veia jugular interna direita ou pela veia femoral comum direita, pois esses locais têm um caminho mais direto para a IVC, diminuindo a incidência de inclinação do filtro após a implantação.

Antes de colocar o filtro de IVC, a anatomia da veia cava deve ser avaliada usando a venografia cava. Isso pode revelar variantes anatômicas incluindo mega-cava (diâmetro da IVC > 2,8 cm), uma IVC duplicada, veia renal circum-aórtica e continuação ázigo da IVC. A maioria das variantes não impede a colocação de filtros, mas certos ajustes processuais podem precisar ser feitos. Por exemplo, para uma mega-cava, filtros ilíacos bilaterais podem ser necessários, enquanto IVCs duplicadas podem necessitar de colocação de filtro em cada cava.

A venografia também é importante para avaliar um trombo da veia iliofemoral/renal/gonadal/IVC, pois podem exigir um local de implantação diferente ou múltiplos filtros. Para a maioria dos filtros, o diâmetro da veia cava deve estar entre 15 e 30 mm para garantir a expansão adequada do filtro e a aposição da parede, respectivamente.

O local da confluência da veia renal com a IVC deve ser identificado em cada lado, para que o filtro possa ser implantado abaixo (infrarrenal) ou acima (suprarrenal) de seus óstios, diminuindo o risco de trombose venosa renal e inclinação ou migração do filtro.

Uma vez que o acesso é garantido, uma bainha de introdução é posicionada dentro da IVC. O filtro é avançado através da bainha até a extremidade distal. Uma vez posicionado adequadamente (mais comumente com a ponta do filtro no nível da veia renal inferior ou ligeiramente abaixo dele), o filtro pode ser implantado de acordo com as instruções do fabricante, que varia conforme o tipo. Você verá comumente uma técnica de pinçar e puxar, onde o filtro é mantido no lugar e a bainha sobrejacente é retraída, removendo a bainha e desdobrando o filtro.

Antes da colocação do filtro removível de IVC, deve haver uma discussão com o paciente sobre os riscos dos filtros de IVC e a importância da remoção imediata. Quanto mais tempo o filtro for mantido, mais provavelmente surgirão complicações. Isso inclui penetração da parede da veia cava e, possivelmente, das estruturas circundantes, migração do filtro de suporte, fratura e trombose distal ao filtro (em alguns casos, trombose completa) (▸ **Fig. 9.9**). Quanto mais tempo um filtro estiver no lugar, mais difícil poderá ser removê-lo. Por esses motivos, os filtros de IVC devem ser removidos quando não forem mais necessários, por exemplo, quando o paciente retorna à anticoagulação ou quando o paciente está fora do período de risco para VTE.

Existem poucas contraindicações verdadeiras para a colocação do filtro de IVC. Estas incluem acesso ruim à veia cava e restrições anatômicas, como trombos extensos na veia cava ou compressão extrínseca.

A maioria dos filtros colocados adequadamente não causará problemas. Ocasionalmente, a remoção não planejada do filtro é necessária em razão de mudança na posição do dispositivo, perda de integridade estrutural, perfuração ou deslocamento durante outros procedimentos (▸ **Fig. 9.10**).

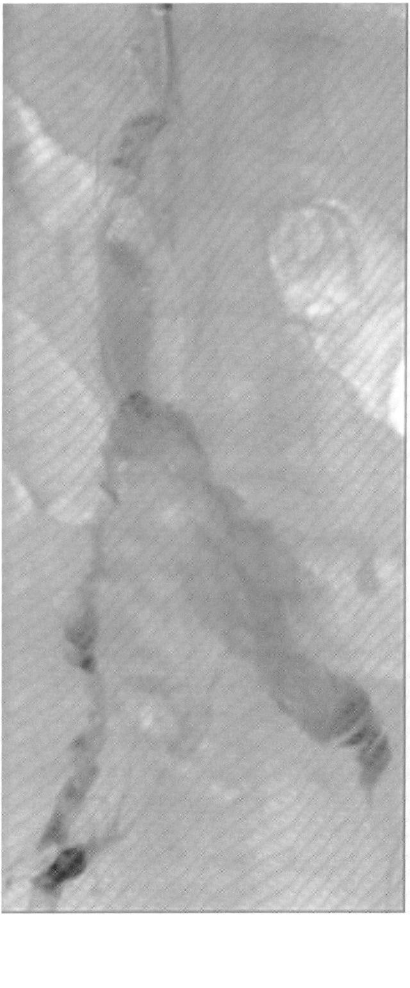

Fig. 9.9 Um paciente com um filtro permanente colocado apresentava inchaço bilateral e dor nas extremidades inferiores. Um venograma de subtração digital mostrou oclusão completa do sistema cavo-ilíaco abaixo do filtro, consistente com trombose aguda extensa.

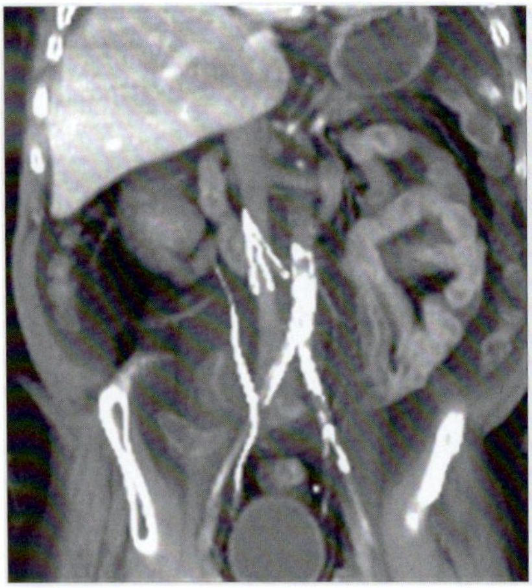

Fig. 9.10 Esse paciente apresentava dor nas costas, e um venograma por CT foi obtido. A reconstrução coronal das imagens do venograma por CT mostra um filtro inclinado com perfuração da haste através da parede caval. Esse filtro foi removido mais tarde em virtude de dor contínua e do risco de lesão da aorta.

Tabela 9.4 Diferenças entre CVI primária e secundária

	CVI primária	CVI secundária
Fisiopatologia	Disfunção idiopática da válvula venosa	Dano a válvulas venosas (trombo agudo) provoca disfunção da válvula
Sistema venoso geralmente afetado	Sistema venoso superficial	Sistema venoso profundo
Tratamento	Meias de compressão, ablação/escleroterapia endovenosa	Meias de compressão

Abreviação: CVI, insuficiência venosa crônica.

9.2 Insuficiência Venosa Crônica

A **insuficiência venosa crônica (CVI)** é uma consequência da disfunção valvar venosa, que leva ao refluxo crônico e ao acúmulo de sangue nos membros inferiores e, por fim, à hipertensão venosa.

A **hipertensão venosa** resulta em aumento da pressão hidrostática na veia, enfraquecendo a parede e causando dilatação anormal. Essa consequência inclui algumas sequelas estéticas de insuficiência venosa (telangiectasias, veias varicosas etc.). Aumento da pressão hidrostática também força o fluido para o interstício e promove a liberação de mediadores inflamatórios. A resposta inflamatória pode levar a uma apresentação mais dramática da insuficiência venosa, incluindo lipodermatoesclerose e úlceras venosas.

A síndrome pós-trombótica, como já discutido, é um exemplo de insuficiência venosa crônica secundária. A **CVI secundária** ocorre quando um dano identificável, como trombo ou malignidade, causa danos às válvulas venosas e resulta em refluxo venoso crônico. Pode ocorrer nos sistemas venoso superficial e profundo.

Por outro lado, a **CVI primária** ocorre em virtude de disfunção da válvula venosa idiopática, geralmente no sistema venoso superficial (▶ **Tabela 9.4**). Os padrões mais comumente observados são a disfunção das veias safenas, do perfurador do canal femoral, da veia pudenda externa e das veias intersafenas. Os fatores de risco para a CVI superficial primária incluem histórico familiar de CVI, obesidade, ocupações que envolvam se sentar ou ficar de pé durante períodos prolongados, tromboflebite superficial e gravidezes múltiplas. Embora a CVI seja observada em homens e mulheres, as mulheres têm um risco maior de desenvolvê-la e têm maior probabilidade de procurar tratamento.

Exame de Insuficiência Venosa Crônica

Pacientes com CVI podem procurar um especialista vascular com uma ampla variedade de sintomas, dependendo da cronicidade e de os sistemas superficiais ou profundos estarem envolvidos. Alguns pacientes apresentam apenas telangiectasias esteticamente desagradáveis (veias intradérmicas e subdérmicas dilatadas) ou varizes (veias subcutâneas dilatadas e tortuosas de tamanho ≥ 3 mm). Outros pacientes podem ter hipertensão venosa completa com edema substancial, dor de queimação e rigidez da pele. Os achados tardios da CVI incluem dermatite por estase, uma forma mais grave chamada lipodermatoesclerose e, às vezes, ulceração. As úlceras venosas tendem a ocorrer acima do maléolo medial, enquanto as úlceras arteriais geralmente ocorrem diretamente sobre proeminências ósseas, na base do calcanhar, sobre as articulações dos dedos dos pés ou nas pontas dos dedos das mãos.

Ao ver inicialmente um paciente com inchaço nas pernas, as causas sistêmicas de sintomas nas extremidades inferiores, como insuficiência cardíaca, síndrome nefrótica e cirrose, são descartadas.

O diagnóstico de CVI é suspeitado por história e exame e confirmado por ultrassonografia. A compressão e a manobra de Valsalva com ultrassonografia podem localizar com precisão a obstrução e o refluxo venosos, bem como diferenciar entre insuficiência venosa superficial ou profunda. A ultrassonografia deve ser realizada na posição de pé ou na posição de Trendelenburg invertida, se o paciente não puder ficar de pé, pois é mais provável induzir o refluxo nessas posições. Refluxo superior a 0,3 segundos nas perfurantes venosas, 0,5 segundos nas veias superficiais e 1 segundo nas veias profundas é considerado anormal. Quando a ultrassonografia é subótima secundária à constituição física, a pletismografia é uma ferramenta que pode fornecer uma avaliação da hemodinâmica venosa geral, medindo as alterações no volume do membro com o posicionamento em pé e em decúbito dorsal.

O **sistema de classificação CEAP** é o consenso internacional usado para categorizar a doença venosa crônica com base nos sinais clínicos, etiologia, anatomia e fisiopatologia. A porção "C" do CEAP é usada mais comumente como abreviação pelos médicos ao medir a gravidade da dilatação (▸**Tabela 9.5**).

Tratamento da Insuficiência Venosa Crônica

A terapia de primeira linha para a CVI superficial e profunda é o tratamento conservador com elevação da perna, meias de compressão graduada e exercício. Essas medidas simples são, muitas vezes, suficientes para diminuir o edema e mobilizar o sangue estático nas extremidades inferiores. A doença avançada pode ser tratada com uma variedade de agentes tópicos e tratamento adequado das feridas.

Pacientes com CVI superficial que permanecem sintomáticos após uma tentativa de tratamento conservador (normalmente, 3 meses) são candidatos a terapia minimamente invasiva. As técnicas incluem escleroterapia, ablação por radiofrequência e **ablação por laser endovenoso**.

A ideia é obliterar a veia com refluxo e forçar o sangue para as veias profundas. Isso requer que as veias do sistema venoso profundo sejam competentes e totalmente funcionais.

Tabela 9.5 Categoria "clínica" da classificação CEAP

C1	Pequenas veias varicosas
C2	Grandes veias varicosas
C3	Edema da perna
C4	Alterações cutâneas sem ulceração
C5	Alterações cutâneas com úlceras cicatrizadas
C6	Alterações cutâneas com úlceras ativas

Como discutido com PTS, infelizmente não há muitas intervenções disponíveis para CVI afetando as veias profundas. As opções cirúrgicas incluem *bypass* venoso ou transposição do segmento venoso; ambos os procedimentos carregam significativa morbidade pós-operatória e raramente são realizados.

9.3 Trombose Relacionada ao Cateter

O acesso venoso central de longo prazo, particularmente em pacientes com câncer, é um fator predisponente para o desenvolvimento de **trombose relacionada ao cateter** (CRT). O dano endotelial inicial do acesso vascular, a estase venosa associada à presença de cateter na luz do vaso e, muitas vezes, um estado de hipercoagulabilidade contribuem para a formação do trombo. O risco é aumentado com cateteres malposicionados, quando a ponta está na SVC superior, bem como cateteres do lado esquerdo.

Existem algumas maneiras diferentes pelas quais a CRT é reconhecida. Os pacientes podem apresentar sintomas de DVT nos membros superiores, que podem incluir inchaço, desconforto e/ou veias superficiais visíveis como resultado de colateralização. Como acontece com as DVTs nas extremidades inferiores, isso pode estar associado, ocasionalmente, ao desenvolvimento de PE ou síndrome pós-trombótica e deve ser abordado com a mesma cautela.

No entanto, a maioria dos pacientes será assintomática. Pode-se suspeitar de trombose no caso de mau funcionamento do cateter, seja com infusão ou com retorno de sangue. Isso, por si só, é inespecífico, possivelmente refletindo o coágulo intraluminal ou um cateter malposicionado, em vez da DVT verdadeira. Existe, também, uma distinção entre trombo e uma quantidade esperada de revestimento de fibrina no cateter. Todos os cateteres acabarão adquirindo uma bainha de fibrina, que, na maioria dos casos, é clinicamente insignificante. Muitas vezes, a presença de CRT é questionada com base em um achado acidental em imagens transversais de acompanhamento para paciente com câncer. Isso pode ser um desafio, pois é difícil distinguir entre o trombo verdadeiro e a bainha de fibrina na CT. As bainhas de fibrina costumam ser chamadas de trombos.

Tratamento da CRT começa com a prevenção. Ao posicionar o cateter venoso central, faça o melhor possível para obter acesso à veia na primeira punção, para limitar o dano endotelial. Os cateteres devem ser dimensionados de tal forma que a ponta seja posicionada na junção cavo-atrial superior, preferencialmente do lado direito, quando possível, e usando o menor tamanho de luz necessário. A anticoagulação profilática para prevenir a CRT não é confirmada na literatura.

Quando um CVC não funciona, geralmente o primeiro passo é obter uma radiografia de tórax para avaliar a posição do cateter. Se o problema for resultado de coágulo intraluminal ou bainha de fibrina oclusiva, tPA pode ser instilado e, muitas vezes, corrige o problema. Se isso não funcionar, deve-se suspeitar de CRT. Como ocorre com uma DVT típica, a ultrassonografia duplex é a modalidade de escolha para avaliar a CRT em potencial. A venografia geralmente é reservada aos casos em que uma ultrassonografia é equívoca e a suspeita permanece alta.

A CRT comprovada, tanto no caso de um paciente sintomático quanto nos casos de mau funcionamento do CVC, deve ser tratada com anticoagulação, a menos que haja uma contraindicação. Se for um paciente com câncer (geralmente é o caso), a LMWH é a droga de escolha. A duração do tratamento deve ser de, no mínimo, 3 meses e também deve continuar enquanto o CVC permanecer no local. O CVC deve ser removido assim que não for mais necessário. Também deve ser removido, independentemente de haver sinais de infecção ou de persistirem os sintomas, apesar da anticoagulação. Para aqueles com uma contraindicação para anticoagulação, a colocação de um filtro de SVC pode ser considerada, mas isso é controverso. Da mesma forma, a CDT pode ser feita para casos selecionados, embora não esteja firmemente estabelecida como parte do algoritmo de tratamento.

As orientações não são tão claras quando há um achado de imagem acidental de possível CDT em um paciente assintomático. Se o cateter for funcional, muitos radiologistas intervencionistas *não* recomendariam anticoagulação, sabendo que o achado geralmente é apenas uma simples bainha de fibrina. Apesar disso, muitos médicos optam por anticoagular esses pacientes.

9.4 Doença de Paget-Schroetter

A **doença de Paget-Schroetter** (também chamada de trombose por esforço ou síndrome do desfiladeiro torácico venoso [VTOS]) é uma causa rara de DVT axilo-subclávia. A doença ocorre quando a veia axilar ou subclávia é contraída em razão de uma anormalidade no desfiladeiro torácico e de uma junção costoclavicular estreita. Comumente, a culpa é de uma costela cervical ou músculos escalenos hipertrofiados.

A história clássica da Paget-Schroetter é um atleta jovem do sexo masculino que apresenta dor aguda no braço e inchaço após o exercício ou ao realizar uma atividade repetitiva com os braços levantados acima da cabeça (p. ex., natação). A dor varia com a posição do braço; manter o braço ao nível do peito alivia a dor, enquanto erguer o braço acima da cabeça exacerba os sintomas. Os pulsos arteriais são normais.

O exame de imagem geralmente começa com ultrassonografia com Doppler para confirmar a presença de DVT. Uma radiografia de tórax pode ser obtida para identificar variantes anatômicas que predisponham à obstrução do desfiladeiro torácico.

Como muitos pacientes com Paget-Schroetter são jovens e saudáveis, a estratégia de tratamento é bastante agressiva. Assim como a DVT nas extremidades inferiores, o objetivo do tratamento desses pacientes é reduzir o risco de recorrência de PE, PTS e DVT. Os pacientes são anticoagulados, a menos que haja uma contraindicação. Dados mais recentes têm apoiado o uso de CDT e angioplastia venosa (▶ **Fig. 9.11**). Isso tem demonstrado reduzir o risco de PTS e trombose recorrente. Pode parecer intuitivo também colocar um *stent* no segmento venoso no ponto de obstrução da saída torácica, mas isso não é feito na prática, pois pode resultar em fratura do *stent* e trombose recorrente.

Após a resolução da DVT aguda, os pacientes costumam ser encaminhados para descompressão cirúrgica do desfiladeiro torácico, às vezes até mesmo durante a mesma hospitalização. Sem descompressão cirúrgica, os pacientes frequentemente terão outra trombose.

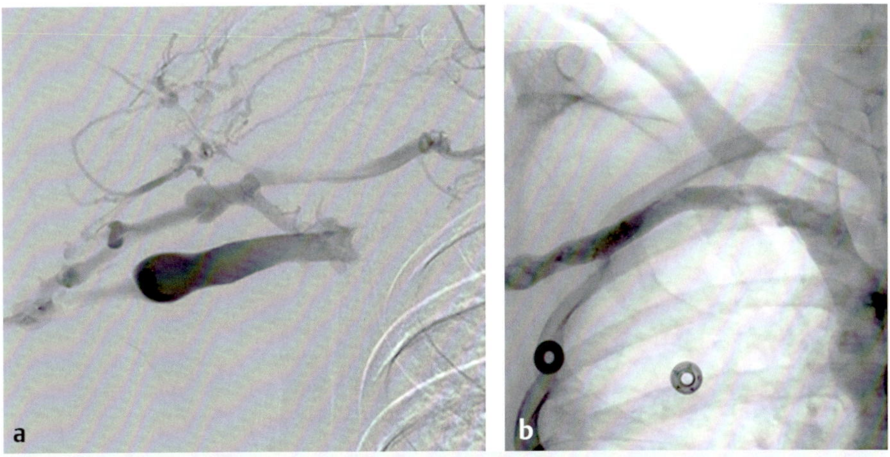

Fig. 9.11 Um homem de 26 anos de idade apresentou inchaço na extremidade superior direita após um fim de semana pintando. **(a)** O venograma realizado durante o procedimento mostra quase nenhum fluxo através da veia axilo-subclávia direita e formação colateral marcada. **(b)** Após a venoplastia, o fluxo é restaurado para a veia axilo-subclávia direita, e as colaterais deixam de ser vistas.

9.5 Síndrome do Quebra-Nozes

A **síndrome do quebra-nozes** ocorre quando a veia renal esquerda é comprimida entre a artéria mesentérica superior (SMA) e a aorta, resultando em congestão venosa renal e, consequentemente, hipertensão. A maioria dos pacientes apresenta proteinúria ortostática ou hematúria assintomática em razão de ruptura de pequenas veias congestionadas no sistema coletor. Em casos graves de hematúria, o paciente pode até necessitar de transfusões de sangue. Outros pacientes podem apresentar dor no flanco esquerdo recorrente e/ou congestão venosa pélvica. Isso pode se manifestar como dismenorreia, dispareunia, varizes vulvares ou escrotais.

A constelação de sintomas observada na síndrome do quebra-nozes é inespecífica e se sobrepõe a vários outros processos patológicos, incluindo malignidade. Muitos desses pacientes receberão uma bateria de testes urológicos (urinálise, ultrassonografia, urografia por CT, cistoscopia) antes de o diagnóstico ser feito. A ultrassonografia com Doppler pode ser especialmente reveladora e mostrará refluxo na veia renal esquerda, juntamente com colaterais venosas. A síndrome do quebra-nozes pode ser suspeitada em estudos cruzados de CT ou MR, se a veia renal esquerda parecer significativamente dilatada ou se houver evidência direta de compressão da veia renal. A venografia por CT ou MR pode ser usada para confirmar o diagnóstico.

O tratamento depende da gravidade dos sintomas. Pacientes assintomáticos ou com sintomas leves podem ser observados. Pacientes que apresentam hematúria clinicamente significativa ou sintomas limitantes do estilo de vida devem ser tratados. O tratamento de escolha é a colocação de *stent* endovascular na veia renal esquerda no local da estenose (▶ **Fig. 9.12**). A cirurgia envolve a transposição da SMA ou da veia renal esquerda.

9.6 Síndrome de May-Thurner

A **síndrome de May-Thurner** (MTS) ocorre quando a *veia* ilíaca comum *esquerda* é comprimida pela *artéria* ilíaca comum *direita* cruzando sobre ela. Os pacientes podem apresentar sinais de

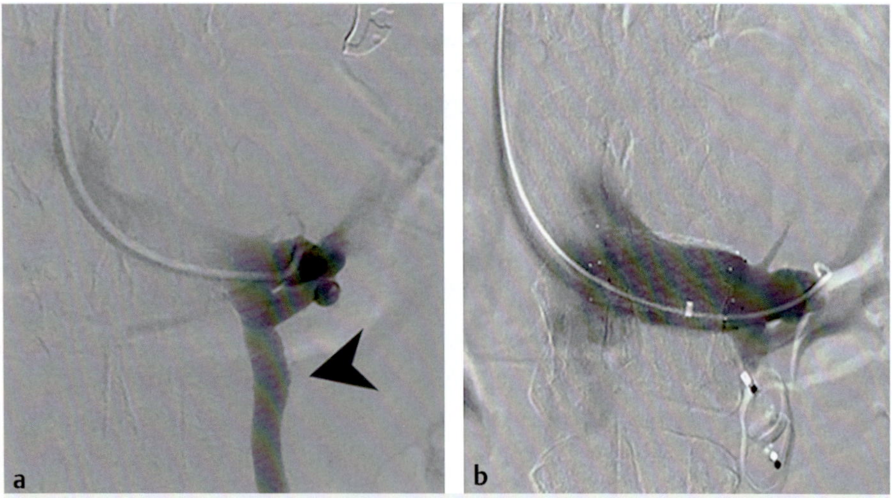

Fig. 9.12 (a) Venograma de veia renal esquerda em paciente jovem que apresentou hematúria e dor no flanco esquerdo, exibindo ausência de fluxo anterógrado através da veia renal esquerda e desvio de fluxo para a veia gonadal esquerda (*ponta de seta*). Os achados foram consistentes com o diagnóstico de síndrome do quebra-nozes. **(b)** Um *stent* foi colocado através da estenose, e o venograma subsequente demonstrou fluxo normal através da veia renal e da IVC. (Imagens fornecidas por cortesia de Joshua Pinter, MD, University of Pittsburgh Medical Center.)

hipertensão venosa (inchaço, dor, edema) ou extensa DVT nos membros inferiores esquerdos. O paciente típico de May-Thurner é uma mulher jovem, sem nenhum fator de risco óbvio, que apresenta sintomas de DVT iliofemoral esquerda.

O exame para esses pacientes geralmente começa do mesmo modo que para qualquer DVT, com ultrassonografia com Doppler. A ultrassonografia pode ser capaz de identificar um segmento estenótico da veia ilíaca comum esquerda e sugerir a presença de MTS, embora isso raramente ocorra em virtude da localização mais profunda da veia e da probabilidade de sobrecarga de gás intestinal obstruindo a visão. O diagnóstico de MTS costuma se basear na suspeita clínica, o que normalmente leva à solicitação de venografia não invasiva (CTV ou MRV), especificamente para avaliar a doença. Em casos selecionados, a venografia convencional pode ser indicada.

Ocasionalmente, a MTS é diagnosticada (ou, pelo menos, sugerida) com base em um achado acidental em imagem transversal. Pacientes assintomáticos não precisam ser tratados. Para pacientes sintomáticos, o implante de *stent* endovascular é o tratamento de escolha (**Boxe de Procedimento 9.4**) (▸ **Fig. 9.13**). Há uma alta taxa de recorrência quando esses pacientes são tratados apenas com angioplastia.

9.7 Síndrome da SVC

A compressão externa da SVC resulta em uma entidade clínica distinta chamada **síndrome da SVC**. Apresenta-se como uma constelação de achados que ocorrem secundariamente à obstrução do retorno sanguíneo das extremidades superiores e da cabeça/pescoço (▸ **Fig. 9.14**). Os tumores sólidos de pulmão e o linfoma não Hodgkin são os tipos mais comuns de malignidades implicadas. Conforme o tumor aumenta, as veias centrais são comprimidas, resultando na obstrução do fluxo venoso. A veia central específica afetada e, consequentemente, as manifestações clínicas dependem do local onde o tumor está. As etiologias benignas, como histoplasmose, lesão por radiação e fibrose associada ao cateter, também podem estar implicadas.

Boxe de Procedimento 9.4: *Stent* Venoso para o Tratamento de Síndrome de May-Thurner

Uma causa comum de DVT isolada na extremidade inferior esquerda, particularmente em mulheres delgadas e jovens, envolve a compressão da veia ilíaca comum esquerda pela artéria ilíaca comum sobrejacente (compressão de May-Thurner). Isso pode levar a DVT aguda, oclusão trombótica crônica e varizes pélvicas, e todas podem ser tratadas com angioplastia e implante de *stent*, quando clinicamente apropriado.

O acesso é tipicamente obtido pela veia poplítea esquerda ou abaixo do nível da oclusão. A veia jugular interna pode ser usada alternativamente, se o acesso dos fios através da estenose não for possível.

Depois de obter acesso, a estenose é cruzada com um fio-guia e um cateter. Nos casos de trombose aguda, trombectomia ou trombólise devem ser realizadas para remover o trombo e permitir a avaliação da anatomia venosa subjacente. A ultrassonografia intravascular (IVUS) pode ser usada para determinar o tamanho ideal do *stent* comparando o segmento estenótico às áreas da veia não estenótica no lado ipsolateral ou contralateral. O IVUS também permite um esboço preciso do local da compressão, para garantir a cobertura apropriada do *stent*.

Em seguida, o vaso é pré-dilatado por venoplastia com balão. Mais comumente, um Wallstent autoexpansível (Boston Scientific, Natick, MA) é colocado e pós-dilatado com um balão de diâmetro igual ou levemente menor. Deve-se ter cuidado para não cobrir o fluxo de saída da veia ilíaca contralateral e colocar *stent* suficiente em ambos os lados da estenose, de modo que ela não seja expelida cefálica ou caudalmente durante a implantação. A venografia pós-*stent* e a IVUS são realizadas para garantir posicionamento adequado, melhora do fluxo e resolução das varizes (caso estejam presentes).

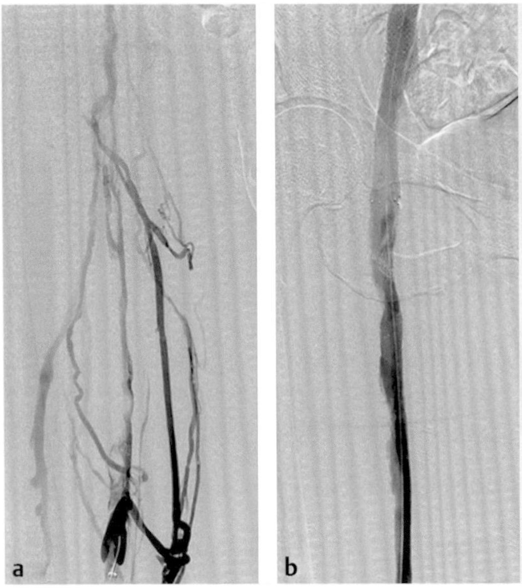

Fig. 9.13 Esta jovem do sexo feminino apresentou peso agudo e inchaço na perna esquerda. Uma tomografia computadorizada subsequente diagnosticou síndrome de May-Thurner. **(a)** O venograma inicial mostra muitos vasos colaterais e quase nenhum fluxo através da veia femoral, confirmando trombose da veia femoral esquerda. **(b)** Após trombólise e colocação de *stent* no segmento estenótico, há bom fluxo pelas veias ilíaca e femoral esquerdas. (Imagens fornecidas por cortesia de Deepak Sudheendra, MD, University of Pennsylvania Medical Center.)

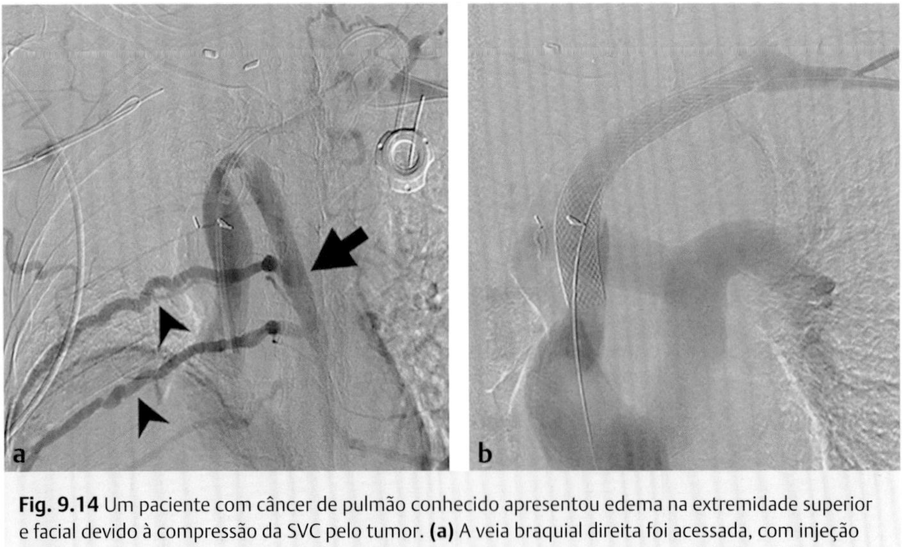

Fig. 9.14 Um paciente com câncer de pulmão conhecido apresentou edema na extremidade superior e facial devido à compressão da SVC pelo tumor. **(a)** A veia braquial direita foi acessada, com injeção de contraste revelando ausência de fluxo através das veias centrais. A maior parte do fluxo é desviada através das veias intercostais (*pontas de setas*), esvaziando-se na veia ázigo (*seta*) e, por fim, na SVC abaixo. **(b)** A obstrução da SVC foi cruzada, e um *stent* foi colocado através da obstrução, resultando na restauração da desobstrução da SVC. (Imagens fornecidas por cortesia de Joshua Pinter, MD, University of Pittsburgh Medical Center.)

Os sintomas típicos da síndrome da SVC incluem edema facial, edema nas extremidades e ingurgitamento/distensão visível das veias do pescoço. Edema grave na cabeça/pescoço pode até causar edema cerebral ou levar à compressão das vias aéreas. Os sintomas geralmente progridem lentamente, refletindo o crescimento lento da massa.

Para aqueles que apresentam esses achados, especialmente no contexto de uma malignidade mediastinal conhecida, o diagnóstico da síndrome da SVC é quase dado. Uma CT com contraste pode fornecer um diagnóstico definitivo e delinear a extensão da estenose.

No passado, *todos* os pacientes com síndrome da SVC eram encaminhados à oncologia de radiação para radioterapia urgente. Ocorreu uma mudança no paradigma de tratamento quando se percebeu que poucos desses pacientes estão realmente em risco iminente e que as alterações da radiação na SVC podem tornar o tratamento endovascular de casos recalcitrantes mais arriscado. O tempo está do nosso lado, uma vez que a síndrome da SVC é um processo de progressão lenta na maioria dos pacientes.

O implante de *stent* endovascular não emergente está se tornando amplamente adotado como a melhor intervenção. A exceção é se houver uma *verdadeira* síndrome da SVC de emergência. As verdadeiras emergências incluem pacientes que apresentam compressão das vias aéreas ou do esôfago devida a edema ou sintomas neurológicos do edema cerebral. Nesses pacientes, é indicado o implante urgente de *stents* endovasculares, seguido de radioterapia. O implante de *stent* reabre as veias centrais, enquanto a radioterapia reduz o efeito de massa subjacente.

Um ponto a ser observado sobre o implante de *stent* na SVC é que ele apresenta um risco de complicações graves. O pericárdio se estende superiormente e cobre uma porção da SVC, portanto uma ruptura inferior da SVC pode ser catastrófica. Muitos radiologistas intervencionistas tiveram pacientes que desenvolveram tamponamento cardíaco após angioplastia da SVC. Curiosamente, o risco é relatado como maior em pacientes que fizeram radiação para massas mediastinais. Assim, sempre que se colocar *stent* na SVC, é importante ser conservador com a angioplastia e cobrir os *stents* e ter um *kit* de pericardiocentese pronto e na sala.

Leituras Sugeridas

[1] Chatterjee S, Chakraborty A, Weinberg I, et al. Thrombolysis for pulmonary embolism and risk of all-cause mortality, major bleeding, and intracranial hemorrhage: a meta-analysis. JAMA. 2014; 311(23):2414–2421

[2] Chiesa R, Marone EM, Limoni C, Volontè M, Petrini O. Chronic venous disorders: correlation between visible signs, symptoms, and presence of functional disease. J Vasc Surg. 2007; 46(2):322–330

[3] Comerota AJ, Grewal N, Martinez JT, et al. Postthrombotic morbidity correlates with residual thrombus following catheter-directed thrombolysis for iliofemoral deep vein thrombosis. J Vasc Surg. 2012; 55(3):768–773

[4] Haig Y, Enden T, Grøtta O, et al. CaVenT Study Group. Post-thrombotic syndrome after catheter-directed thrombolysis for deep vein thrombosis (CaVenT): 5-year follow-up results of an open-label, randomised controlled trial. Lancet Haematol. 2016; 3(2):e64–e71

[5] Kahn SR, Shrier I, Julian JA, et al. Determinants and time course of the postthrombotic syndrome after acute deep venous thrombosis. Ann Intern Med. 2008; 149(10):698–707

[6] Kearon C, Akl EA, Ornelas J, et al. Antithrombotic therapy for VTE disease: CHEST guideline and expert panel report. Chest. 2016; 149(2):315–352

[7] Khilnani NM, Grassi CJ, Kundu S, et al. Cardiovascular Interventional Radiological Society of Europe, American College of Phlebology, and Society of Interventional Radiology Standards of Practice Committees. Multi-society consensus quality improvement guidelines for the treatment of lower-extremity superficial venous insufficiency with endovenous thermal ablation from the Society of Interventional Radiology, Cardiovascular Interventional Radiological Society of Europe, American College of Phlebology and Canadian Interventional Radiology Association. J Vasc Interv Radiol. 2010; 21(1):14–31

[8] Vedantham S, Goldhaber SZ, Kahn SR, et al. Acute Venous Thrombosis: Thrombus Removal with Adjunctive Catheter-Directed Thrombolysis. Paper presented at the Society of Interventional Radiology Annual Meeting, Washington, DC; 2017

10 Acesso e Intervenções em Diálise

Alex Lionberg ▪ Shantanu Warhadpande ▪ Rakesh Navuluri

Um conhecimento inicial das indicações para diálise é um bom ponto de partida para entender como a IR está envolvida no cuidado desses pacientes. A diálise de curto prazo em casos agudos e a diálise permanente para insuficiência renal atingem o mesmo objetivo, que é o aumento ou a substituição completa da função renal inadequada.

Em casos agudos, as principais indicações para diálise incluem acidose grave, anormalidades eletrolíticas, sobrecarga de fluidos, toxemias dialisáveis (como overdose de lítio ou aspirina) e uremia. Determinar se o problema é grave o suficiente para iniciar a diálise costuma ser determinado pelo nefrologista consultor. Se o problema for considerado reversível, uma linha de hemodiálise temporária (HD) para acesso muitas vezes será suficiente. Na maioria dos casos, estes são simplesmente colocados à beira do leito pelo serviço clínico que cuida do paciente. A IR não insere linhas temporárias, a menos que tenha havido várias tentativas fracassadas (que possam indicar anatomia venosa complexa/alterada ou oclusão venosa central). Quando houver alguma indicação no início de que o paciente necessitará de acesso por mais de uma semana, poderá ser solicitado ao IR que coloque uma linha de hemodiálise com túnel.

A **doença renal crônica (CDK)** é comum e frequentemente assintomática nos estágios iniciais, sendo a hipertensão e o diabetes os dois maiores fatores de risco para a progressão da doença. O tratamento médico prudente dessas comorbidades pode prevenir ou, pelo menos, retardar o declínio da função renal. A taxa de filtração glomerular (GFR) é a melhor avaliação global para avaliar a CDK e é estimada usando-se creatinina sérica. Uma GFR inferior a 60, durante pelo menos 3 meses, define CDK. Nos estágios iniciais, a CDK pode ser tratada pelo médico de atenção primária. Os pacientes têm sua taxa GFR e albumina na urina verificadas em intervalos regulares para monitorar a progressão da doença. O encaminhamento para nefrologia é indicado quando a GFR é menor que 30 ou quando há progressão rápida.

A **insuficiência renal** é definida por uma taxa de filtração glomerular inferior a 15, com sintomas ou outros critérios específicos que exigiriam o início da terapia de substituição renal crônica. Observe que os pacientes podem ser rotulados como portadores de insuficiência renal quando atingem esse limiar, mas isso não indica necessariamente que a diálise é iminente. A designação de **doença renal terminal** (ESRD) refere-se aos requisitos que são atendidos para a qualificação de cobertura do Medicare de terapia renal substitutiva.

O momento de introduzir a diálise tem muitos fatores, mas, em geral, o processo é iniciado apenas quando os sintomas da uremia surgem e com uma GFR tipicamente abaixo de 12. O transplante é uma opção para candidatos selecionados com insuficiência renal, mas para nossos propósitos vou me concentrar na função da diálise. As opções incluem diálise peritoneal (PD) e HD.

Existem vários tipos de **diálise peritoneal**, mas o conceito é semelhante para cada um; uma solução de diálise é infundida no abdome através de um cateter permanente e deixada em repouso. Os materiais residuais se difundem da corrente sanguínea através do peritônio e se equilibram com o fluido antes de serem removidos. As trocas costumam ser feitas várias vezes ao dia, o que pode criar transtornos para o paciente. Mesmo assim, os resultados da PD tendem a ser melhores do que os da HD em curto prazo, e também a PD é mais barata. Os cateteres peritoneais geralmente são colocados cirurgicamente, embora a colocação por IR esteja aumentando em algumas práticas. Além disso, a IR não possui uma função significativa no cuidado desses pacientes.

Com a **hemodiálise**, o principal desafio é estabelecer e manter o acesso vascular. As máquinas de diálise requerem fluxo sanguíneo em um intervalo entre as taxas observadas nas artérias e veias (> 300 mL/min). Outra exigência é a facilidade de acesso para os técnicos de diálise ao colocar o paciente ligado à máquina. O acesso venoso central com um cateter de diálise é conveniente, pois não requer punção com agulha e alcança fluxo adequado. Essas linhas são aceitáveis para as necessidades de diálise de curto prazo, mas o uso em longo prazo aumenta o risco de infecção, tornando inaceitável para diálise crônica. A via preferencial para hemodiálise de longo prazo é uma fístula arteriovenosa (AVF) ou enxerto (AVG).

Fístulas AV oferecem um local de acesso vascular permanente e de fácil acesso para pacientes em diálise. A maioria das fístulas é criada por cirurgia vascular, com sutura direta de uma veia a uma artéria. Um procedimento IR percutâneo para a criação endovascular de uma AVF está sendo estudado e pode se tornar uma alternativa para a criação cirúrgica em um futuro próximo. A imagem pré-operatória do braço com ultrassonografia dupla ou angiografia é importante para dimensionar a veia e descartar qualquer fluxo arterial preexistente ou obstrução do fluxo venoso que possa comprometer a viabilidade da fístula. O local preferido para a criação da fístula é o braço não dominante distal (radial-cefálico). Se um local distal não for possível em virtude de oclusão do vaso ou de tamanho inadequado do vaso, podem ser criadas fístulas mais proximais (braquiocefálica, braquiocefálica de transposição), mas estas são menos desejáveis (▸ **Fig. 10.1**).

Antes de ser usada para diálise, uma fístula AV precisa de tempo para amadurecer. A fístula recém-criada se dilata com o tempo, a ponto de se tornar superficial e facilmente palpável. Com o aumento do fluxo sanguíneo, a veia também se torna “arterializada”. As paredes engrossam, permitindo que o vaso suporte melhor o trauma normal que ocorre com a punção da agulha. Lembre-se de que uma fístula precisará ser perfurada e acessada várias vezes por semana durante o resto da vida do paciente.

A fístula ideal segue a “regra dos seis”: com 6 semanas, a fístula deve ter 6 mm de diâmetro, menos de 6 mm de profundidade, 6 cm de comprimento utilizável e ter uma taxa de fluxo superior a 600 mL/min (▸ **Tabela 10.1**). Na realidade, o tempo até a maturação completa pode variar entre 2 e 4 meses. Estudos de fístula dupla podem ser obtidos para acompanhar o progresso.

Se uma veia adequada não estiver disponível e uma fístula AV não puder ser criada, um **enxerto AV** pode ser necessário. Os enxertos AV dependem de um tubo protético para fazer a ponte entre a artéria e a veia, exigindo *duas* anastomoses (▸ **Fig. 10.2**). Um enxerto AV comum é em alça no antebraço. O lado arterial do enxerto é anastomosado à artéria braquial, enquanto o lado venoso do enxerto é anastomosado à veia basílica, cefálica ou antecubital. Os enxertos AV não precisam de tempo para amadurecer e podem ser usados imediatamente. Em comparação às fístulas, é mais provável que os enxertos fiquem infectados e, normalmente, apresentem um tempo de vida mais curto, portanto só devem ser utilizados se a anatomia não for adequada para uma AVF.

Em geral, a criação de uma anastomose entre artéria e veia introduz uma série de alterações hemodinâmicas e fisiológicas dentro do local de acesso e de sua vasculatura de fluxo. O aumento do fluxo para o local de acesso e o segmento venoso anastomosado causa aumento no estresse de cisalhamento da parede, o que, por sua vez, resulta na dilatação dos vasos no local de acesso. Da mesma forma, o aumento na pressão transmural estimula a proliferação do músculo liso, levando ao espessamento da parede do vaso. Essa dilatação e o espessamento da parede são alterações esperadas associadas à maturação adequada da fístula.

Tabela 10.1 Regras dos 6 para fístula

Com 6 semanas, uma fístula deve ter...
6 mm de diâmetro
< 6 mm sob a pele
6 cm de comprimento utilizável
Taxas de fluxo > 600 mL/min

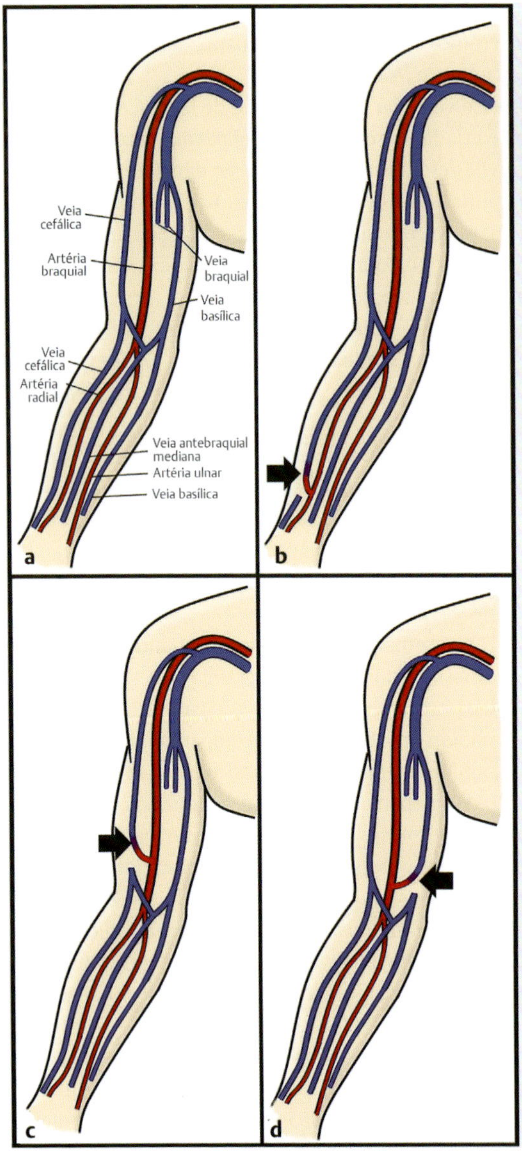

Fig. 10.1 **(a)** Representação da anatomia vascular normal da extremidade superior. **(b)** Fístula arteriovenosa (AV) radiocefálica. **(c)** Fístula AV braquiocefálica. **(d)** Fístula AV braquiobasílica. (Imagens fornecidas por cortesia de Christopher Molloy, MD, Kaiser Permanente Los Angeles.)

10.1 Disfunção do Acesso à Diálise

Como descrito, a criação de acesso à diálise leva a mudanças vasculares e fisiológicas desejáveis e necessárias para o uso da fístula ou do enxerto. No entanto, mudanças na dinâmica do fluxo também podem ter consequências deletérias. Por exemplo, a turbulência no interior do vaso, à medida que o sangue entra e sai do local de acesso à diálise, expõe as paredes dos vasos a um padrão inconsistente de tensão de cisalhamento na parede. Áreas de *baixo* estresse de cisalhamento na parede induzem um estado pró-inflamatório e resultam em hiperplasia neointimal. Essa é uma das causas subjacentes de estenose.

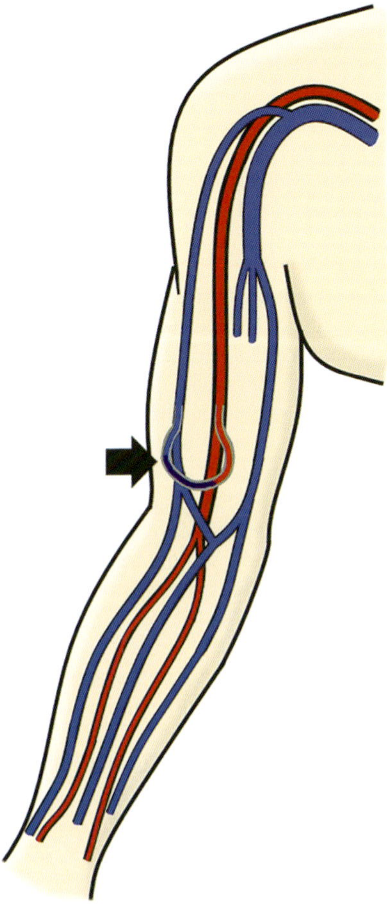

Fig. 10.2 Representação de enxerto arteriovenoso entre a artéria braquial e a veia cefálica. (Imagem fornecida por cortesia de Christopher Molloy, MD, Kaiser Permanente Los Angeles.)

A disfunção precoce do acesso à diálise ocorre a qualquer momento entre a criação da fístula ou do enxerto e os primeiros 3 meses de uso, mais comumente como resultado da não maturação da fístula. Uma fístula não maturada não pode ser canulada em virtude de uma combinação de fluxo inadequado, dilatação subótima da veia arterializada e/ou profundidade da fístula muito abaixo da pele.

Para que uma fístula seja acessada e atinja as taxas de fluxo necessárias para a máquina, o vaso precisa ser dilatada. Se a artéria ou a veia escolhida para a fístula for de baixa qualidade, a dilatação total pode ser limitada. Da mesma forma, a má técnica cirúrgica pode levar à dilatação incompleta ou a uma fístula muito profunda. Quaisquer danos adicionais em cima disso, incluindo o desenvolvimento de estenoses de entrada ou saída, também podem limitar a capacidade de a fístula se dilatar e alcançar uma taxa de fluxo satisfatória.

Os enxertos não passam pelo processo de maturação como as fístulas e podem ser usados para diálise de modo relativamente rápido (às vezes, imediatamente). No entanto, a hiperplasia neointimal de fluxo também pode ocorrer logo após a colocação por conta das mesmas alterações fisiológicas.

Pacientes com fístulas maduras podem apresentar diferentes graus de disfunção. Alguns podem desfrutar de um período relativamente livre de complicações, enquanto outros enfrentam problemas não muito tempo depois que o acesso é criado. A disfunção de fístulas e enxertos maduros pode ser devida a estenoses em qualquer lugar ao longo dos membros arteriais e venosos.

É mais provável que as estenoses arteriais sejam preexistentes, em vez de serem sequelas pela criação do acesso. O paciente típico terá doença arterial periférica conhecida ou fatores de risco (diabetes, história de tabagismo, idade avançada). A detecção de estenoses arteriais geralmente ocorre com uma fístula não madura e uma baixa taxa de fluxo.

Estenoses venosas são a razão mais comum para o encaminhamento à IR. Além do efeito instigante do fluxo turbulento, a punção repetitiva da agulha no local de acesso causa danos às células endoteliais e a liberação de citocinas pró-inflamatórias, favorecendo a propensão à hiperplasia neointimal e à estenose na veia. As estenoses que afetam as veias centrais podem levar à hipertensão venosa, já que o acúmulo aumenta a pressão hidrostática. Isso pode resultar em edema da extremidade, tempo de sangramento prolongado após punção venosa e dilatação aneurismática do acesso. Taxas de fluxo diminuídas serão observadas durante a diálise.

As punções repetidas com agulha no local de acesso podem enfraquecer a parede do vaso e formar pseudoaneurismas (▶**Fig. 10.3**). O aumento do fluxo sanguíneo leva à dilatação dos vasos e à formação de aneurismas proximais e distais ao local de acesso. Os pseudoaneurismas têm aspecto desagradável, mas também apresentam risco de ruptura.

As complicações citadas são preocupantes, mas não necessariamente impedem o paciente de fazer diálise. Ao contrário, a diálise pode ser completamente interrompida quando uma estenose venosa precipita a trombose na fístula ou no enxerto. Hipotensão, seja durante a sessão de diálise ou de outro processo, é um fator de risco conhecido para o desenvolvimento de trombose no contexto de uma estenose venosa subjacente. A compressão excessiva do local de acesso após a diálise, ou simplesmente quando o paciente dorme do jeito errado, também pode contribuir. A trombose é detectada quando há perda do frêmito ou sopro sobre o local de acesso. É pouco provável que o trombo, por si só, cause algum dano, mas o problema mais urgente é a interrupção da diálise programada até que o acesso possa ser restaurado.

Infelizmente, a estenose e a trombose fazem parte da história natural das fístulas e dos enxertos para muitos pacientes. Não é incomum que pacientes com fístulas maduras entrem em um ciclo frustrante e crônico de complicações do acesso, intervenção, complicações posteriores, repetição das intervenções e assim por diante.

Outra complicação única associada a fístulas AV/enxerto está relacionada a alterações hemodinâmicas dentro da vasculatura do braço circundante. Conforme o sangue flui para a fístula através da artéria de alimentação, a perfusão para os tecidos distais (antebraço, mão etc.) diminui inicialmente enquanto o fluxo colateral é estabelecido. Isso, por si só, geralmente não resulta em problemas significativos para o paciente. A **síndrome de roubo arterial** ocorre quando muito fluxo arterial é direcionado para a fístula, "roubando" sangue da extremidade distal (▶**Fig. 10.4**). Isso pode resultar em dor isquêmica episódica ou constante, particularmente quando o braço está sendo usado. É mais comumente visto naqueles com doença aterosclerótica subja-

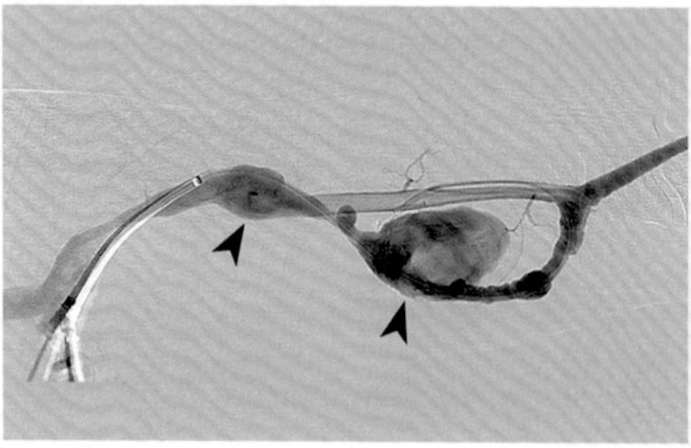

Fig. 10.3 Um paciente com fístula braquiobasílica foi enviado para IR com baixas taxas de fluxo. A fístula foi acessada de forma retrógrada, e um fistulograma inicial revelou dois pseudoaneurismas (*pontas de setas*) e estenose no lado venoso. (Imagem fornecida por cortesia de Matthew Czar Taon, MD e Cuong Lam, MD, Kaiser Permanente Los Angeles.)

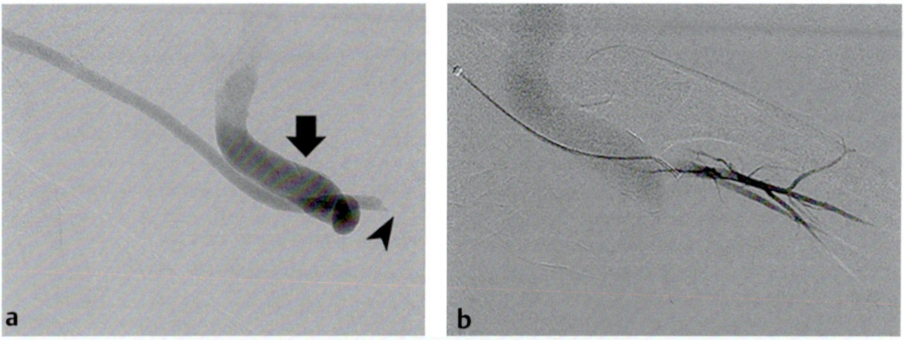

Fig. 10.4 Paciente de 37 anos de idade, com fístula braquiocefálica esquerda, apresentou dor na mão esquerda durante a diálise. **(a)** Após acesso à artéria femoral direita, com seleção da artéria braquial esquerda, um angiograma opacifica uma fístula braquiocefálica de alto fluxo (*seta*) com um pouco de fluxo distal à fístula (*ponta de seta*). **(b)** Um microcateter avançou levemente, passando a fístula, com uma injeção posterior de contraste, demonstrando refluxo de contraste na fístula e redução persistente do fluxo no antebraço. Este paciente foi diagnosticado com síndrome de roubo arterial e foi encaminhado para cirurgia vascular. (Imagem fornecida por cortesia de Matthew Czar Taon, MD e Cuong Lam, médico, Kaiser Permanente Los Angeles.)

cente, no entanto pode afetar aqueles com artérias limpas na presença de uma fístula de fluxo particularmente alto.

Como parte de uma equipe multidisciplinar, os radiologistas intervencionistas estão frequentemente envolvidos na abordagem desses problemas com o objetivo de garantir que a diálise programada não seja interrompida e que o tempo de vida do acesso seja maximizado. O acesso do paciente à diálise é seu salva-vidas. A identificação e o tratamento precoces dessas complicações podem ter um impacto significativo no prognóstico dos pacientes em diálise.

10.2 Monitoramento e Vigilância do Acesso da Diálise

Quando os pacientes fazem diálise, os técnicos e enfermeiros da unidade monitoram os problemas de acesso. Se ocorrerem, é melhor identificá-los cedo para que providências sejam tomadas para resolvê-los antes que haja disfunção total. A falta de diálise, mesmo que durante alguns dias, em virtude da disfunção de acesso, pode ser suficiente para enviar alguns pacientes para o pronto-socorro.

Fístulas e enxertos são monitorados com um exame físico focado em cada sessão de diálise, com atenção a pulso, frêmito, sopro e aparência geral do braço. Uma fístula ou enxerto normal é apenas levemente pulsátil e facilmente compressível. Normalmente, a elevação do braço deve provocar o achatamento da fístula. Quando um pulso forte é palpável, indica estenose venosa. Com a elevação do braço na presença de estenose venosa, a porção da fístula com fluxo para a estenose não irá se achatar.

Uma fístula normal deve ter um frêmito *contínuo* na anastomose ao longo da sístole e da diástole (e apenas a anastomose arterial para o enxerto). À medida que uma estenose venosa se desenvolve, o componente diastólico se torna mais fraco e, por fim, o frêmito só será detectado durante a sístole. Da mesma forma, uma fístula ou um enxerto devem ter um sopro contínuo de *baixo grau*. A estenose venosa fará com que o sopro se torne *mais agudo*, e ele perderá o componente diastólico. Se um sopro diminui com a elevação do braço, isso pode indicar um problema com o influxo *arterial*, mas as estenoses arteriais são muito menos comuns do que as estenoses venosas. Perda completa do frêmito e do sopro é consistente com trombose (▶ **Tabela 10.2**).

Tabela 10.2 Achados do exame físico vistos com disfunção da fístula

Achados do exame físico	Provável fisiopatologia
Hemorragia prolongada após retirada do acesso	Estenose venosa
Qualidade pulsátil à fístula (perda do componente diastólico do frêmito)	Estenose venosa
Elevação do braço diminui o sopro	Estenose arterial
Perda de frêmito/sopro	Trombose de fístula
Eritema/calor/flutuação sobre fístula	Infecção subjacente
Veias superficiais distendidas e visíveis sobre braço, pescoço, peito	Estenose venosa central
Edema das extremidades	Estenose venosa central

Eritema, calor e flutuação são sugestivos de infecção, que é muito mais comum com enxertos do que fístulas. Outra coisa a se observar no exame do braço é a dilatação dos vasos, que pode representar um aneurisma ou pseudoaneurisma. Quando há estenose das veias centrais, o braço inteiro pode parecer inchado. Pode estar acompanhada por veias superficiais distendidas sobre braço, pescoço e tórax, representando a formação colateral.

Além de monitorar o local de acesso com exame físico, o **acompanhamento do acesso** é a prática de utilizar medidas mais objetivas para monitorar a saúde do acesso à diálise. Na maioria das práticas, a vigilância é feita uma vez por mês. A quantidade de fluxo (Q) através do acesso pode ser medida por vários métodos. Quando o fluxo desce abaixo de 600 mL/min para enxertos ou 500 mL/min para fístulas, é indicativo de estenose subjacente, e as recomendações da Kidney Disease Outcomes Quality Initiative (KDOQI) justificam um encaminhamento para intervenção. Alguns defendem o uso de da medição de fluxo quando há *quedas* para determinar a adequação do encaminhamento para intervenção, em vez de um corte discreto.

A intervenção precoce baseada na disfunção detectada pelo acompanhamento é controversa. Embora possa parecer razoável, dados mais recentes sugerem que as intervenções de acesso baseadas no acompanhamento ajudam a prevenir a trombose, mas não prolongam a vida útil do acesso ou reduzem a mortalidade.

Outra medida de acompanhamento que você encontrará é a **medição da pressão venosa**. As pressões no membro venoso aumentam frequentemente à medida que a estenose se agrava. Nem sempre é uma medida útil, particularmente com fístulas, pois a presença de colaterais e veias acessórias pode impedir que a pressão aumente significativamente na presença de estenose. Assim como nas medições de fluxo, a *tendência* das pressões venosas provavelmente é mais informativa do que as leituras individuais.

10.3 Abordagem do Paciente com Complicações no Acesso à Diálise

Intervenções de acesso à diálise podem ser procedimentos desafiadores, mas existem alguns passos que podem tornar as coisas muito mais fáceis para esses casos. Primeiro, é importante obter o máximo possível de informações sobre o problema antes de começar. Os pacientes costumam ser encaminhados de um centro de diálise, com alguma anormalidade observada no exame físico ou por meio de medidas de acompanhamento do acesso. Se o paciente já tiver sido examinado pelo departamento anteriormente, revise as imagens e os relatórios anteriores para ver o que foi feito no passado, observando todos os *stents* que foram inseridos, bem como a anatomia da variante. Se você não tiver informações preexistentes, não tem problema perguntar ao paciente; geralmente, eles sabem pelo menos que tipo de acesso foi colocado.

Realize sempre seu próprio exame físico do local do acesso e da extremidade. Ser capaz de determinar se o problema está no membro venoso ou arterial dirá em qual direção você deve apontar a agulha ao fazer o acesso inicial da fístula ou do enxerto. Os achados do exame físico também podem aumentar sua suspeita pré-teste para a localização do problema.

Se aparentemente o local do acesso estiver infectado, cancele o procedimento. Infecção é a única contraindicação absoluta à intervenção de diálise. Esses pacientes iniciam os antibióticos no mínimo. Antibióticos (e, possivelmente, incisão e diálise) podem ser suficientes para infecções superficiais, mas infecções mais profundas geralmente requerem remoção cirúrgica e substituição do enxerto. Os enxertos AV são aproximadamente 10 vezes mais propensos a serem infectados do que as fístulas AV. Frequentemente, quando uma intervenção é cancelada em virtude de infecção, o IR colocará uma linha de hemodiálise em túnel para fornecer acesso alternativo enquanto a infecção é tratada.

É importante notar que, se houver um atraso numa intervenção para fístula não funcional ou trombose do enxerto, pode ser necessária uma linha central de diálise para hemodiálise urgente. Sempre saiba a urgência da próxima sessão de diálise. O serviço de encaminhamento pode enviar o paciente para você supondo que o procedimento restaurará a função e a diálise se seguirá imediatamente. No entanto, algumas intervenções de diálise podem ser bastante desafiadoras e requerer mais de uma sessão para se resolver o problema. A sobrecarga de fluido e a hipercalemia devem ser descartadas antes da intervenção. Não assuma que outra pessoa já fez isso por você.

10.4 Tratamento das Complicações no Acesso da Diálise

As principais indicações para intervenção no acesso à diálise incluem falha da fístula em amadurecer, sinais de disfunção do acesso com base nos critérios de monitoramento ou acompanhamento descritos anteriormente, fístula ou enxerto com trombose total e isquemia distal.

Intervenções no acesso da diálise são mais comumente feitas em âmbito ambulatorial. Alguns pacientes podem ser encaminhados para IR após uma avaliação ultrassonográfica dupla de seu acesso, no entanto a maioria não o fará. Em muitos, a evidência de disfunção do acesso é convincente o suficiente para que eles sejam encaminhados sem um estudo diagnóstico dedicado de antemão. É mais conveniente para o paciente ter imagens de diagnóstico feitas ao mesmo tempo que a intervenção necessária.

Independentemente de qualquer imagem anterior, todas as intervenções de diálise começam com um **fistulograma** (**Boxe de Procedimento 10.1**). Uma fístula ou um enxerto são comumente acessados com uma bainha na direção anterógrada (na direção do fluxo sanguíneo), e uma angiografia é realizada. Se houver um pseudoaneurisma associado à fístula, a punção com agulha deve estar na base do pseudoaneurisma, e não no ápice, para reduzir o risco de ruptura. Com acesso anterógrado, o lado arterial do local de acesso pode ser visualizado comprimindo-se externamente o vaso de saída e forçando o contraste ao refluxo para dentro da artéria (▶ **Fig. 10.5**). Isso geralmente é adequado quando a informação clínica sugere que o problema está no lado venoso.

Para intervenções de acesso de diálise, a estratégia de tratamento difere na dependência do motivo do encaminhamento. Falha na maturação da fístula pode ocorrer como resultado de fluxo de entrada ruim, má qualidade venosa ou estenose dentro da fístula – fatores que podem contribuir para fluxo inadequado. O reconhecimento precoce e a intervenção para tratar a causa subjacente da não maturação podem levar ao resgate da fístula. Ocasionalmente, apesar dos exaustivos esforços endovasculares para fixar a causa subjacente da não maturação, uma revisão cirúrgica ou o abandono da fístula podem ser necessários. Estenoses na fístula anastomótica e fístulas localizadas muito profundamente na pele são duas causas comuns de não maturação que podem ser mais passíveis de cirurgia do que o tratamento com IR. Além disso, a ausência de sopro logo após a criação da AVF sugere trombose precoce e garante a avaliação de possível recuperação cirúrgica.

Boxe de Procedimento 10.1: Intervenções de Acesso de Diálise e Fistulograma

Um fistulograma começa com o acesso ao local de diálise. Fístulas/enxertos podem ser acessados de forma retrógrada (o cateter segue em direção à anastomose, contra o fluxo sanguíneo) ou de forma anterógrada (o cateter segue proximalmente, para longe da anastomose, na direção do fluxo sanguíneo). A escolha entre acesso retrógrado e anterógrado é determinada pelo provável local da patologia pré-procedimento (com base no histórico e no exame físico).

O acesso anterógrado é indicado para intervenções no lado venoso do local de acesso da diálise (incluindo intervenções nas veias centrais). Com acesso anterógrado, apenas o membro venoso é totalmente avaliado. Um vislumbre do membro arterial pode ser obtido pela oclusão do vaso de saída com balão de angioplastia ou hemostato e, então, injeção de contraste; isso forçará o contraste ao refluxo através da anastomose AV (ou anastomose do enxerto arterial) e na artéria (▶**Fig. 10.6**). Isso fornece informações básicas sobre a desobstrução da anastomose/membro arterial.

O acesso retrógrado é indicado quando uma intervenção é necessária na anastomose AV ou no membro arterial. Depois de obter acesso retrógrado e garantir uma bainha curta, a anastomose pode ser cruzada com um fio/cateter na artéria. Quando o cateter/fio cruzar a anastomose e percorrer a artéria, uma alça característica pode ser vista nas imagens fluoroscópicas. A injeção de contraste no membro arterial opacificará a artéria, a anastomose AV (ou enxerto) e a veia, conforme o contraste segue o fluxo sanguíneo pelo local de acesso. Os vasos da artéria e do ramo arterial *distais* ao local de acesso podem ser vistos. Em algumas situações, é necessário o acesso anterógrado e retrógrado (▶**Fig. 10.7**). Isso geralmente ocorre quando o acesso anterógrado é estabelecido e um angiograma de refluxo revela patologia para-anastomótica ou de fluxo de entrada, exigindo acesso retrógrado subsequente.

Após o fluxo de entrada e saída terem sido avaliados com angiografia, são identificadas áreas de estenose. Em geral, uma estenose maior que 50% do diâmetro normal do vaso é apropriada para intervenção. Tratar uma estenose não é um processo benigno, pois as ferramentas utilizadas têm um risco não negligenciável de complicações, e a angioplastia pode ser bastante dolorosa para o paciente. Para as intervenções de diálise, uma regra prática importante é tratar apenas as estenoses que podem explicar o problema que motivou o encaminhamento. Há também considerações hemodinâmicas que podem influenciar a decisão sobre o que tratar. Por exemplo, em um paciente com estenose venosa central, bem como estenose justa-anastomótica, a abertura da estenose justa-anastomótica pode aumentar drasticamente o fluxo de saída e sobrecarregar a capacidade de os colaterais (formados em virtude da estenose venosa central) drenarem o braço. Isso pode fazer com que uma estenose da veia central previamente assintomática torne-se sintomática.

As estenoses são tratadas principalmente com angioplastia (▶**Fig. 10.8**). Para lesões apertadas, muitas vezes isso requer o uso de um fio-guia hidrofílico para atravessar primeiramente a estenose ,seguido pela troca por um fio não hidrofílico usado para posicionar o dispositivo de balão de angioplastia. O balão deve ser de 1 a 2 mm maior que o diâmetro normal do vaso naquele local. Os enxertos são de diâmetro fixo, de modo que o tamanho do balão deve ser conhecido antecipadamente (balão de 8 mm para enxerto de 7 mm). Se a estenose for recalcitrante à angioplastia, um balão de pressão maior ou um balão de corte pode ser usado. Para a insuflação prolongada do balão, deve-se administrar heparina, pois a inflação prolongada causa estase do sangue e aumenta o risco de trombose.

A angioplastia bem-sucedida é definida por 30% ou menos de estenose residual. Aquelas lesões com angioplastia bem-sucedidas, mas que reaparecem pouco tempo depois, podem ser passíveis de implante de *stent*. Os *stents* devem ser sempre autoexpansíveis e usados de maneira criteriosa, pois estão associados a alta taxa de reestenose. A colocação de *stents* também pode provocar novas estenoses do vaso adjacente. Isso pode exigir intervenção repetida e ainda mais *stents* a serem colocados, por isso é melhor usá-los apenas quando necessário.

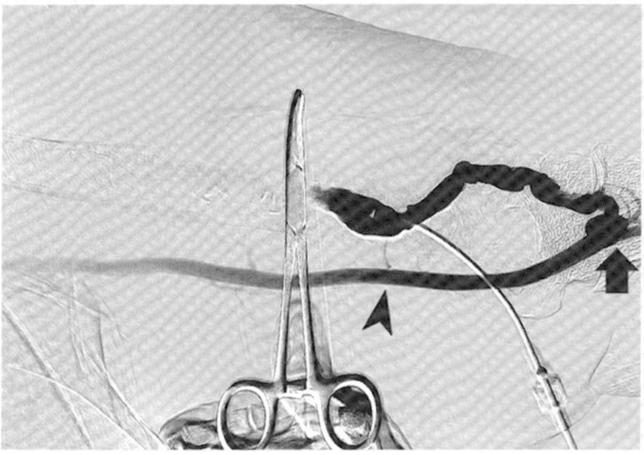

Fig. 10.5 A fístula deste paciente foi acessada de forma anterógrada. Um hemostato foi utilizado para comprimir externamente o fluxo de saída, e o refluxo de contraste resultante opacificou a anastomose AV (*seta*) e a artéria braquial (*ponta de seta*).

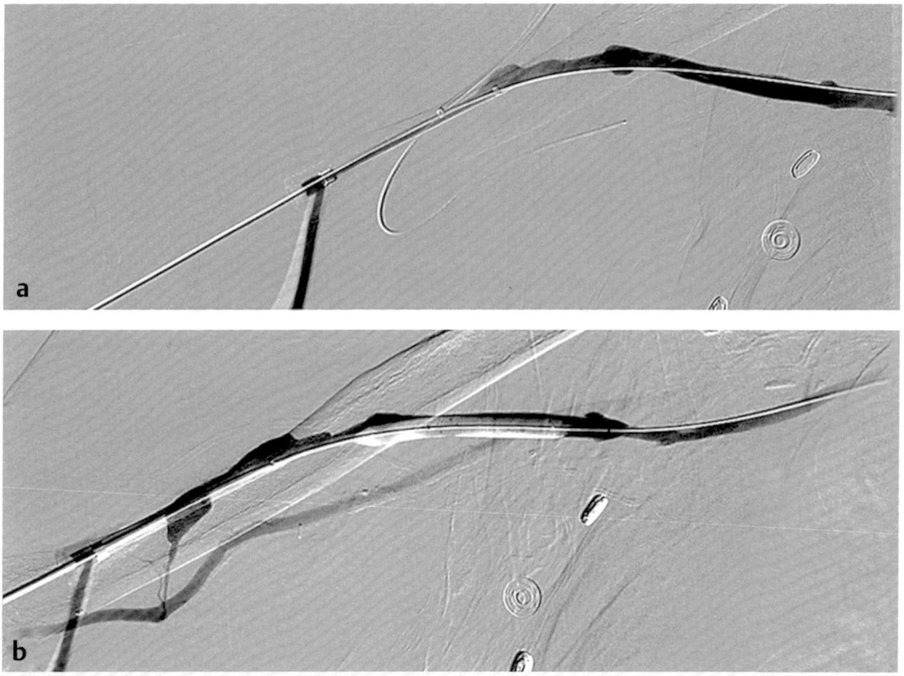

Fig. 10.6 (a) Exemplo de acesso anterógrado em paciente com fístula braquiobasílica, com injeção de contraste do lado venoso e opacificação do fluxo venoso. **(b)** Injeção anterógrada de contraste após a oclusão do fluxo de saída com um balão de angioplastia. O contraste de refluxo opacifica a anastomose e a artéria distal. (Imagens fornecidas por cortesia de Matthew Czar Taon, MD e Cuong Lam, MD, Kaiser Permanente Los Angeles.)

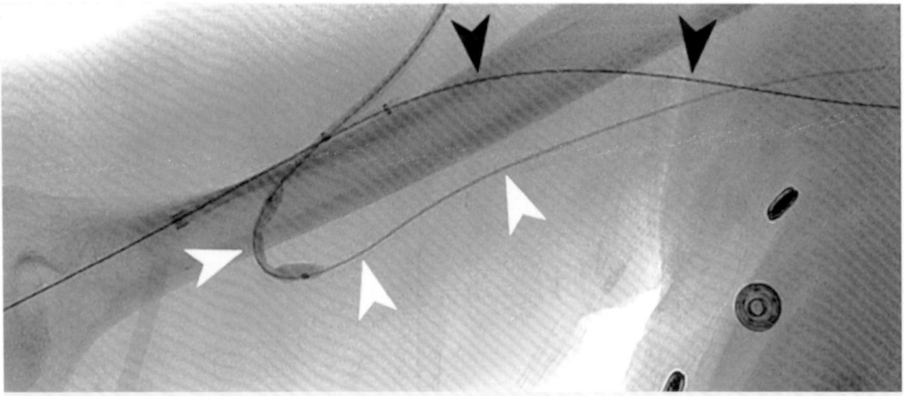

Fig. 10.7 Exemplo de acesso retrógrado (*pontas de setas brancas*) e acesso anterógrado (*pontas de setas pretas*). Com acesso retrógrado, observe a alça característica que o fio-guia faz ao atravessar a anastomose até a artéria braquial. (Imagem fornecida por cortesia de Matthew Czar Taon, MD e Cuong Lam, MD, Kaiser Permanente Los Angeles.)

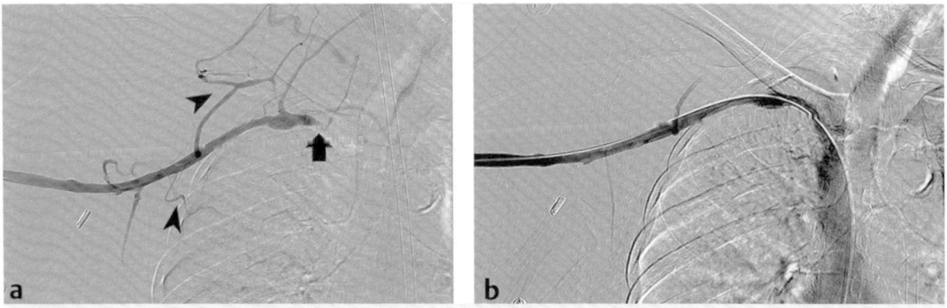

Fig. 10.8 Este paciente com fístula braquiocefálica direita apresentou sangramento prolongado após acesso à diálise e baixa taxa de fluxo. **(a)** Após acessar a fístula de forma anterógrada, um venograma mostra oclusão da veia subclávia direita (*seta*) e várias colaterais venosas (*pontas de setas*). Esta lesão passou por angioplastia com sucesso. **(b)** Pós-angioplastia, há restauração do fluxo através da veia subclávia e desaparecimento de colaterais. (Imagens fornecidas por cortesia de Matthew Czar Taon, MD e Cuong Lam, MD, Kaiser Permanente Los Angeles.)

A trombose da fístula/enxerto pode ser um problema grave. Nos enxertos, isso ocorre mais comumente em decorrência da estenose subjacente na anastomose *venosa*. A trombose pode ser tratada com trombólise, muitas vezes referida como "descoagulante". As ferramentas disponíveis incluem meios percutâneos, farmacológicos e mecânicos para interromper o trombo. A trombose da fístula/enxerto é trabalhada e gerenciada com urgência com o objetivo explícito de recuperar o acesso da diálise. Há um equívoco quanto à trombose de fístula/enxerto ser sinônimo de perda iminente de fístula, mas não é esse o caso. Em alguns casos em que houve um atraso na intervenção, uma trombose pode ser tratada até um mês após a sua detecção, com o restabelecimento bem-sucedido da função da fístula.

Quando um paciente em diálise se queixa de dor na mão do mesmo lado que o local de acesso, isso deve levantar a suspeita de síndrome de roubo arterial. Encaminhamentos para isquemia da mão relacionada à fístula podem exigir intervenção urgente, quando graves. Esses pacientes devem, primeiramente, ser submetidos à angioplastia de estenoses envolvendo a porção mais superior do fluxo de entrada (artérias subclávia, axilar etc.). Às vezes, a revisão cirúrgica é necessária (um procedimento citado como revascularização distal e ligadura intervalada ou DRIL).

No caso de uma fístula radiocefálica, frequentemente há fluxo retrógrado de sangue a partir da artéria radial distal, uma vez que este é roubado dos arcos palmares pelo circuito de acesso. A insuficiência arterial é uma função do fluxo insuficiente através da artéria ulnar, e, portanto, a estenose dentro da artéria ulnar é um alvo para a angioplastia. Outra opção é a embolização ou ligadura cirúrgica da artéria distal radial ou ulnar, o que evitará o fenômeno do roubo arterial nesses pacientes.

A principal complicação da intervenção de acesso à diálise a ser lembrada é a ruptura dos vasos. Ter o cuidado de manter os balões de angioplastia abaixo da pressão de ruptura deve atenuar esse risco, mas mesmo assim a ruptura acontece de tempos em tempos, geralmente envolvendo o membro venoso. A ruptura pode ser reconhecida como inchaço repentino e, às vezes, dor que persiste mesmo com o balão esvaziado. Quando a ruptura ocorre, o operador deve inflar o balão no local da ruptura, ou próximo a ele, e sempre manter o acesso ao fio-guia ao longo da ruptura. Em muitos casos, simplesmente tamponar a ruptura por um curto período de tempo será suficiente para contê-la. Se isso não funcionar, um *stent* ou enxerto-*stent* pode ser colocado sobre ele. Infelizmente, para alguns pacientes, uma ruptura não pode ser contida, levando a trombose e perda de função do local de acesso. Uma regra prática ao se fazer intervenções de diálise é sempre ter os *stents* apropriados à mão, de modo que uma ruptura possa ser tratada, caso aconteça.

10.5 Perda de Acesso da Diálise

Com atenção especial à função de acesso da diálise, as intervenções endovasculares podem ter um impacto significativo no prolongamento da vida útil de uma fístula ou um enxerto. Alguns pacientes convivem, relativamente, com poucas intervenções, enquanto outros voltarão para a IR com frequência. Uma vez que o paciente requer vários *stents* mantendo a desobstrução do acesso, as intervenções podem se tornar cada vez mais difíceis. Uma trombose ou outra complicação aguda pode ocorrer e resultar em perda permanente da função do local de acesso, apesar das medidas de tratamento endovascular ou cirúrgico.

O abandono de uma fístula ou enxerto exige uma linha central provisória de hemodiálise para possibilitar a diálise, enquanto um novo local é planejado. Uma fístula de antebraço que falhou pode ser tratada pela criação de uma fístula ou enxerto mais alto no mesmo braço ou no contralateral. Raramente, quando não há locais adequados disponíveis nos braços, a extremidade inferior pode ser uma opção para alguns pacientes.

Com repetidos fracassos e sem outras opções, infelizmente, alguns pacientes acabarão sendo confrontados com a realidade de receber diálise através de uma linha central de demora pelo resto de suas vidas. Como mencionado anteriormente, essas linhas apresentam risco significativamente maior de infecção. Um cenário muito comum é um paciente dependente de uma linha central para diálise que desenvolve sepse a partir de uma infecção relacionada à linha. Os consultores de doenças infecciosas frequentemente insistem na remoção da linha infectada, para que seja substituída por uma nova. Isso não é problemático em um paciente típico, mas pode ser um dilema em alguns pacientes em diálise. Uma vez que muitos deles, nessa fase, têm estenose venosa subjacente relacionada a complicações prévias no acesso e trombose no local de numerosas linhas centrais anteriores, existe o risco de uma linha ser removida e não poder ser recolocada. Em alguns desses casos, os benefícios de uma remoção temporária da linha são superados pelo potencial risco de se perder o acesso por completo. Você pode ter que negociar com o consultor de ID se é possível fazer uma troca de cateter por fio como um ajuste.

Uma opção relativamente nova para pacientes que dependem da linha central é o enxerto HeRO (Merit Medical). O enxerto HeRO (Hemodialysis Reliable Outflow) tem três componentes: um componente arterial, um componente de enxerto e um componente venoso. O componente venoso é inserido por via percutânea na veia jugular interna e, usando técnicas endovasculares, passa por qualquer obstrução venosa central no átrio direito (▶Fig. 10.9). O componente arterial, então, é suturado cirurgicamente na artéria braquial. O enxerto (que é a parte realmente canulada durante a diálise) conecta-se subcutaneamente ao componente arterial e ao componente venoso.

Ocasionalmente, haverá casos desafiadores em que o acesso da diálise é perdido e o paciente tem oclusão venosa central completa, impedindo a colocação de um cateter central de hemodiálise. Sem qualquer acesso, esses pacientes não podem ser submetidos à diálise. As opções para obtenção de acesso em pacientes com oclusão venosa central completa incluem as

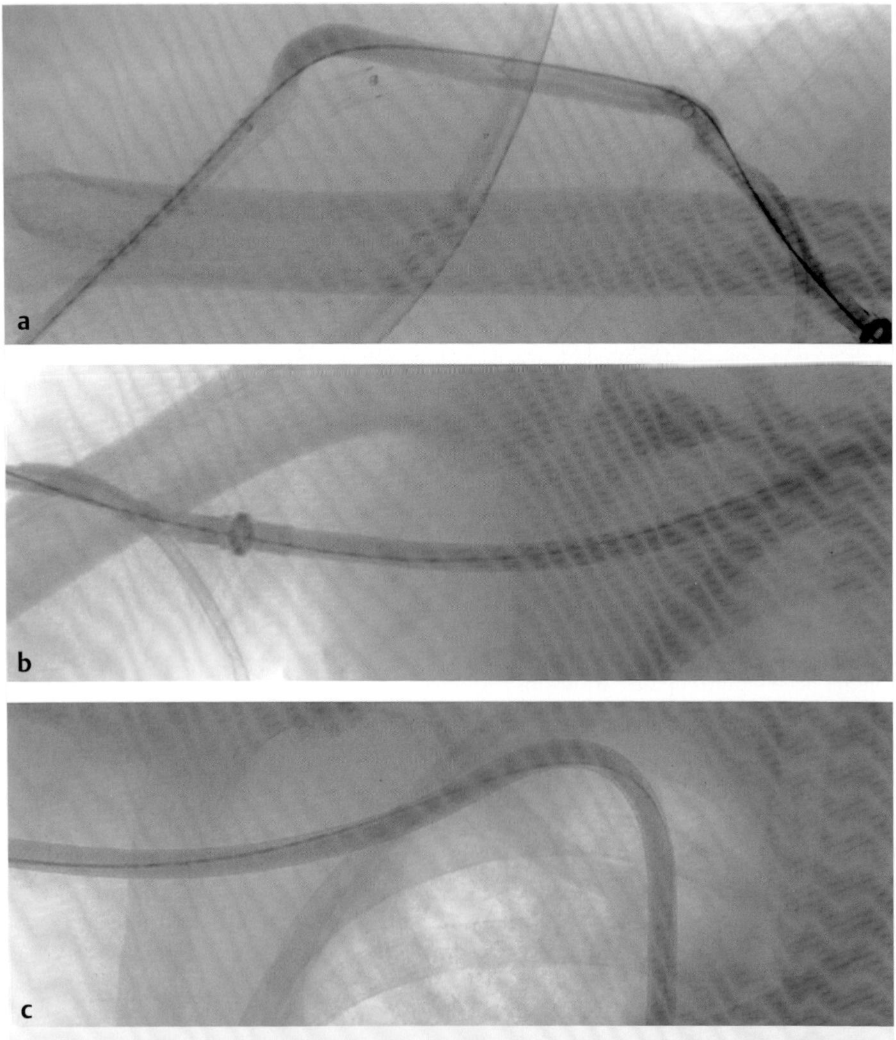

Fig. 10.9 Exemplo de enxerto HeRO com **(a)** o componente arterial no braço direito, **(b)** o componente subcutâneo do enxerto em túnel, **(c)** o componente venoso que entra na veia jugular interna direita e desce para o átrio direito. Observe que não há anastomose venosa.

vias trans-hepáticas, translombares ou até mesmo transcolaterais. Mais recentemente, houve um esforço para limitar essas opções de último recurso. Antes de usar essas vias, deve ser feita uma tentativa de recanalizar as veias centrais e recuperar a opção de colocar um cateter venoso central mais convencional.

A recanalização das veias centrais requer um operador experiente, pois o procedimento costuma ser um desafio técnico e está associado a um risco relativamente alto de complicações. O método inicial é o uso de uma técnica simples de cateter/fio-guia hidrofílico para atravessar a lesão. O objetivo é usar o fio-guia hidrofílico para atravessar a oclusão. Depois de atravessar a oclusão, o fio-guia hidrofílico pode ser capturado a partir de outra veia (a técnica do "fio dental"). O fio hidrofílico é trocado por um fio-guia não hidrofílico, e a angioplastia/*stent* pode ser feita para abrir as veias centrais.

A **recanalização aguda** envolve o uso de um cateter com ponta de agulha (como em um *kit* TIPS) para perfurar a oclusão e criar um canal para o fio-guia. A **recanalização por radiofrequência** faz uso de um dispositivo de radiofrequência para queimar a oclusão. Se a lesão puder ser passada a partir de cima, um laço pode ser usado a partir do acesso femoral para agarrar e puxar o fio-guia/cateter a fim de garantir um acesso direto.

O uso dessas técnicas nas proximidades de estruturas vitais dentro do mediastino tem o potencial de ser catastrófico. O preparo para quaisquer complicações previstas deve ser feito antes do uso dessas ferramentas. O equipamento de resgate deve incluir uma bainha grande, balões de oclusão de tamanho adequado, *stents* cobertos, um *kit* de tubo torácico e um *kit* de pericardiocentese.

Leituras Sugeridas

[1] National Kidney Foundation. KDOQI Clinical Practice Guideline for Hemodialysis Adequacy: 2015 Update. Am J Kidney Dis. 2015; 66(5):884–930

[2] Khwaja K. Dialysis access procedures. In: Humar A, Sturdevant ML, eds. Atlas of Organ Transplantation. London: Springer; 2006:35-58

[3] Rodrigues L, Renaud C, Beyssen B. Diagnostic and Interventional Radiology of Arteriovenous Accesses for Hemodialysis. New York, NY: Springer; 2013

[4] Regalado S, Navuluri R, Vikingstad E. Distal revascularization and interval ligation: a primer for the vascular and interventional radiologist. Semin Intervent Radiol. 2009; 26(2):125–129

11 Doença Geniturinária

John Do ▪ David J. Maldow ▪ Zachary Nuffer ▪ Jason W. Mitchell

11.1 Miomas Uterinos

A menstruação normal é caracterizada por um sangramento que dura 8 dias ou menos, uma vez a cada 24 a 38 dias, em um volume que não interfere de modo significativo com a qualidade de vida. Qualquer tipo de sangramento fora desses parâmetros é considerado um **sangramento uterino anormal (AUB)**. Em termos gerais, o sangramento uterino anormal na pré-menopausa é menos preocupante que na pós-menopausa. O AUB em uma paciente na pós-menopausa pode indicar uma malignidade endometrial.

Algumas pacientes com leiomiomas uterinos, geralmente conhecidos como **miomas**, podem procurar o radiologista intervencionista por autoencaminhamento, por isso é importante ter uma compreensão básica da avaliação do sangramento uterino anormal e sentir-se confortável para diagnosticar miomas com precisão. Uma boa história ginecológica e obstétrica inclui o padrão de ciclos menstruais da paciente, sangramento vaginal fora da menstruação normal, gestações anteriores e história de infertilidade. O exame bimanual e especular pode ser adiado, se a paciente tiver realizado uma visita ginecológica recente (menos de 1 mês).

O diagnóstico diferencial, quando se considera o sangramento uterino anormal em uma paciente na pré-menopausa, inclui pólipos endometriais e adenomiose (▶**Tabela 11.1**). Pólipos endometriais são excrescências focais de tecido glandular e vasos sanguíneos na cavidade uterina que, tipicamente, aparecem como uma massa vermelha carnosa e friável. A adenomiose é uma proliferação anormal de tecido endometrial no interior do miométrio e resulta caracteristicamente em um útero grande e flácido e dismenorreia.

Avaliação de Miomas

O diagnóstico de um mioma é baseado na história clínica e em exames de imagem para confirmação. Pacientes sintomáticas, na maioria das vezes, apresentam queixas de sangramento menstrual intenso. A ruptura da superfície endometrial e do miométrio por esses tumores benignos da musculatura lisa contribui para a menorragia. Deve-se perguntar especificamente sobre "sintomas de volume" causados pelo efeito da massa sobre os órgãos adjacentes, incluindo obstipação, frequência urinária, dor no flanco ou dor pélvica. Um exame dirigido inclui avaliação de massas pélvicas, lesões cervicais e sensibilidade cervical.

A história clínica pode ser muito sugestiva de miomas, mas um ultrassom pélvico tipicamente é necessário para confirmar o diagnóstico. Se o útero for muito grande, houver miomas atípicos no ultrassom ou se forem necessárias outras informações para o planejamento terapêutico, a MRI costuma ser a etapa seguinte (▶**Fig. 11.1**). A MRI também tem o benefício de conseguir distinguir a adenomiose de miomas. A CT é sensível para a detecção incidental de miomas, mas não é uma modalidade tipicamente usada para essa avaliação específica.

Tabela 11.1 Causas de sangramento uterino anormal em pacientes na pré-menopausa

Patologia	Descrição	Aspectos característicos
Miomas	Tumor benigno da musculatura lisa	Sangramento menstrual intenso, útero de forma irregular
Adenomiose	Tecido endometrial na camada muscular uterina	Sangramento menstrual intenso, dismenorreia, útero grande e flácido ao exame
Pólipos endometriais	Excrescência do endométrio na cavidade uterina	Sangramento menstrual intenso

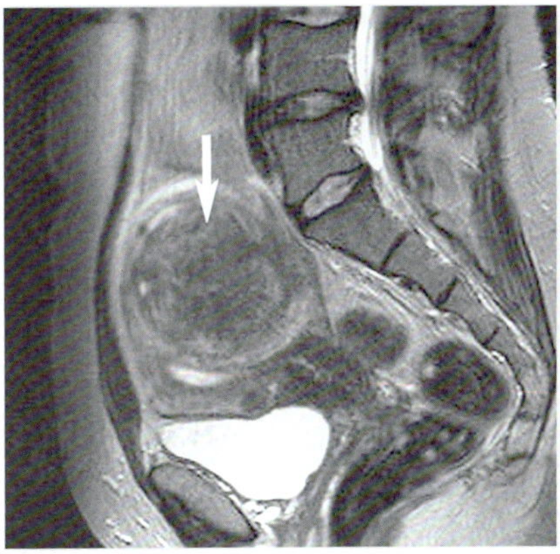

Fig. 11.1 Imagem de MR sagital com ponderação em T2 de um mioma intramural bem circunscrito na parede posterior do útero. (Fonte: Varicoceles. In: Bakal C, Silberzweig J, Cynamon J et al., eds. Vascular and Interventional Radiology. Principles and Practice. 1st Edition. Thieme; 2000.)

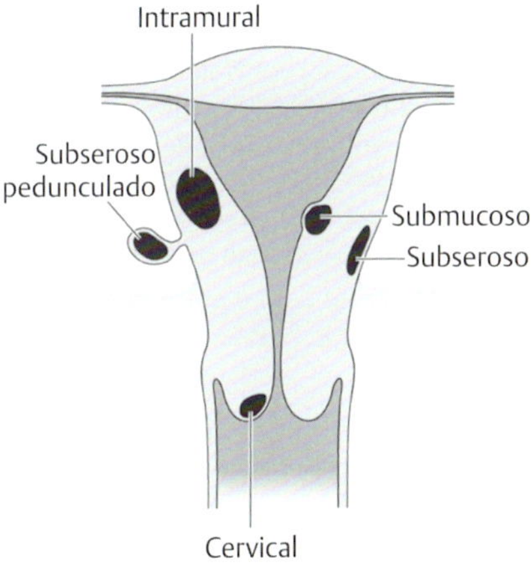

Fig. 11.2 Diagrama ilustrando miomas conforme a localização. (Fonte: Imaging Signs. In: Hamm B, Asbach P, Beyersdorff D et al., eds. Direct Diagnosis in Radiology. Urogenital Imaging. 1st Edition. Thieme; 2008.)

Miomas são caracterizados por sua localização no útero: submucosos, intramurais, subserosos e subserosos pedunculados (▶ **Fig. 11.2**).

A maioria das pacientes com miomas não requer confirmação tecidual antes do tratamento. Uma combinação de fatores clínicos e achados no ultrassom deve levantar a suspeita de malignidade na minoria de pacientes que requer uma biópsia precedente. Isso inclui qualquer mulher na pós-menopausa com sangramento uterino ou espessamento da linha uterina.

Tratamento dos Miomas

Os miomas são benignos, por isso nenhum tratamento é necessário para pacientes assintomáticas. Em pacientes sintomáticas, vários medicamentos estão disponíveis como tratamento de primeira linha. Contraceptivos orais ou dispositivos intrauterinos hormonais podem ajudar a regular a menstruação e aliviar a dismenorreia, mas na verdade não diminuem o tamanho dos miomas e, portanto, não têm efeito sobre os sintomas de volume. Medicamentos antiestrogênicos podem reduzir os miomas, mas estão associados a vários efeitos colaterais. Por esse motivo, em geral, estão reservados para uso pré-intervenção em curto prazo, como discutiremos a seguir. A menopausa em si pode reduzir o tamanho dos miomas em virtude da diminuição dos estímulos estrogênicos; sendo assim, mulheres na perimenopausa com sintomas de volume podem preferir aguardar em vez de buscar uma intervenção.

Os tratamentos de segunda linha incluem cirurgia (histerectomia ou miomectomia) e embolização da artéria uterina. A **histerectomia** é o tratamento definitivo para miomas. A cirurgia também beneficia pacientes com outras patologias uterinas (endometriose, adenomiose, hiperplasia ou malignidade). A **miomectomia** é uma opção cirúrgica mais conservadora realizada por histeroscopia ou laparoscopia e envolve a ressecção focal dos miomas. A miomectomia é limitada a miomas situados no interior da cavidade uterina ou na superfície serosa. Em geral, a fertilidade é preservada quando pequenos miomas são tratados por miomectomia. Análogos do hormônio liberador de gonadotrofina (GnRH) (leuprorrelina) são administrados como tratamento pré-cirúrgico durante 3 a 6 meses. Isso causa hipoestrogenismo, resultando em diminuição do volume uterino e amenorreia.

A **embolização de mioma uterino (UFE)**, também conhecida como embolização da artéria uterina (UAE), é uma terapia endovascular realizada por radiologia intervencionista que tira proveito do rico suprimento sanguíneo dos miomas (**Boxe de Procedimento 11.1**). Análogos de GnRH *não* são usados antes da UFE, como ocorre na cirurgia; a diminuição resultante do calibre da artéria uterina e do fluxo sanguíneo causada pela medicação torna mais difícil o acesso endovascular aos vasos uterinos.

Os cuidados pós-procedimento após UFE são relativamente simples. As pacientes são internadas por até 24 horas após o procedimento, principalmente para controle da dor. A cólica pélvica pode ser moderada a grave nas primeiras 12 a 24 horas e tipicamente melhoram após aproximadamente uma semana com NSAIDs. A **síndrome pós-embolização** pode ser observada em até 40% das pacientes e é caracterizada por febre de baixo grau, anorexia, náusea e mal-estar. Os sintomas podem ser tratados com analgésicos, anti-inflamatórios e hidratação oral ou intravenosa, quando necessário. Pacientes submetidas a UFE idealmente devem ser acompanhadas na clínica, aproximadamente, após 2 semanas e novamente 3 meses após o procedimento, com uma MRI de acompanhamento após 6 meses para avaliar resposta ao tratamento.

Escolha entre Embolização de Mioma Uterino e Cirurgia

É difícil decidir entre histerectomia e UFE, mas, em última análise, isso depende das metas da paciente (▸**Tabela 11.2**). Elas querem um procedimento definitivo? Desejam uma gestação no futuro? Estão interessadas especificamente em um tratamento minimamente invasivo?

Embora a maioria dos estudos sobre UFE tenha excluído miomas submucosos, subserosos e pedunculados, seu tratamento por UFE não está necessariamente contraindicado. Alguns autores acreditavam que esses tipos de miomas não deveriam ser tratados em razão do potencial de complicações (em particular, o risco de liberação de um mioma necrótico para o abdome ou a cavidade uterina). Na verdade, não houve nenhum relato significativo para suporte dessa teoria. O tratamento desses outros tipos de miomas por UFE mostrou resultados semelhantes ao de miomas intramurais, e muitos radiologistas intervencionistas já não os consideram como uma contraindicação. Por outro lado, alguns tipos de miomas, como miomas intrauterinos pedunculados, são tratados com mais facilidade por miomectomia histeroscópica, e não há dúvida de que a abordagem cirúrgica é melhor.

Do mesmo modo, a carga miomatosa total não representa uma contraindicação absoluta para UFE. Contudo, o tratamento de miomas muito grandes por UFE pode ser inadequado. A maioria dos radiologistas intervencionistas tem um ou dois casos para contar sobre falhas do tratamento, infecção ou complicações sérias após o tratamento de miomas muito grandes. O limite superior de tamanho que pode ser tratado por UFE, provavelmente, tem mais a ver com o conforto do profissional do que com um valor de corte arbitrário.

Boxe de Procedimento 11.1: Embolização da Artéria Uterina

A embolização da artéria uterina é um tratamento minimamente invasivo para miomas uterinos e também pode ser necessária em casos de implantação placentária anormal ou para tratamento de hemorragia refratária pós-parto. O acesso arterial é obtido pela artéria femoral comum ou radial esquerda, e uma arteriografia pélvica é realizada para delinear a anatomia. A divisão anterior da artéria ilíaca interna é selecionada com um cateter, e outra arteriografia é realizada para identificar a artéria uterina, que costuma estar hipertrofiada em pacientes que requerem este procedimento. Ela parece longa, tortuosa e de localização anteromedial.

Essas características ajudam a diferenciar a artéria uterina de outros vasos próximos, incluindo a artéria pudenda mais reta e a artéria cística mais curta/de menor calibre. É essencial identificar os ramos cervicovaginais da artéria uterina, que suprem as fibras nervosas do colo uterino e da vagina (cuja embolização pode precipitar necrose cervical ou vaginal, diminuição da sensação sexual ou inorgasmia). O microcateter é avançado para a artéria uterina distalmente aos ramos cervicovaginais. A embolização é realizada pela injeção lenta de partículas microesféricas misturadas com contraste sob visualização fluoroscópica contínua. O tamanho típico das partículas corresponde de 500 a 700 µm. Esse tamanho diminui o risco de *shunt* ovariano e foi demonstrado que causa menor dor pós-embolização com eficácia semelhante em comparação com partículas menores.

A embolização é repetida no lado contralateral, ou ainda os dois lados podem ser tratados simultaneamente em contexto de dois operadores. Em algumas ocasiões, as artérias ovarianas podem suprir parte ou a totalidade dos miomas da paciente; tipicamente a suspeita é levantada por aspectos nas imagens pré-procedimento ou no caso de uma artéria uterina não hipertrofiada na arteriografia ilíaca. As artérias ovarianas podem ser selecionadas e embolizadas distalmente em algumas pacientes, porém o risco de insuficiência ovariana é obviamente maior com essa técnica. Alguns intervencionistas realizam sempre uma aortografia para excluir um suprimento uterino importante pelas artérias ovarianas, enquanto outros realizam o procedimento apenas se houver suspeita de embolização incompleta das artérias uterinas.

Tabela 11.2 Comparação das intervenções para miomas

	Preservação de fertilidade	Localização	Resultado
Histerectomia	Não	Qualquer	Tratamento definitivo Trata outras doenças ginecológicas
Miomectomia	Provável	*Histeroscópica*: Submucoso *Abdominal*: Intramural Subseroso	Preserva a fertilidade Aumenta o risco de ruptura uterina em gestações subsequentes
UFE	Possível	Intramural +/– Submucoso +/– Subseroso	↑ Reintervenções Hospitalizações mais curtas

Historicamente, a miomectomia tem sido o tratamento de escolha para pacientes com miomas sintomáticos graves que desejam preservar a fertilidade. Quando houver miomas múltiplos ou muito grandes, a miomectomia pode ser muito difícil pela abordagem laparoscópica, e a cirurgia aberta é necessária. As laparotomias acarretam maior morbidade, incluindo tempo de recuperação mais longo e o risco de aderências intra-abdominais. Independentemente da técnica cirúrgica, as miomectomias aumentam o risco de ruptura uterina em algum grau em uma gestação subsequente.

Muitas pacientes que expressam interesse na UFE têm o interesse específico de preservar a fertilidade. Existem pacientes que engravidam com sucesso após o procedimento, mas existem relativamente poucos dados sobre a fertilidade após UFE além de relatos de casos históricos. Também não está claro se essas gestações são mais propensas a complicações, embora alguns estudos tenham sugerido que possa haver piores resultados em algumas gestações após UFE. Ainda existe muito que não sabemos, e são necessárias mais pesquisas antes que seja possível afirmar qualquer coisa definitiva sobre evoluções obstétricas pós-UFE.

O que sabemos é que o risco de insuficiência ovariana prematura e menopausa precoce após UFE é maior em pacientes mais velhas, e acredita-se que isso seja causado pelo desvio do material embólico para os vasos ovarianos. É importante lembrar desse dado ao aconselhar as pacientes.

No momento em que a paciente procura o médico para consulta sobre UFE, é provável que ele ou ela já tenha realizado uma discussão sobre as opções cirúrgicas e obtido informações sobre o procedimento menos invasivo de UFE pesquisando por conta própria. O desejo de evitar os riscos cirúrgicos tradicionais e um tempo de recuperação mais longo é um dos motivos pelos quais muitas mulheres procuram o tratamento por UFE. Essa percepção é confirmada por alguns dados. De acordo com uma meta-análise de Gupta *et al.* em 2014, as pontuações de satisfação de pacientes e a qualidade de vida foram semelhantes em estudos que compararam UFE com cirurgia, e pacientes submetidas à UFE apresentaram maiores pontuações de qualidade de vida em curto prazo, assim como menores permanências hospitalares. Contudo, o estudo também constatou que UFE acarretou uma taxa significativamente maior de recorrência dos sintomas. As pacientes podem não estar cientes desse fato, necessariamente, por isso é importante explicar o risco de recorrência dos sintomas antes de prosseguir com UFE.

Do ponto de vista da radiologia intervencionista, o fator mais importante é o que a paciente deseja. Ao realizar uma consulta, seu papel é compreender os objetivos da paciente para o tratamento e usar isso para orientá-las sobre o modo como a UFE pode oferecer benefícios, assim como as limitações associadas. Deve-se estar preparado para situações nas quais a paciente seja uma boa candidata à UFE, mas que, em última análise, seria tratada de modo mais adequado por uma abordagem cirúrgica com base em suas preferências declaradas.

11.2 Obstrução Ureteral

A obstrução ureteral pode ser causada por cálculos renais, estenose ou compressão externa por uma massa ou malignidade urológica. Uma obstrução completa, geralmente, provoca hidronefrose ou hidroureteronefrose e pode produzir lesão renal aguda. Sem tratamento, pode ocorrer perda permanente da função renal.

Uma obstrução *aguda* tipicamente se manifesta por uma intensa dor abdominal baixa em cólica com irradiação para o flanco, na maioria das vezes decorrente de um cálculo renal. Hematúria é um achado laboratorial comum, embora a maioria dos médicos de pronto-socorro baseie sua decisão de realizar um exame de imagem com base, principalmente, na história clínica. Uma CT não contrastada em baixa dose, em geral, é a modalidade de imagem inicial quando há suspeita de cálculos renais. A exatidão da CT é superior à do ultrassom, mas existem desavenças sobre a magnitude dessa diferença e se ela seria suficiente para justificar a exposição à radiação. O ultrassom constitui a primeira linha para pacientes pediátricos e gestantes. Alguns autores preconizam seu uso, em vez de CT, para qualquer adulto não obeso, embora essa não seja a norma.

A uropatia obstrutiva *crônica* é mais sutil – uma elevação de creatinina pode ser o único achado anormal, indicando deterioração da função renal. As causas comuns da obstrução ureteral crônica incluem malignidades urológicas, efeito de massa por estruturas adjacentes ou estenoses ureterais. O ultrassom renal, geralmente, demonstra hidronefrose, que, com o tempo, pode causar adelgaçamento do córtex renal (que não é característica da obstrução aguda).

Em geral, uma hidronefrose deve alertar para obstrução do trato urinário, mas às vezes pode ser não obstrutiva. O **teste de Whitaker** é um estudo urodinâmico usado, eventualmente, para diferenciar dilação obstrutiva e não obstrutiva do sistema coletor renal. Esse teste mede a diferença de pressão entre a pelve renal e a bexiga. Uma agulha ou um cateter são usados para injetar fluido no sistema coletor sob orientação fluoroscópica, enquanto leituras de pressão são feitas no sistema coletor e na bexiga (com um cateter de Foley). Se houver obstrução, a pressão no interior da pelve renal aumentará progressivamente acima do valor observado na bexiga. Um gradiente de pressão maior que 15 cm H_2O é anormal e sugere obstrução.

Tratamento das Obstruções Ureterais

A maioria dos cálculos renais é tratada de modo expectante, embora cálculos maiores possam exigir intervenção de um urologista, às vezes com o auxílio da radiologia intervencionista. A colocação de um **cateter de nefrostomia percutânea (PCN)** é um procedimento realizado pelo radiologista intervencionista, no qual um cateter é introduzido pelo flanco do paciente em um cálice e avançado até o sistema coletor (▸ **Fig. 11.3**) (**Boxe de Procedimento 11.2**). Uma nefrolitíase com evidência de infecção constitui uma indicação de colocação urgente de PCN. Isso permite a descompressão do trato urinário e o controle local da fonte até que o cálculo possa ser removido. Outra indicação para colocação de PCN consiste em fornecer acesso para que um urologista realize uma nefrolitotomia percutânea nos casos em que outras medidas não invasivas não forem suficientes.

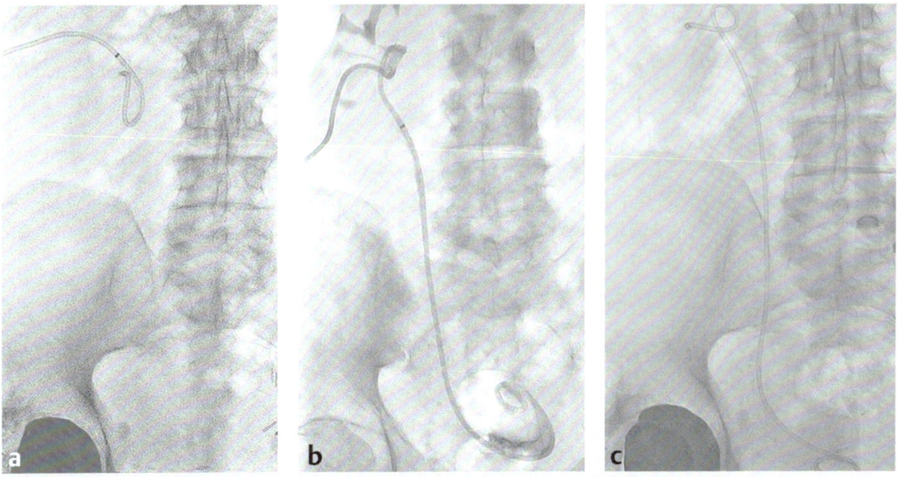

Fig. 11.3 (a) Imagem pontual fluoroscópica de um cateter de nefrostomia percutânea simples com a ponta enrolada na pelve renal. **(b)** O mesmo paciente após ser submetido à conversão para a nefroureterostomia percutânea com o dreno proximal enrolado na pelve renal e o dreno distal enrolado na bexiga. Observe que o acesso percutâneo é mantido. **(c)** Mais tarde, o dreno foi internalizado por completo em um *stent* nefroureteral. O cateter *pigtail* proximal é enrolado na pelve renal, e o *pigtail* distal está na bexiga. Não há mais um acesso percutâneo no sistema de drenagem. O acesso para remoção ou substituição é realizado pelo urologista por meio de cistoscopia.

Boxe de Procedimento 11.2: Colocação de Cateter de Nefrostomia Percutânea e PCNU

A nefrostomia percutânea, a inserção de *stent* nefroureteral e inserção de *stent* ureteral em duplo J são procedimentos realizados por radiologistas intervencionistas para o tratamento de obstrução ou infecção urinária ou para facilitar a diversão urinária no contexto de vazamento distal ou malignidade. O paciente tipicamente é colocado em posição prona, embora o posicionamento lateral oblíquo possa ser empregado em pacientes que não consigam assumir a posição prona em virtude de hábito corporal, cirurgia abdominal recente ou dificuldade respiratória. O procedimento pode ser realizado com orientação por ultrassom ou fluoroscopia, que envolve a colocação de uma agulha de calibre 18 a 22 em um cálice posterolateral no polo médio ou inferior do rim. Após a visualização de drenagem de urina pela agulha, uma confirmação adicional do posicionamento intracaliceal pode ser realizada por injeção de contraste, que opacificará o sistema coletor. Quando houver preocupações relativas a infecção urinária, deve-se tomar cuidado para não distender excessivamente o sistema coletor, o que pode causar translocação de bactérias para o fluxo sanguíneo e precipitar sepse. Um fio é enrolado na pelve renal, e o trato é dilatado, para facilitar o aumento das dimensões até um tubo de nefrostomia de calibre maior.

Nos casos em que uma obstrução ureteral possa ser atravessada com facilidade por um fio, um tubo de PCNU é colocado em vez de um tubo de PCN. Ele se estende a partir da pele do paciente, através do ureter, e termina na bexiga. Esse tipo de cateter pode ser fechado na parte externa, permitindo uma drenagem internalizada na obstrução da pelve renal até a bexiga. Sua vantagem consiste em manter a capacidade de troca do tubo sobre um fio, o que costuma ser feito a cada 8 a 12 semanas para manter a patência. Em contraste, um *stent* ureteral em duplo J totalmente internalizado requer troca cistoscópica por um urologista.

Uma hematúria leve é comum após esses procedimentos e deve desaparecer em 48 a 72 horas. Hematúria macroscópica ou persistente não deve ocorrer e pode indicar lesão vascular durante a colocação do tubo, possivelmente exigindo imagens e/ou embolização adicional.

Se a obstrução for secundária a um estreitamento ou estenose do ureter, a ureteroplastia e/ou colocação de *stent* podem contornar a obstrução e permitir a passagem de urina do rim para a bexiga. Os urologistas podem colocar um *stent* atravessando a obstrução de modo retrógrado, ao introduzi-lo pela uretra. Em alguns casos, quando a abordagem retrógrada falhar ou for inviável, pode-se pedir que o radiologista intervencionista coloque o *stent* em uma abordagem anterógrada, semelhante ao modo como o PCN é introduzido. *Stents* podem ser colocados como um dreno interno-externo, referido como **nefroureterostomia percutânea (PCNU)**, ou podem ser completamente internalizados (▶**Fig. 11.3**). A PCNU preserva o acesso de modo que o radiologista intervencionista possa agendar retornos do paciente para trocas percutâneas, enquanto *stents* internalizados exigem que as futuras trocas sejam realizadas de modo retrógrado pelo urologista.

11.3 Obstrução do Trato Urinário Inferior

A **hiperplasia prostática benigna (BPH)** é uma causa comum de sintomas do trato urinário inferior em homens adultos. Apenas a história, muitas vezes, já é sugestiva do diagnóstico. Os pacientes queixam-se de frequência urinária, hesitação, jato fraco, retenção e noctúria. Ao exame retal, a próstata é lisa, simétrica e aumentada. A pontuação de sintomas da American Urologic Association ou o **Escore Internacional de Sintomas Prostáticos (IPSS)** podem ser usados para rastrear os sintomas ao longo do tempo e determinar o melhor tratamento. Ambos podem ser encontrados *on-line*.

Alguns autores preconizam a medida do antígeno prostático específico (PSA) para pesquisa de câncer de próstata durante a avaliação de BPH, embora este seja um tópico controverso. O PSA pode estar elevado por vários motivos diferentes, e isso deve ser levado em conta quando se encontra um resultado anormal.

Pacientes com uma combinação de sintomas de BPH e elevação de creatinina devem realizar ultrassom ou urografia por CT para avaliar uma obstrução mais proximal envolvendo a bexiga, os ureteres ou os rins. O ultrassom transretal e o volume residual pós-miccional (PVR) são estudos usados para classificar a gravidade da obstrução e orientar o tratamento.

Tratamento da Hiperplasia Prostática Benigna

A modificação comportamental é recomendada para todos os pacientes com BPH. Isso inclui micção em posição sentada, evitar fluidos antes de deitar, reduzir o consumo de diuréticos leves (álcool, café etc.) e micção dupla para esvaziar a bexiga o máximo possível.

O tratamento clínico é iniciado de acordo com a pontuação de sintomas do paciente. Sintomas leves a moderados (IPSS 0-19) são tratados com um antagonista α_1 (terazosina, doxazosina). Sintomas graves (IPSS $\geq$ 20) ou insucesso na monoterapia justificam a adição de um inibidor da 5α-redutase (finasterida), que bloqueia a conversão de testosterona em di-hidrotestosterona. Para sintomas urinários irritativos (ou seja, urgência, frequência e incontinência), um agente anticolinérgico também pode ser introduzido.

O tratamento mais agressivo deve ser considerado quando pacientes em uso de tratamento médico máximo não conseguirem obter uma resposta adequada ao longo de 1 a 2 anos, ou naqueles que não conseguirem tolerar o tratamento médico ou tiverem progressão da doença apesar do tratamento.

As opções cirúrgicas incluem prostatectomia ou **ressecção transuretral da próstata (TURP)**. A prostatectomia é a opção mais agressiva, acarretando morbidade importante. Contudo, é um tratamento definitivo. A TURP envolve a inserção de um escópio na uretra e remoção do tecido prostático problemático por cauterização e dissecção. Incontinência urinária e ejaculação retrógrada são relativamente comuns após TURP.

A **embolização da artéria prostática (PAE)** é um procedimento de radiologia intervencionista emergente que fornece uma alternativa à cirurgia (**Boxe de Procedimento 11.3**). Foi demonstrado que a embolização da artéria prostática diminui o volume da próstata e melhora os sintomas de BPH. O câncer de próstata deve ser descartado por exame de PSA e biópsia transretal (se necessário) antes da realização de PAE.

Revisões sistemáticas de PAE mostraram melhoras importantes da qualidade de vida e pontuações de sintomas com o procedimento. As complicações típicas associadas à TURP são evitadas com PAE. Embora os dados observados para PAE sejam promissores, o procedimento é relativamente novo e ainda não foi estabelecido de modo sólido nas principais diretrizes terapêuticas. Por enquanto, a PAE pode ser apresentada como uma opção para pacientes que sejam candidatos cirúrgicos inadequados ou não estejam dispostos a realizar procedimentos cirúrgicos mais invasivos.

11.4 Insuficiência da Veia Gonadal

A insuficiência da veia gonadal manifesta-se como varicocele em homens e síndrome de congestão pélvica (PCS) em mulheres.

Varicocele é uma dilação do plexo pampiniforme decorrente de incompetência valvular ou compressão da veia testicular (▸ **Fig. 11.4**). Varicoceles sintomáticas podem se manifestar por dor contínua no escroto (que piora ao ficar em pé), sensação de peso, atrofia testicular e redução da fertilidade. Pela via de drenagem ser mais longa na veia testicular esquerda e por sua relação com a veia renal esquerda, a maioria das varicoceles ocorre do lado esquerdo. Uma nova varicocele do lado direito pode indicar a existência de uma massa pélvica ou abdominal que esteja comprimindo a veia e deve estimular imediatamente uma avaliação subsequente por imagens transversais.

Boxe de Procedimento 11.3: Embolização da Artéria Prostática

A PAE é realizada para diminuir o volume prostático e melhorar a retenção urinária no contexto de BPH. A PAE é um novo procedimento que mostra excelente potencial como tratamento minimamente invasivo e alternativo à ressecção transuretral da prostate, estando associado a menos complicações. O procedimento é realizado de modo semelhante à embolização da artéria uterina, começando com arteriografia pélvica e ilíaca interna.

As artérias prostáticas são mais variáveis em termos de origem, trajeto e número em cada lado. Por essa variabilidade, a maioria dos operadores utiliza a CT de feixe cônico (CBCT) para identificar as artérias prostáticas e confirmar a localização do cateter. O uso frequente de CBCT é importante para garantir que o vaso candidato forneça suprimento apenas para a próstata, uma vez que muitos outros vasos suprirão estruturas adjacentes, como a bexiga ou o reto. As artérias prostáticas podem ter origem direta na artéria ilíaca interna, na artéria pudenda interna, na artéria obturatória ou em outras artérias viscerais na pelve.

Cada artéria prostática é selecionada com um microcateter, e a angiografia é realizada para avaliar o tamanho do vaso, as características de fluxo e a vascularidade distal. A embolização com partículas é realizada até o ponto de lentificação/quase estase do fluxo anterógrado, e uma arteriografia de finalização é realizada para confirmar a desvascularização. A embolização é, então, repetida no lado contralateral.

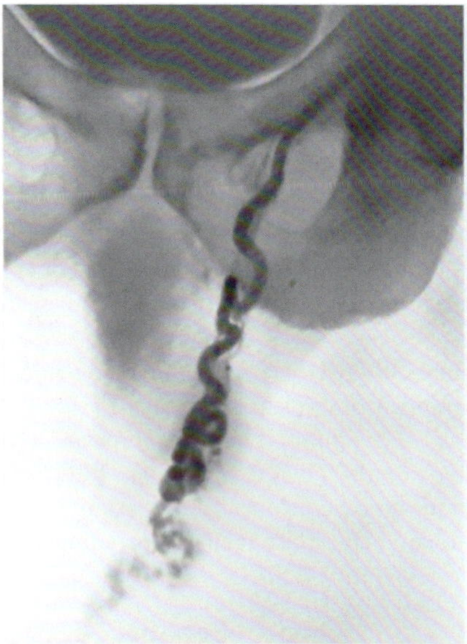

Fig. 11.4 Após cateterização da veia renal esquerda, foi realizada uma venografia enquanto o paciente estava abaixado. A manobra de Valsalva induziu um refluxo de contraste para a veia testicular dilatada, confirmando o diagnóstico de varicocele (Fonte: Varicoceles. In: Bakal C, Silberzweig J, Cynamon J et al., eds. Vascular and Interventional Radiology. Principles and Practice. 1st Edition. Thieme; 2000.)

A incompetência da veia ovariana (e algumas vezes da veia ilíaca) pode produzir a formação de varizes ao redor do útero e dos ovários (▶ **Fig. 11.5**). Isso pode se manifestar como uma constelação de sintomas conhecida como **síndrome de congestão pélvica**. Mulheres tipicamente apresentam uma dor pélvica crônica constante, que piora ao ficar em pé. Além disso, a dilatação da veia ovariana, ocasionalmente, pode comprimir o ureter.

Tanto na varicocele quanto na PCS, o ultrassom com Doppler é usado para avaliar outras causas de dor escrotal ou pélvica e confirmar o diagnóstico. Na presença da varicocele, as veias do plexo pampiniforme estão aumentadas, medindo 2 mm, pelo menos. durante a manobra de Valsalva. Na PCS, acredita-se que o tamanho das varizes seja menos importante que a evidência de refluxo no ultrassom dúplex, uma vez que o tamanho varia com a posição da paciente, a fase de respiração e a intensidade da pressão abdominal.

Apesar da utilidade do ultrassom, o diagnóstico por imagem ainda é controverso. Alguns profissionais baseiam-se apenas na MR ou na venografia por CT para demonstrar a presença de varizes e a dilação das veias gonadais. Outros prosseguem diretamente para a venografia angiográfica sem um exame de imagem precedente, se a história e o exame físico forem muito sugestivos.

Tratamento da Insuficiência da Veia Gonadal

Varicoceles são tratadas de modo sintomático com suporte escrotal e NSAIDs. Os motivos para buscar um tratamento mais definitivo incluem infertilidade, atrofia testicular em pacientes jovens (o crescimento compensatório do testículo atrófico após o tratamento é possível) e dor que não responde ao tratamento conservador. As opções terapêuticas incluem ligadura cirúrgica e **embolização da veia testicular**. Os tratamentos cirúrgico e endovascular são muito eficazes. O tratamento unilateral da veia testicular esquerda, em geral, é suficiente, particularmente para infertilidade. As principais vantagens de tratamento endovascular são recuperação mais curta e menor morbidade.

A PCS também pode ser tratada de modo conservador com NSAIDs e/ou supressão farmacológica da função ovariana. Quando o tratamento conservador for inadequado, o tratamento endovascular pode ser uma boa opção para a paciente. A embolização da veia gonadal oferece uma alta taxa de sucesso clínico com poucas complicações (▸ **Fig. 11.5**) (**Boxe de Procedimento 11.4**).

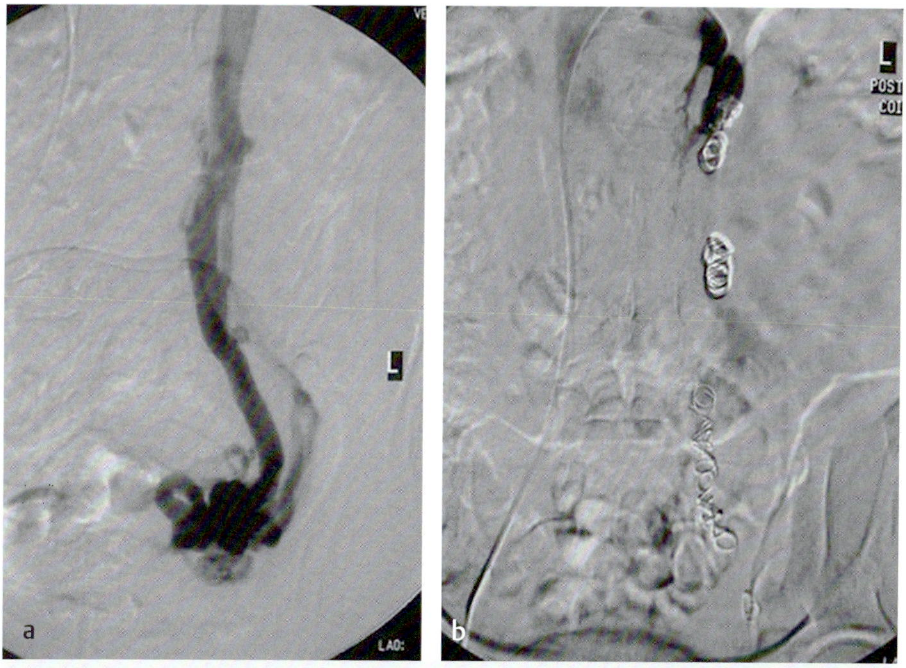

Fig. 11.5 (a) Imagem fluoroscópica obtida após injeção de contraste na veia renal esquerda enquanto a paciente realizava uma manobra de Valsalva. O represamento do contraste na veia ovariana pode ser observado. Esta paciente apresentava dor pélvica crônica de longa duração. **(b)** A dor melhorou após embolização com molas da veia gonadal dilatada. Fontes: **(a)** Imagens. In: Siskin G, ed. Interventional Radiology in Women's Health. 1st Edition. Thieme; 2009. **(b)** Tratamento. In: Siskin G, ed. Interventional Radiology in Women's Health. 1st Edition. Thieme; 2009.

Boxe de Procedimento 11.4: Embolização da Veia Gonadal

Para minimizar a exposição gonadal à radiação, a imagem fluoroscópica contínua e a angiografia de subtração digital de testículo ou ovários são evitadas sempre que possível, e a fluoroscopia em pulso (baixa dose) é usada em combinação com colimação cuidadosa.

O acesso costuma ser obtido pela veia femoral comum direita ou a veia jugular interna direita; uma variedade de cateteres é utilizada para este procedimento, incluindo vários cateteres específicos para as veias renal e gonadal. O contraste é injetado na veia renal ou veia cava enquanto o paciente está abaixado, permitindo a identificação de incompetência valvular e colaterais venosas, especialmente aquelas originadas no hilo renal ou na região paralombar. Estas podem contornar a veia gonadal e aumentar a possibilidade de recorrência.

A embolização geralmente é realizada por uma combinação de molas metálicas e do esclerosante sulfato de tetradecil sódico (STS). Após selecionar a veia gonadal, um grupo de molas é formado na veia gonadal caudal ao nível do ligamento inguinal. STS é misturado com contraste e ar, ou gelfoam é injetado em seguida e um ninho de molas adicional é aplicado para aprisionar o esclerosante na veia. Uma venografia repetida é realizada em múltiplos níveis, trabalhando-se em sentido retrógrado do ligamento inguinal até a veia renal esquerda ou a IVC. A ideia é identificar quaisquer colaterais paralelas à veia gonadal primária que possam sofrer hipertrofia e causar persistência ou recorrência dos sintomas. Se forem identificadas mais colaterais, estas são selecionadas e tratadas com esclerosante e molas adicionais. O tratamento é realizado para trás até o nível da veia renal esquerda ou IVC, até que todas as veias/colaterais tenham sido tratadas.

As veias gonadais são propensas a espasmo em virtude da manipulação do fio-guia, que pode exigir a pausa temporária do procedimento, administração de nitroglicerina ou, ocasionalmente, reagendamento do procedimento para um dia diferente.

Deve-se tomar cuidado para evitar refluxo do esclerosante para o escroto ou as colaterais periuterinas, o que pode causar desconforto considerável.

Leituras Sugeridas

[1] Bulman JC, Ascher SM, Spies JB. Current concepts in uterine fibroid embolization. Radiographics. 2012;32(6):1735–1750

[2] Ignacio EA, Dua R, Sarin S, et al. Pelvic congestion syndrome: diagnosis and treatment. Semin Intervent Radiol. 2008; 25(4):361–368

[3] Kandarpa K, Machan L, Durham JD. Handbook of Interventional Radiologic Procedures. Philadelphia, PA: Wolters Kluwer; 2016

[4] Kuang M, Vu A, Athreya S. A systematic review of prostatic artery embolization in the treatment of symptomatic benign prostatic hyperplasia. Cardiovasc Intervent Radiol.

12 Radiologia Intervencionista Neurológica

Juan Domingo Ly Liu ▪ Mangaladevi Patil ▪ Joseph J. Gemmete

12.1 AVC Isquêmico

É um momento estimulante para os intervencionistas neurológicos. Em 1995, o estudo NINDS demonstrou um benefício nítido do uso do ativador de plasminogênio tecidual (tPA) intravenoso para acidente vascular cerebral agudo. Este continuou sendo o padrão de cuidados para intervenção em AVC agudo durante duas décadas, até que vários estudos publicados em 2015 mostraram melhores resultados com o uso da trombectomia endovascular em comparação com o manejo clínico isolado. Isso introduziu uma nova era, com algoritmos de tratamento atualizados para AVC. Radiologistas intervencionistas neurológicos, neurologistas intervencionistas e neurocirurgiões têm seus papéis ao oferecer essas intervenções, mas isso varia entre as instituições. Com o crescimento das terapias intervencionistas para AVC, os estagiários em radiologia intervencionista devem buscar desenvolver uma boa compreensão de diagnóstico e triagem de pacientes com emergências neurológicas agudas.

Abordagem do Paciente com Suspeita de AVC

A avaliação de uma suspeita de acidente vascular cerebral começa antes da chegada do paciente ao hospital. A história do paciente é avaliada pelos profissionais de primeira resposta, usando a Escala de Acidente Vascular Cerebral Pré-Hospitalar de Cincinnati ou a Triagem Pré-Hospitalar de AVC de Los Angeles. Pontuações mais altas em qualquer escala incentivarão os profissionais de primeira resposta a acionar o protocolo de AVC no hospital de destino.

A primeira decisão, quando o paciente chega ao pronto-socorro, consiste em determinar se o caso realmente é um AVC. Existem muitas condições que mimetizam acidente vascular cerebral, incluindo encefalite, convulsões ou perturbações metabólicas. Tipicamente, o médico do pronto-socorro e o neurologista especializado em acidente vascular cerebral trabalham juntos para estabelecer essa determinação.

Pacientes com preocupações suficientes relativas a AVC realizam uma CT encefálica não contrastada assim que chegarem ao OS para excluir hemorragia intracraniana. Se a suspeita for alta o suficiente, algumas instituições também realizam CTA de cabeça e pescoço enquanto o paciente ainda estiver no escâner de CT.

Manejo do AVC Isquêmico

O ativador de plasminogênio tecidual (tPA) constitui o padrão de cuidados de primeira linha para pacientes com acidente vascular cerebral isquêmico que satisfaçam os critérios de inclusão. O estudo NINDS (1995) demonstrou a eficácia de tPA para reduzir a incapacidade neurológica, quando administrado dentro de uma janela de 3 horas após o início dos sintomas. O estudo ECASS III (2008) expandiu esses dados após demonstrar a eficácia de tPA administrado até 4,5 horas após o início dos sintomas. As diretrizes atuais afirmam que, se o paciente for candidato a tPA intravenoso e o início dos sintomas tiver ocorrido há menos de 4,5 horas, o paciente deve receber tPA – em qualquer situação além dessa, tPA não é uma opção.

Várias questões precisam ser respondidas, assim que possível, para se decidir se um paciente deve receber tPA. A elegibilidade inicial é determinada pelo tempo desde o último momento em que o paciente estava bem, a gravidade dos sintomas e os achados na CT encefálica não contrastada (▶ **Tabela 12.1**). Pode ser difícil determinar o momento de início do AVC, uma vez que muitos pacientes despertam com os sintomas. A gravidade dos sintomas é determinada usando-se a Escala de AVC do National Institutes of Health (NIH). As imagens de CT são avaliadas para de-

Tabela 12.1 Critérios de inclusão/exclusão para tPA em AVC

Critérios de inclusão
Acidente vascular cerebral isquêmico
Início dos sintomas menos de 4,5 horas após o último momento conhecido de boas condições
Critérios de exclusão
AVC recente, ICH, trauma cefálico nos últimos 3 meses
CT revelando ICH ou área grande e irreversível de infarto
Cirurgia recente da cabeça/coluna
Presença de aneurisma cerebral, neoplasia intracraniana, AVM
BSP ≥ 185 ou DBP ≥ 110 mmHg
Sangramento interno ativo
Diátese hemorrágica (INR > 1,7, elevação de PTT, contagem de plaquetas < 100.000 etc.)

tectar, no mínimo, a presença de hemorragia e sinais de isquemia precoce, se presentes. Depois que uma hemorragia intracraniana for descartada, outros critérios são examinados para excluir pacientes com um risco altamente proibitivo de complicações decorrentes de tPA.

Apesar de ser o tratamento de primeira linha para o acidente vascular cerebral isquêmico agudo, a terapia trombolítica sistêmica não se mostrou igualmente eficaz em todos os vasos intracranianos. Um estudo de 2010, de Bhatia *et al.*, mostrou que pacientes que sofreram AVC com oclusões de grandes vasos apresentaram as menores taxas de recanalização vascular após administração sistêmica de tPA e também os resultados neurológicos mais insatisfatórios entre todos os grupos estudados. Isso estimulou a pesquisa de técnicas adicionais para melhorar os resultados em pacientes com oclusões de grandes vasos. Os avanços na trombectomia mecânica mostraram ser a solução.

Embora a trombectomia mecânica seja realizada para acidente vascular cerebral isquêmico agudo desde o início dos anos 2000, vários estudos negativos impediram que sua aceitação fosse disseminada. O MR CLEAN (2015) foi o primeiro estudo a mostrar a superioridade da trombectomia mecânica precoce em comparação com tPA isolado no tratamento de oclusão proximal de um grande vaso anterior. Esse foi o maior e o mais inclusivo de cinco estudos simultâneos que enfocaram a trombectomia. Após a publicação do MR CLEAN, todos os outros estudos em andamento foram interrompidos precocemente por conta das evidências esmagadoras (o ESCAPE na América do Norte, o ESTEND-IA na Austrália, o SWIFT PRIME e REVASCAT na Espanha); contudo, os dados colhidos nesses estudos também ofereceram suporte robusto. Essas novas evidências revolucionaram o modo como o acidente vascular cerebral isquêmico é tratado.

Em situações onde o tPA é menos eficaz, a trombectomia mecânica é excelente. Ela beneficia pacientes que apresentam oclusões dos grandes vasos e é a *única* intervenção possivelmente disponível para aqueles que não sejam candidatos a tPA. Como vantagem adicional, a trombectomia apresenta uma janela mais longa para uso em pacientes com AVC.

Quando for tomada a decisão de administrar ou não tPA, o passo seguinte consiste em determinar se o paciente é um candidato para trombectomia. Três fatores são levados em conta: a localização do coágulo, o tempo desde o início dos sintomas e os achados de imagem. A CTA geralmente é a melhor opção para identificar oclusões de grandes vasos, além de promover um mapa para tratamento endovascular. Um coágulo na circulação anterior proximal é mais passível de trombectomia mecânica. Isso inclui a artéria carótida interna (ICA), os ramos M1/M2 da artéria cerebral média e os ramos A1/A2 da artéria carótida anterior.

As diretrizes iniciais recomendam a trombectomia mecânica para acidente vascular cerebral na circulação anterior até 8 horas após o momento de início dos sintomas. Em 2018, o estudo DEFUSE 3, de Albers *et al.*, mostrou que essa janela pode ser estendida até 16 horas em pacientes selecionados. O estudo empregou imagens de perfusão, que essencialmente avaliam evidências de uma lesão isquêmica passível de resgate (também chamada de zona de penumbra), diferenciando-a de uma lesão irreversível. Quanto maior a zona de penumbra, maior o benefício teórico da intervenção. Embora os estudos anteriores tenham demonstrado a eficácia de novas técnicas e dispositivos endovasculares, os estudos mais recentes estão orientando melhor as decisões ao selecionar pacientes que apresentem a melhor relação risco-benefício. Com a perspectiva de uma janela de intervenção mais longa, a trombectomia mecânica vai assumir um papel mais proeminente no tratamento do AVC, com a possibilidade de gerar um impacto significativo no cuidado desses pacientes.

A Food and Drug Administration (FDA) aprovou três tipos principais de dispositivos para trombectomia mecânica: *coil retrievers*, dispositivos de aspiração e *stent retrievers* (*stentrievers*) – sendo que os dois últimos são os mais comuns. Todos os três têm a mesma função básica, que é a remoção de um trombo oclusivo no interior da artéria (**Boxe de Procedimento 12.1**). As complicações desses dispositivos incluem hemorragia intracerebral, hemorragia subaracnóidea (SAH), embolização distal, dissecção, perfuração e não revascularização.

Pacientes tratados por trombectomia mecânica são internados na ICU por 24 horas após o procedimento. A pressão arterial é controlada rigorosamente, para manter a normotensão, e exames neurológicos seriados são realizados para monitorar sinais de deterioração. Se houver um declínio da função neurológica, uma CT encefálica é obtida para pesquisar conversão hemorrágica ou edema cerebral.

Em todos os pacientes, independentemente da intervenção, os fatores de risco para recorrência ou propagação de AVC são abordados durante a hospitalização. A aspirina costuma ser introduzida dentro de 24 horas. O tratamento clínico para hiperlipidemia e diabetes é otimizado. Fumantes ativos são aconselhados a deixar de fumar. Um regime de exercícios é prescrito para melhorar a saúde cardiovascular geral. Uma avaliação da deglutição ao lado do leito ou por fluoroscopia é realizada antes da prescrição de uma dieta. Fisioterapia/terapia ocupacional e,

Boxe de Procedimento 12.1: Trombectomia Mecânica para AVC Isquêmico

A trombectomia mecânica é uma técnica usada no tratamento do acidente vascular cerebral isquêmico. O procedimento requer duas peças de equipamento especiais: um cateter-guia de balão (BGC) e um *stent retriever*. Para deter o fluxo anterógrado pela artéria afetada, o BGC emprega um balão em sua ponta; quando inflado, o balão oclui o vaso em um ponto proximal ao trombo e impede a embolização distal de fragmentos do trombo durante o procedimento ao interromper o fluxo.

Após obter acesso arterial femoral, a ICA é selecionada, e uma angiografia diagnóstica é realizada para identificar o local de oclusão do vaso intracraniano. BGC é colocado em um ponto proximal ao coágulo com o balão desinflado. Um microfio é passado pela luz do BGC e levado até o local do trombo. A oclusão é atravessada pelo microfio e pelo microcateter. O microfio é removido, e o microcateter é trocado pelo dispositivo de *stent retriever*, colocado no local do trombo. O *stent* é deixado no local por 5 minutos, o que permite a incorporação do trombo ao interstício do *stent* metálico.

O balão do BGC é inflado para deter o fluxo anterógrado. O *stent retriever* e o trombo incorporado são, então, retraídos para o BGC. Enquanto o BGC é retraído com o *stent retriever* incluso, uma seringa na extremidade posterior realiza uma aspiração delicada para ajudar na remoção do trombo (▶ **Fig. 12.1**). Após a remoção do *stent retriever* e do trombo aprisionado, o BGC é submetido a uma aspiração vigorosa para remover quaisquer componentes residuais do trombo no cateter ou no vaso tratado, uma vez que estes podem ser embolizados e criar oclusões distais não tratáveis.

O balão do BGC é então desinflado, e uma angiografia diagnóstica é repetida. Em virtude da manipulação do vaso, pode ocorrer vasospasmo intracraniano, que é tratado com verapamil ou nicardipino intra-arterial, e a angiografia é repetida para confirmar a resolução. Após a obtenção da revascularização, é essencial um controle rigoroso da pressão arterial para diminuir o risco de hemorragia por reperfusão.

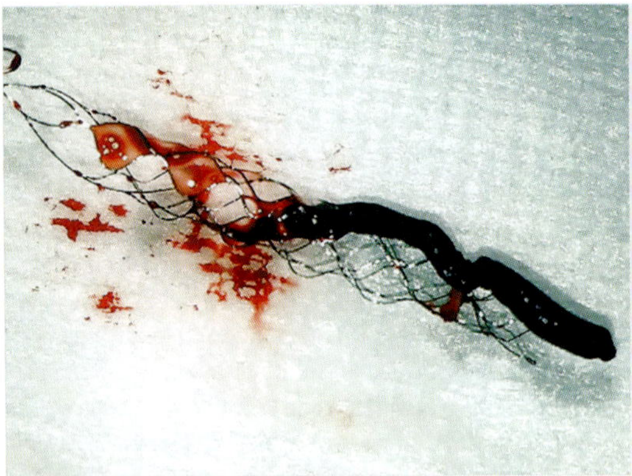

Fig. 12.1 Fotografia de um *stent retriever* mostra o trombo que foi removido da artéria cerebral média de um paciente. (Imagem fornecida por cortesia do Dr. Joseph J. Gemmete, MD, University of Michigan Health System.)

possivelmente, um serviço de medicina física e reabilitação devem ser consultados para iniciar o processo de reabilitação. Por fim, a pesquisa de fibrilação atrial e doença da carótida pode ser realizada para avaliar o risco de eventos embólicos.

Para prevenção secundária de acidente vascular cerebral em pacientes com AVC não cardioembólico, as diretrizes recomendam que o paciente receba aspirina, clopidogrel, ticagrelor ou uma combinação de medicamentos composta de aspirina e dipiridamol de liberação estendida. Nos casos de um AVC cardioembólico secundário à fibrilação atrial, a estratégia anticoagulante pode ser determinada com base na pontuação CHADS-VASC do paciente.

12.2 Estenose da Artéria Carótida

A estenose da carótida secundária à doença aterosclerótica é considerada uma causa evitável de acidente vascular cerebral isquêmico, e por isso é importante observá-la, especialmente em pacientes de alto risco. Existem dois modos diferentes pelos quais uma estenose da carótida pode ser descoberta: um paciente assintomático é diagnosticado por ultrassom de triagem, ou sintomas neurológicos (ataque isquêmico transitório, síncope, amaurose fugaz, AVC) desencadeiam uma pesquisa de doença subjacente.

A compreensão da gravidade da estenose de um paciente tornou-se uma tarefa cada vez mais complicada à medida que obtemos novos conhecimentos sobre o modo de tratar esses pacientes. Se você já aprendeu alguma coisa sobre os estudos de referência em estenose da carótida, provavelmente vai se lembrar de que a porcentagem da estenose é importante para estratificar os pacientes. O padrão ouro para medir essa porcentagem é a angiografia, mas este é um exame invasivo e não é usado como rotina para essa mensuração isolada. Ultrassom, CTA e MRA são métodos não invasivos que podem ser usados para obter uma medida aproximada da estenose com exatidão relativa. Classificamos a estenose como leve (< 50%), moderada (50-69%) ou grave (≥ 70%).

Vários fatores contribuem para a estratégia de tratamento de uma estenose da carótida, incluindo o grau de estenose, a presença ou ausência de sintomas, a idade do paciente e comorbidades, assim como a taxa de complicações cirúrgicas da instituição. O algoritmo para determinar tudo isso não é nítido, como ocorre no tratamento do AVC, por isso deve-se priorizar a compreensão das diretrizes mais gerais.

Independentemente da gravidade da estenose da carótida, o tratamento clínico constitui a primeira etapa. O tratamento clínico máximo inclui medicação (controle da glicose sanguínea, hipertensão, colesterol e medicamentos antiplaquetários) assim como alterações do estilo de vida (exercícios, abandono de tabagismo e modificações da dieta). Em casos selecionados, a revascularização pode ser considerada, além do tratamento clínico ideal. As duas opções para revascularização são endarterectomia de carótida (CEA) e a colocação de *stent* de carótida (CAS).

A **endarterectomia de carótida** é o padrão ouro entre as intervenções invasivas para estenose da artéria carótida. Para que a endarterectomia seja uma opção, a lesão deve ser acessível (ou seja, não muito alta no pescoço). Pacientes que tenham sido submetidos a cirurgia anterior no pescoço ou que tenham sido expostos a radiação prévia na cabeça e no pescoço são considerados candidatos de alto risco, e a cirurgia, em geral, é evitada. O paciente também deve ser saudável o suficiente para suportar uma cirurgia.

A **colocação de *stent* de carótida** é um procedimento endovascular minimamente invasivo que pode ser realizado por cirurgiões vasculares, cardiologistas intervencionistas, neurorradiologistas intervencionistas e radiologistas intervencionistas, dependendo do contexto da prática (**Boxe de Procedimento 12.2**, ▶ **Fig. 12.2**). A CAS pode ser considerada como alternativa à CEA, na maioria dos casos. Algumas indicações específicas que favorecem CAS em relação à CEA incluem lesões muito altas para CEA, estenose recorrente após CEA, tratamento de pacientes com radiação prévia na cabeça e no pescoço e aqueles com risco cirúrgico proibitivamente elevado.

Os resultados dos principais estudos também ajudam a determinar quando a CAS é apropriada. Um dos riscos associados inerentes à colocação de *stent* é o AVC iatrogênico decorrente da embolização de resíduos de placas. O desenvolvimento de dispositivos de proteção contra embolia distal ajudou a minimizar esse risco. Esses dispositivos utilizam um balão ou um filtro aplicado distalmente à lesão que será tratada, impedindo que resíduos se desloquem para os principais vasos intracranianos.

Seleção entre CEA, CAS ou Tratamento Clínico Otimizado Isolado

O tratamento de uma estenose carótida *assintomática* por revascularização, nos últimos 20 anos, foi orientado pelos resultados de alguns estudos importantes que ocorreram na década de 1990. Os estudos mostraram que houve uma redução significativa do risco de AVC quando CEA foi realizada para uma estenose da carótida de 60% ou mais. Contudo, esse achado tem

Boxe de Procedimento 12.1: Trombectomia Mecânica para AVC Isquêmico

A trombectomia mecânica é uma técnica usada no tratamento do acidente vascular cerebral isquêmico. O procedimento requer duas peças de equipamento especiais: um cateter-guia de balão (BGC) e um *stent retriever*. Para deter o fluxo anterógrado pela artéria afetada, o BGC emprega um balão em sua ponta; quando inflado, o balão oclui o vaso em um ponto proximal ao trombo e impede a embolização distal de fragmentos do trombo durante o procedimento ao interromper o fluxo.

Após obter acesso arterial femoral, a ICA é selecionada, e uma angiografia diagnóstica é realizada para identificar o local de oclusão do vaso intracraniano. BGC é colocado em um ponto proximal ao coágulo com o balão desinflado. Um microfio é passado pela luz do BGC e levado até o local do trombo. A oclusão é atravessada pelo microfio e pelo microcateter. O microfio é removido, e o microcateter é trocado pelo dispositivo de *stent retriever*, colocado no local do trombo. O *stent* é deixado no local por 5 minutos, o que permite a incorporação do trombo ao interstício do *stent* metálico.

O balão do BGC é inflado para deter o fluxo anterógrado. O *stent retriever* e o trombo incorporado são, então, retraídos para o BGC. Enquanto o BGC é retraído com o *stent retriever* incluso, uma seringa na extremidade posterior realiza uma aspiração delicada para ajudar na remoção do trombo (▶ **Fig. 12.1**). Após a remoção do *stent retriever* e do trombo aprisionado, o BGC é submetido a uma aspiração vigorosa para remover quaisquer componentes residuais do trombo no cateter ou no vaso tratado, uma vez que estes podem ser embolizados e criar oclusões distais não tratáveis.

O balão do BGC é então desinflado, e uma angiografia diagnóstica é repetida. Em virtude da manipulação do vaso, pode ocorrer vasospasmo intracraniano, que é tratado com verapamil ou nicardipino intra-arterial, e a angiografia é repetida para confirmar a resolução. Após a obtenção da revascularização, é essencial um controle rigoroso da pressão arterial para diminuir o risco de hemorragia por reperfusão.

sido encarado com ceticismo nos últimos anos. O grupo de tratamento clínico desses estudos não reflete quase duas décadas de avanços na eficácia de medicamentos e metas de tratamento baseados em evidência.

Com o tratamento clínico otimizado atual, alguns autores acreditam que o risco de AVC decorrente de uma estenose da carótida seja tão baixo quanto o risco cirúrgico periprocedimento associado à revascularização. Outros preconizam a intervenção para pacientes assintomáticos, porém reservando-a àqueles que apresentam uma estenose mais grave, na faixa de 80% ou mais (▸**Fig. 12.3**).

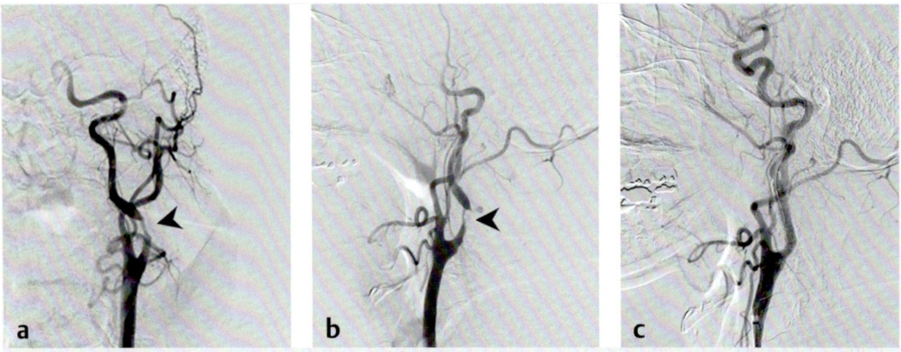

Fig. 12.2 O paciente apresentou um ataque isquêmico transitório e foi constatado que apresentava estenose da artéria carótida interna (ICA) esquerda. As imagens de angiografia com subtração digital mostram uma estenose de 80% na ICA esquerda **(a)** na incidência anteroposterior e **(b)** na incidência lateral. **(c)** Após aplicação de *stent* na artéria carótida esquerda, ocorre restauração do fluxo pela ICA esquerda.

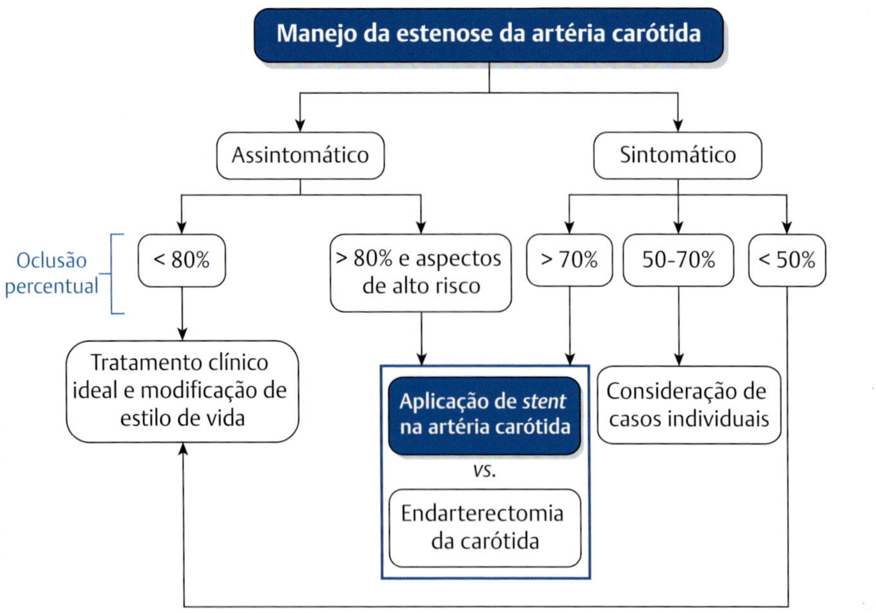

Fig. 12.3 Algoritmo simplificado para manejo da estenose da artéria carótida.

A gravidade da estenose em si é um indicador relativamente fraco de eventos futuros, mas que, associado a outros achados, pode ajudar a identificar pacientes que tenham a probabilidade de obter benefício com a revascularização. Algumas características da placa, identificadas por ultrassom ou MRI, incluindo tipos predominantemente ricos em lípides, ulcerados ou hemorrágicos, apresentam maior risco e podem pender a balança a favor da intervenção. Provavelmente, essa é a melhor abordagem até que existam novos dados comparando a revascularização com a terapia clínica atual. Espera-se que o estudo CREST-2, iniciado em 2014, forneça melhor orientação ao comparar o tratamento clínico otimizado isolado a CEA e CAS. Espera-se que o estudo seja concluído alguns anos após a publicação deste texto.

Os pacientes *sintomáticos* tipicamente são identificados por ultrassom da carótida no contexto de um acidente vascular cerebral recente, amaurose fugaz ou ataque isquêmico transitório (TIA). Como ocorre com a estenose da carótida assintomática, os estudos de referência na década de 1990 demonstraram a eficácia esmagadora de CEA para redução de AVC ou morte em pacientes sintomáticos com estenose da carótida superior a 70% (principalmente, no estudo NASCET).

Desde então, a aplicação de *stent* na artéria carótida emergiu como a alternativa menos invasiva a CEA. No início da década de 2000, o estudo SAPPHIRE comparou CEA a CAS com o uso de um dispositivo de proteção contra embolia distal. O estudo não encontrou diferenças importantes na incidência de morte, acidente vascular cerebral ou infarto do miocárdio (MI) em pacientes sintomáticos 1 ano após o tratamento. Contudo, CAS demonstrou uma taxa mais baixa de revascularização em comparação com a CEA durante o mesmo período de tempo. A desvantagem desse estudo é que ele incluiu apenas pacientes considerados de alto risco para cirurgia. A eficácia de CEA *versus* CAS em pacientes com risco cirúrgico *médio* foi comparada no estudo CREST, publicado originalmente em 2010. O estudo constatou que CEA e CAS foram semelhantes em termos do desfecho primário (AVC, morte, MI periprocedimento), embora a taxa de AVC periprocedimento fosse um pouco mais alta após CAS, e MI periprocedimento fosse maior após CEA. Ele também demonstrou que o risco de AVC ou morte foi maior com CAS no subgrupo de pacientes acima de 70 anos de idade.

Com base nos dados disponíveis no momento, pacientes *sintomáticos* com mais de 70% de estenose terão benefício com a revascularização. Pacientes sintomáticos com estenose entre 50% e 69% são abordados conforme o caso individual. Bons candidatos cirúrgicos com uma expectativa de vida acima de 5 anos, tratados por um cirurgião com uma taxa de AVC periprocedimento ou morte menor que 6%, e homens em particular podem ter benefícios com a revascularização. Os estudos não conseguiram demonstrar o mesmo benefício no tratamento de mulheres nesse grupo. Pacientes sintomáticos com estenose menor que 50% são tratados apenas com manejo clínico.

Após determinar quem tratar, a questão seguinte é: com qual intervenção? A revascularização cirúrgica *versus* utilização de *stent* não é uma decisão fácil. A CEA é preferível, mas CAS é o procedimento de escolha quando houver contraindicações para CEA decorrentes de localização da lesão, risco cirúrgico do paciente ou história de radiação no pescoço. Com base nos dados disponíveis, CEA é mais benéfica para pacientes acima de 70 anos de idade e quando houver uma expectativa de vida de, pelo menos, 5 anos. Quando os pacientes não estiverem situados claramente em uma categoria ou outra, a decisão provavelmente será determinada pela experiência local. Embora CEA seja utilizada há mais tempo, a maior experiência dos operadores associada aos avanços tecnológicos contínuos no campo, como dispositivos para proteção contra embolia e tecnologia de reversão de fluxo, fizeram com que CAS se tornasse uma alternativa cada vez mais atraente para estenose da artéria carótida sintomática.

Em pacientes *assintomáticos*, não está claro se qualquer intervenção é necessária além do tratamento clínico otimizado. Por enquanto, esses pacientes assintomáticos com estenose grave e outros indicadores de alto risco podem ser considerados para CEA ou CAS. Os algoritmos de tratamento serão atualizados conforme mais pesquisas forem disponibilizadas.

12.3 Aneurismas Cerebrais

Um **aneurisma cerebral** pode ser encontrado de modo incidental em exames de imagem encefálica, ou na angiografia, ou em algumas ocasiões pela triagem em pacientes com uma história familiar de aneurismas. Uma história de doença renal policística autossômica dominante ou distúrbios do tecido conjuntivo também é uma indicação de triagem. Na maioria dos casos, porém, um aneurisma cerebral não é diagnosticado até o momento da ruptura. Esses pacientes tipicamente exibem sinais e sintomas de SAH ("a pior dor de cabeça da minha vida"). Eles também podem apresentar déficits neurológicos decorrentes de efeito de massa ou tromboembolismo. Um aneurisma cerebral deve ser incluído no diagnóstico diferencial de qualquer paciente que apresente queixas neurológicas novas ou crônicas suspeitas.

Independentemente do modo como o aneurisma é encontrado, ele deve ser subsequentemente avaliado por CTA. Essa é a melhor modalidade para delinear o tamanho, o formato e a localização do aneurisma – o que ajudará a orientar o tratamento. As considerações terapêuticas são diferentes para aneurismas rompidos e não rompidos.

Manejo dos Aneurismas Cerebrais Rompidos

Pacientes com aneurismas rompidos são internados na ICU. As metas de tratamento clínico incluem controle da pressão arterial (meta de BP $< 160/90$), manutenção de euvolemia, reversão de anticoagulação, profilaxia de convulsões e tratamento de elevação da pressão intracraniana (ICP). Nimodipino oral e uma estatina são introduzidos logo após a internação, o que pode diminuir o risco de vasospasmo sintomático.

Em pacientes com preocupações relativas à elevação da ICP, drenos ventriculares externos (EVDs) podem ser colocados ao lado do leito. Também conhecido como ventriculostomia, um EVD é um cateter colocado por um orifício de broca na lateral do crânio, que termina no ventrículo lateral ou no forame interventricular (de Monro). Ele mede a ICP e drena o líquido cefalorraquidiano (CSF) (juntamente com qualquer sangue no sistema ventricular). Se houver sinais de herniação iminente, uma craniotomia é realizada para esvaziar o hematoma intracraniano e aliviar a ICP.

Quando o paciente estiver estabilizado, existe a questão de realizar ou não uma intervenção. Isso depende muito do estado clínico do paciente. O **sistema de classificação Hunter e Hess** é usado para classificar o estado clínico do paciente após uma ruptura com SAH. Os graus favoráveis (1-3) têm maior probabilidade de obter um benefício importante com a intervenção. Em pacientes com graus clínicos (4-5), o déficit neurológico é grave o suficiente para limitar o benefício da intervenção. Uma discussão com a família e equipe médica geralmente é necessária para determinar se um tratamento mais agressivo representa o melhor interesse do paciente. Muitas vezes, as famílias optam por uma abordagem mais paliativa nesses casos.

Quando a intervenção é preferida, a escolha consiste em embolização endovascular com molas *versus* clipagem cirúrgica. A embolização endovascular com molas induz trombose e exclui o aneurisma da circulação (**Boxe de Procedimento 12.3**). Os principais riscos durante a embolização endovascular incluem eventos tromboembólicos e novo sangramento. A clipagem cirúrgica envolve a visualização direta do saco aneurismático e a colocação de um clipe no colo do aneurisma, consequentemente excluindo o saco da circulação. A clipagem pode estar associada a complicações, incluindo novo sangramento, hemorragia intracraniana e novos déficits neurológicos relacionados à retração do parênquima.

O Estudo Internacional de Aneurisma Subaracnóideo Trial (ISAT) foi um estudo multicêntrico, randomizado, publicado em 2005, que comparou a clipagem cirúrgica e a embolização endovascular com molas para o tratamento de aneurismas cerebrais rompidos. O estudo mostrou que a embolização endovascular promoveu menor mortalidade, maior sobrevida independente e melhor independência funcional em comparação com a clipagem cirúrgica.

Boxe de Procedimento 12.3: Embolização Endovascular com Molas para Aneurisma Cerebral

O objetivo do tratamento endovascular é prevenir o fluxo no interior do aneurisma, preenchendo-o com material embólico ou excluindo-o com o uso do *stent*, consequentemente despressurizando o segmento anormal do vaso e diminuindo o risco de ruptura (▸ **Fig. 12.4**). A embolização com molas simples é um método para tratamento de aneurismas de colo estreito e envolve a cateterização do aneurisma com um microcateter e aplicação de molas metálicas diretamente no aneurisma para preencher sua luz. Isso diminui o fluxo de entrada e promove a formação de um coágulo.

Se o colo do aneurisma for muito largo para permitir o preenchimento com molas, outras técnicas podem ser empregadas. Um método inclui a colocação de um microcateter no interior do aneurisma seguida pela inflação de um balão na extensão do colo antes da aplicação das molas, impedindo o prolapso para o vaso original até que estejam compactadas e tenham pouca probabilidade de migrar. A embolização com molas auxiliada por *stent* envolve a aplicação de um *stent* metálico no colo seguida por cateterização do aneurisma pelos interstícios do *stent* antes da aplicação das molas, efetivamente aprisionando as molas no interior do aneurisma.

Stents para diversão do fluxo também podem ser usados sem embolização com molas; esses dispositivos apresentam maior área superficial e menor porosidade, o que direciona o sangue através do *stent* e para longe do saco aneurismático. Em algumas situações, um *stent* totalmente revestido pode ser aplicado no colo do aneurisma. Contudo, stents revestidos de tamanho apropriado necessários para o tratamento de aneurismas cerebrais nem sempre estão disponíveis. Independentemente da técnica, os aneurismas tratados devem ser observados com imagem de acompanhamento para confirmar oclusão e excluir uma recanalização decorrente da compactação das molas ou de tratamento incompleto.

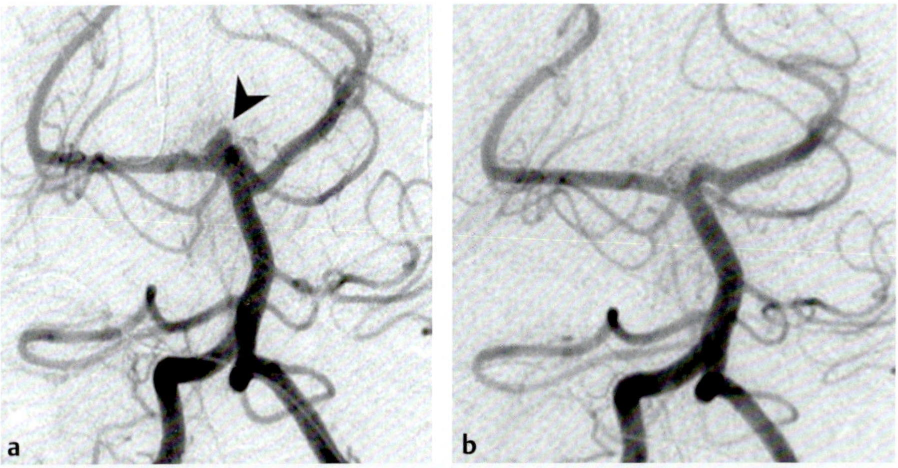

Fig. 12.4 Imagem de DSA na projeção anteroposterior demonstrando uma angiografia da artéria vertebral direita. Um aneurisma é visível no ápice basilar **(a)** antes e **(b)** após oclusão com molas. (Imagens fornecidas por cortesia do Dr. Joseph J. Gemmete, MD, University of Michigan Health System.)

Como resultado desse estudo, as diretrizes atualmente recomendam uma abordagem endovascular preferencialmente à clipagem em pacientes que sejam candidatos. As exceções são aneurismas de colo largo ou gigantes, cujo tratamento pode ser muito difícil usando embolização endovascular com molas.

Manejo de Aneurismas Cerebrais Não Rompidos

Para aneurismas cerebrais não rompidos, detectados incidentalmente ou em estudos de triagem, a estratégia terapêutica é menos estabelecida. As opções terapêuticas incluem tratamento conservador, tratamento endovascular (molas +/− *stent*) e clipagem cirúrgica.

A decisão de quando e como intervir depende: (1) do tamanho e da localização do aneurisma; (2) da idade do paciente e (3) dos fatores de risco para ruptura. Esses fatores incluem história pessoal e familiar de ruptura, presença de sacos derivados, hipertensão pouco controlada e estado de tabagismo.

Vários estudos importantes ajudaram a criar as diretrizes atuais para o aneurisma cerebral não rompido. O primeiro Estudo Internacional de Aneurismas Intracranianos Não Rompidos (International Study of Unruptured Intracranial Aneurysms, ISUIA), em 1998, concluiu que pacientes sem história prévia de SAH que apresentarem um aneurisma cerebral não rompido na circulação anterior de menos de 7 mm não requerem tratamento. Um segundo estudo ISUIA, publicado em 2003, basicamente confirmou os achados do primeiro, concluindo que um aneurisma de maior tamanho (> 7 mm) constituía um fator de risco claro para ruptura. Os autores também constataram que pacientes com aneurismas da artéria cerebral média (MCA) ou da artéria cerebral anterior (ACA) apresentaram melhores resultados após clipagem cirúrgica em comparação com embolização endovascular com molas. Contudo, isso deve ser recebido com algum grau de ceticismo, uma vez que a tecnologia endovascular melhorou muito desde então.

As seguintes diretrizes gerais podem ser usadas para determinar a estratégia terapêutica para aneurismas não rompidos, embora os padrões de prática atual provavelmente sejam diferentes, com base na preferência do médico (▶ **Fig. 12.5**). Para aneurismas *menores que 7 mm*, o tratamento conservador é preferível. Isso inclui controle da pressão arterial, abandono de tabagismo e exames de CTA/MRA seriados realizados com intervalos de alguns anos para acompanhar o crescimento. A intervenção pode ser considerada para lesões menores que 7 mm em casos individuais, na presença de múltiplos fatores de risco.

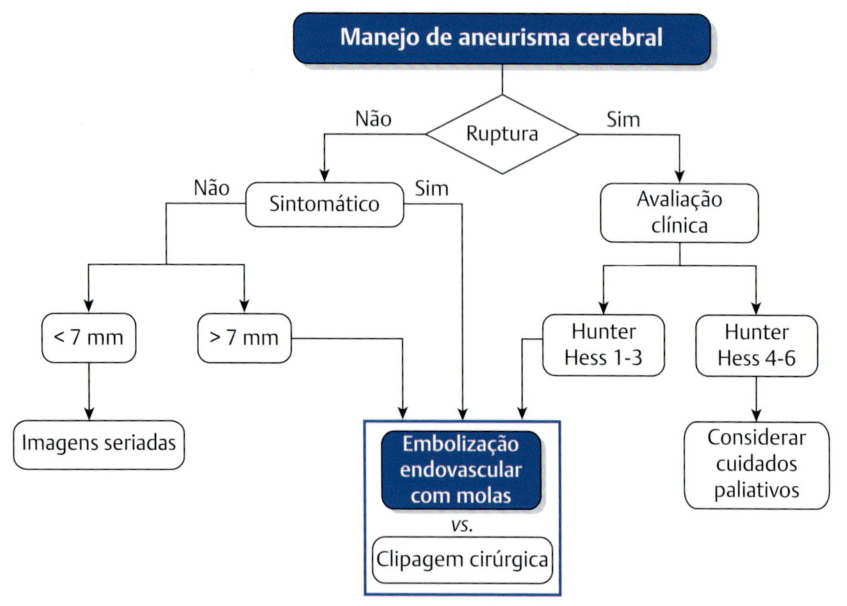

Fig. 12.5 Algoritmo simplificado para o manejo de aneurismas cerebrais.

Para aneurismas *maiores que 7 mm*, a intervenção deve ser considerada. Pacientes mais velhos e aqueles com comorbidades significativas podem ter melhores resultados com o tratamento conservador, embora seja mais adequado tratar qualquer aneurisma maior que 10 mm.

12.4 Malformações Arteriovenosas Cerebrais

Uma **malformação arteriovenosa (AVM)** é um emaranhado anormal de vasos sanguíneos em que artérias e veias se conectam sem um leito capilar intercalado normal (▸ **Fig. 12.6**). Esse emaranhado é chamado de ninho (*nidus*). Quando o sangue flui das artérias para as veias de drenagem, as pressões mais altas podem fazer com que os vasos sofram dilatação e fiquem tortuosos. Essa hemodinâmica anormal provoca o enfraquecimento das paredes dos vasos, levando à formação de aneurisma e à ruptura. Como ocorre com os aneurismas cerebrais, o risco de ruptura é uma preocupação central nas AVMs. Por esse motivo, a abordagem e o tratamento são muito semelhantes, embora existam algumas diferenças importantes.

As AVMs cerebrais são congênitas, refletindo uma falha na formação de capilares durante o início da embriogênese, e também, em geral, esporádicas. Também podem se desenvolver em síndromes hereditárias raras, como a telangiectasia hemorrágica hereditária (também conhecida como síndrome de Osler-Weber-Rendu) e na síndrome de Sturge-Weber. As AVMs podem ser diagnosticadas na infância ou na vida adulta.

As rupturas de AVM podem ser catastróficas e, não raramente, fatais. Esses pacientes apresentam sintomas típicos de SAH (embora o sangramento possa ser, na verdade, intraparenquimatoso). Às vezes, a apresentação é menos dramática, quando há vazamentos de sangue da AVM em vez de rupturas. A presença de AVM pode servir como foco epileptogênico e produzir convulsões. Qualquer uma dessas apresentações pode levar a uma avaliação subsequente por MRI encefálica e confirmação do diagnóstico. Na maioria das vezes, porém, AVMs cerebrais não causam nenhum sintoma direto. Em alguns casos, pacientes assintomáticos podem ser detectados incidentalmente em exames de imagem neurológicos por um motivo não relacionado (trauma, cefaleia etc.).

Embora CTA e MRA, muitas vezes, possam sugerir a presença de AVM, o padrão ouro para avaliação é a angiografia, que permite ao médico caracterizar as artérias de suprimento, as veias de drenagem e o próprio ninho. A angiografia costuma estar reservada para o planejamento terapêutico.

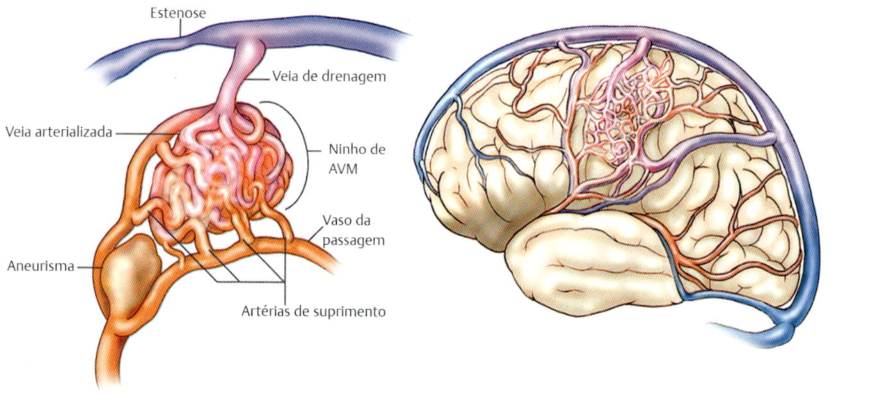

Fig. 12.6 Malformação arteriovenosa demonstrando um ninho ao longo do suprimento arterial e veias de drenagem; observe o aneurisma cerebral proximal. (Fonte: Patient and Lesion Selection. In: Bendok B, Naidech A, Walker M et al., eds. Hemorrhagic and Ischemic Stroke. Medical, Imaging, Surgical and Interventional Approaches. 1st Edition. Thieme; 2011.)

Manejo de um Paciente com Malformação Arteriovenosa

As estratégias terapêuticas para AVMs cerebrais diferem entre pacientes que já tenham apresentado um sangramento e aqueles nos quais o diagnóstico foi incidental. As AVMs rompidas acarretam alto risco de novo sangramento e quase sempre devem ser tratadas.

O risco de sangramento em uma AVM que nunca sangrou antes é menor, na faixa de 1% ao ano. Em geral, a decisão sobre qual paciente assintomático deve ser tratado é uma questão de ponderar o risco de um futuro sangramento em relação ao risco da intervenção. Em pacientes mais velhos, o risco da conduta conservadora pode ser considerado baixo o suficiente para que o tratamento seja considerado desnecessário. Por outro lado, pacientes mais jovens teriam um período de vida mais longo para a ocorrência de um sangramento e, portanto, com mais frequência devem ser submetidos ao tratamento profilático.

Foi demonstrado que AVMs menores têm *maior* taxa de sangramento que as maiores (em oposição a um aneurisma cerebral típico). Uma localização mais profunda no encéfalo acarreta maior risco de sangramento, porém o risco cirúrgico associado também é maior nesses casos. O risco do tratamento também leva em conta a localização da AVM em relação aos centros encefálicos com função crítica, referidos como áreas "eloquentes". A **escala de Spetzler Martin** é uma ferramenta de classificação usada para ajudar a ponderar o risco de um futuro sangramento em relação ao risco de tratamento.

O tratamento de AVMs cerebrais é um caso de tudo ou nada. A ressecção cirúrgica permite a cura imediata. O tratamento parcial com redução do tamanho da AVM não diminui o risco de sangramento e, na verdade, pode aumentá-lo. A embolização endovascular não é usada de modo primário, e sim de forma adjunta para induzir a redução da AVM no pré-operatório, tornando a cirurgia mais segura em um momento posterior (**Boxe de Procedimento 12.4**). Muitas vezes, múltiplas embolizações são repetidas para atingir essa meta antes da ressecção.

Para AVMs que não sejam ressecáveis em virtude da localização, ou que apresentem alto risco por outros motivos, a radiocirurgia orientada por estereotaxia é a melhor opção de tratamento seguinte. A radioterapia induz fibrose da AVM, que por sua vez reduz o risco de ruptura. O processo de fibrose é lento, algumas vezes demorando anos, por isso um risco de sangramento ainda persiste durante esse período de latência. A radiocirurgia tende a ser mais efetiva em AVMs menores que nas maiores.

Boxe de Procedimento 12.4: Tratamento Endovascular de AVMs Cerebrais

As AVMs cerebrais, muitas vezes, são complexas, com múltiplas artérias de suprimento e veias de drenagem. Infelizmente, a embolização com molas das artérias de suprimento tem pouca probabilidade de provocar a erradicação efetiva de AVM, uma vez que artérias menores não vistas anteriormente ou muito pequenas para tratar sofrerão hipertrofia e continuarão a alimentar a malformação. Portanto, o tratamento do ninho é essencial para o sucesso.

Após obter acesso arterial e realizar uma angiografia cerebral, um microcateter é levado sob orientação de imagem até uma artéria que supre a AVM, em proximidade ao ninho. Uma angiografia de subtração digital com amplificação é realizada para avaliar os vasos de alimentação e drenagem, as velocidades de fluxo e as áreas de *shunt* venoso importante. Após confirmação de que o vaso segue diretamente para a AVM, a embolização da AVM é realizada com etileno-álcool vinílico (EVOH) Onyx (ev3, Irvine, CA) ou cola de *n*-butil cianoacrilato (nBCA) (Codman Neurovascular, Raynham, MA). O objetivo é ocluir o ninho da AVM. Uma consideração cuidadosa das características do agente embólico é personalizada de acordo com o tamanho do vaso e as velocidades de fluxo, de modo que o agente embólico fique aprisionado antes de ser eliminado para as veias de drenagem.

Os principais riscos deste procedimento incluem embolização de uma artéria próxima não visada (que pode suprir o encéfalo ou outras estruturas de cabeça e pescoço) ou da circulação venosa, eventualmente terminando nas artérias pulmonares. Além de obstruir o fluxo nos vasos e no ninho, esses agentes estimulam uma reação inflamatória intravascular que precipita fibrose vascular e oclusão durável da AVM.

12.5 Sangramentos de Cabeça e Pescoço

Sangramentos de cabeça e pescoço ocorrem, na maioria das vezes, em decorrência de um trauma ou uma malignidade. A ICA e as artérias vertebrais suprem o encéfalo, enquanto a artéria carótida externa (ECA) supre os tecidos da face, do pescoço, couro cabeludo e das órbitas. As técnicas endovasculares podem ser usadas para tratar vários sangramentos associados às artérias carótida, e os mais importantes que devem ser conhecidos são epistaxe e a ruptura da artéria carótida.

Uma **epistaxe** pode ocorrer anteriormente, a partir do plexo de Kiesselbach (uma anastomose da ICA/ECA), ou posteriormente, a partir de ramos das artérias facial ou maxilar (ambas são ramos ECA). Um trauma (p. ex., ao cutucar o nariz) é a causa mais comum de epistaxe. Uma erosão da mucosa decorrente de infecção ou clima seco, coagulopatia e tumores locais podem aumentar o risco de epistaxe.

A epistaxe geralmente pode ser tratada de modo conservador. O tratamento começa com o pinçamento do nariz e o tamponamento dos pequenos vasos. Isso é especialmente eficaz em sangramentos anteriores, de fácil acesso. Se o sangramento persistir apesar da pressão manual, a cauterização com nitrato de prata ou eletrocautério é indicada. Se hemostasia ainda não for obtida, a aplicação de compressas nasais pode ser realizada. Apenas após a falha de uma compressa nasal, são consideradas as intervenções invasivas. Embora nem sempre seja o caso, sangramentos originados da cavidade nasal posterior requerem o escalonamento do tratamento para intervenções invasivas com mais frequência.

Uma opção é a ligadura cirúrgica do ramo da ECA responsável pelo quadro. Esse foi o tratamento definitivo durante muitos anos. A radiologia intervencionista pode obter o mesmo efeito por meio da embolização endovascular, sendo que a artéria esfenopalatina (ramo da artéria maxilar) é um alvo comum. A embolização tem sucesso para deter o sangramento na maioria dos casos.

Deve-se ter cuidado durante a embolização para garantir que apenas o ramo pretendido da ECA seja embolizado. A ECA apresenta várias conexões anastomóticas com as artérias carótida interna e vertebrais, muitas das quais não são visualizadas com clareza durante a angiografia. Os nervos cranianos também correm risco. Mesmo uma pequena quantidade de embolização não pretendida pode ter consequências funestas.

A **síndrome de ruptura da carótida (CBS)** representa um possível problema de emergência que afeta pacientes com câncer de cabeça e pescoço tratados por cirurgia e radioterapia. A radiação no pescoço pode provocar fibrose da adventícia na artéria carótida comum e seus ramos, enfraquecendo a parede do vaso. Além disso, alterações pós-cirúrgicas podem produzir necrose de retalho ou fístulas mucocutâneas acima dos vasos. Em alguns casos, a invasão direta de um tumor no vaso também pode ser o fator desencadeante. O resultado final é uma predisposição à ruptura da artéria carótida, que pode acontecer anos ou até mesmo décadas após o tratamento. Um estudo de Maran *et al.*, que costuma ser citado, encontrou uma incidência geral de CBS de, aproximadamente, 4% entre todos os pacientes submetidos à dissecção de pescoço radical.

A CBS é classificada em três tipos de acordo com a gravidade. O Tipo I, "ameaça", ocorre antes da hemorragia, quando existem sinais no exame ou em imagens que indiquem uma probabilidade de ruptura. O Tipo II, "iminente", é observado quando ocorre hemorragia, mas ela é detida por si só ou com aplicação de compressas. Esse evento é considerado como um sinal de advertência de que um sangramento mais grave é iminente. O Tipo III, "ruptura aguda da carótida", é definido por hemorragia maciça que não para após a aplicação de compressas.

A suspeita de um diagnóstico de CBS aguda é levantado quando um paciente com câncer de cabeça e pescoço comparece ao pronto-socorro com um sangramento profundo em orofaringe ou, algumas vezes, uma ferida sobre o pescoço. Quando houver sangramento rápido na boca, pode ser difícil diferenciar CBS de um sangramento GI alto, especialmente se o paciente tiver história de sangramento GI ou fatores de risco. Em qualquer caso, a primeira etapa é garantir as vias aéreas e a ressuscitação.

Se for determinado que uma ruptura aguda da carótida é mais provável com base na história e no exame, a boca deve ser preenchida por compressas, e um neurorradiologista intervencionista deve ser consultado. A angiografia é o padrão-ouro para confirmar o diagnóstico de CBS de tipos II e III e permite o tratamento, quando apropriado. Pacientes que apresentam ameaça de CBS e alguns pacientes de tipo II que estejam estáveis serão submetidos à CTA em vez de à angiografia. A CTA pode identificar um pseudoaneurisma e. algumas vezes. extravasamento ativo de contraste.

O tratamento cirúrgico da CBS foi abandonado em razão da alta mortalidade e da taxa significativa de dano neurológico pós-procedimento. Além disso, alterações pós-procedimento no pescoço predispõem a uma cicatrização insatisfatória após a cirurgia. A cirurgia é reservada aos casos em que o tratamento endovascular não esteja disponível ou não tenha sucesso.

O tratamento padrão-ouro para CBS aguda ou iminente é o tratamento endovascular com oclusão por molas ou balão destacável ou aplicação de enxerto de *stent*. A oclusão da artéria carótida pode ser realizada sem sequelas neurológicas, desde que o círculo de Willis esteja patente e a carótida contralateral também não tenha sido afetada. Em casos sem emergência, pode ser feito um teste de oclusão por balão, deixando-se um balão inflado e realizando um exame neurológico para garantir que não ocorram déficits. Se o paciente não apresentar problemas após 30 minutos de oclusão por balão, é seguro ocluir permanentemente o vaso. Teoricamente, o uso de enxertos de *stent* acarreta menor risco de agressão neurológica, mas existem alguns relatos de hemorragia recorrente, resultantes de uma cobertura inadequada da extensão total da artéria em risco.

Atualmente, não há muitos dados comparando a oclusão com enxerto para CBS. Alguns autores preconizam o uso de oclusão para casos não emergentes, quando houver tempo para realizar um teste de oclusão por balão precedente. A inserção de um *stent* pode ser mais apropriada quando não houver sucesso no teste de oclusão por balão, ou em casos de emergência, em que este não puder ser realizado.

Outro ponto que se deve ter em mente é que muitos pacientes apresentam doença em estágio terminal. Sempre que possível, uma discussão com familiares sobre os cuidados também deve ser iniciada antes de se tentar uma intervenção.

Outra indicação para embolização de cabeça/pescoço é a desvascularização pré-operatória de tumores de cabeça e pescoço, que pode limitar a perda sanguínea durante a ressecção. Estudos mostraram que a embolização pré-operatória diminui o número de transfusões, o tempo cirúrgico, a exposição cirúrgica e as complicações perioperatórias.

12.6 Fraturas por Compressão do Corpo Vertebral

As **fraturas por compressão do corpo vertebral** são uma causa relativamente comum de dor nas costas debilitante aguda em idosos. Geralmente, são uma consequência de osteoporose ou doença metastática subjacente. As fraturas osteoporóticas nem sempre são precedidas por trauma. Uma dor focal nas costas costuma ser o sintoma de apresentação, mas não é raro que sejam descobertas incidentalmente. As fraturas dolorosas variam de leves a incapacitantes, e os sintomas podem se desenvolver semanas, meses ou até mesmo anos após a fratura inicial. Ao exame, geralmente existe sensibilidade focal à palpação na linha média, acima dos processos espinhosos da vértebra afetada.

As fraturas por compressão do corpo vertebral são definidas por perda de altura do corpo vertebral maior ou igual a 15%. Corpos vertebrais adjacentes podem ser usados para uma comparação grosseira. A localização mais comum ocorre aos níveis de T9 a L2. Nas radiografias, o aspecto pode assumir a forma de fratura em cunha, deformidade bicôncava, irregularidade da placa terminal ou colapso completo. Fraturas complexas com retropulsão de fragmentos ósseos ou formação de hematoma epidural podem provocar um déficit neurológico.

Radiografias simples da coluna, em geral, são suficientes para estabelecer o diagnóstico, particularmente nos níveis torácicos mais baixos e lombares. CT e MRI podem fornecer uma avaliação mais abrangente da anatomia e do grau de compressão, além de avaliar o comprometimento do canal vertebral. A MRI também é mais sensível para diferenciar fraturas por compressão aguda e crônicas.

Na ausência de sintomas neurológicos, uma tentativa de medicamentos contra a dor, modificação da atividade e suporte deve constituir a estratégia inicial. O tratamento clínico começa com NSAIDs ou paracetamol e é escalonado para opioides apenas quando necessário. Os pacientes podem ser encaminhados para intervenção no momento do diagnóstico ou, na maioria das vezes, após insucesso da conduta conservadora.

A cirurgia está indicada se houver instabilidade da coluna vertebral ou compressão do nervo/medula com déficit neurológico. A correção cirúrgica tende a não representar uma opção ideal, em razão da densidade óssea geralmente insatisfatória em pacientes com osteoporose ou infiltração tumoral.

A ampliação vertebral percutânea consiste na inserção de cimento ou molas no corpo vertebral fraturado. A ampliação do corpo vertebral está indicada quando a dor é pouco controlada após uma tentativa de conduta conservadora por, no mínimo, duas semanas. O objetivo do procedimento é o alívio sintomático, mas ele também pode ajudar a estabilizar a coluna e reduzir o risco de progressão da fratura.

As duas principais técnicas são a **vertebroplastia** e a **cifoplastia** (**Boxe de Procedimento 12.5**). Ambas envolvem a injeção de cimento, porém a cifoplastia conta com uma etapa adicional de aplicação de um balão de alta pressão no interior do corpo vertebral, criando um vácuo, com injeção do cimento de modo controlado (▶ **Fig. 12.7**). Teoricamente, a etapa adicional da cifoplastia reduz a cifose causada pela fratura, e a injeção de cimento com pressão mais baixa reduz o risco de extravasamento do cimento.

Nem sempre está claro qual das duas é a melhor abordagem, portanto é importante apenas compreender a diferença entre as duas. Uma terceira adição, relativamente recente, que talvez já tenha sido mencionada, é o chamado **sistema KIVA,** que mostrou algumas vantagens sobre a cifoplastia em pesquisas. Quando o sistema Kiva é usado, menos cimento é necessário, e o corpo vertebral tratado apresenta propriedades biomecânicas mais semelhantes às do osso natural. Estudos anteriores demonstraram que essa técnica tem menor probabilidade de provocar o desenvolvimento de novas fraturas por compressão adjacentes.

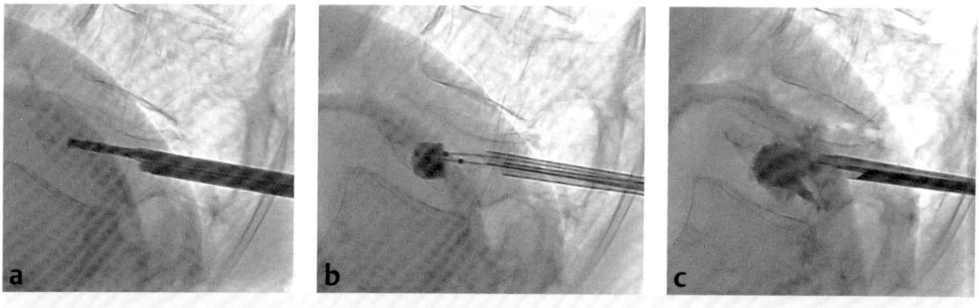

Fig. 12.7 (a) Procedimento de cifoplastia com acesso por agulha no terço anterior do corpo vertebral. **(b)** O tampão ósseo é inflado para criar um vácuo no corpo vertebral, permitindo a **(c)** injeção de cimento na cavidade com menor pressão.

Boxe de Procedimento 12.5: Vertebroplastia Percutânea, Cifoplastia

A **vertebroplastia percutânea** começa com a colocação do paciente em posição prona (ideal) ou em posição de decúbito lateral. O corpo vertebral é localizado por *fluoroscopia biplanar* (que fornece imagens fluoroscópicas anteroposteriores e laterais simultâneas). Uma agulha apropriada é selecionada; as opções variam de calibre 11 no segmento lombar a calibre 13 ou 15 no segmento torácico. A abordagem mais comum é a transpedicular; a agulha é avançada pelo pedículo até o corpo vertebral, evitando as estruturas paravertebrais e o canal vertebral. É essencial evitar a entrada da agulha no canal vertebral, que acarreta o risco de lesão neurológica. Um dos detectores é posicionado para examinar o pedículo, com o objetivo de confirmar se a agulha não está violando o córtex pedicular, enquanto o outro é posicionado lateralmente, para monitorar o progresso anterior da agulha. A agulha é avançada até o terço anterior do corpo vertebral, e o cimento é injetado com monitoramento fluoroscópico contínuo, parando apenas quando o cimento atingir o terço posterior do corpo. O objetivo é distribuir o cimento de modo homogêneo e proporcionar estabilização do corpo vertebral, ao mesmo tempo evitando a extrusão do cimento para o espaço paravertebral ou o canal vertebral.

A **cifoplastia** é realizada de modo semelhante à vertebroplastia, com uma etapa adicional de criação de vácuo no interior do corpo vertebral anterior, empregando-se um molde ósseo inflável (IBT) através de uma agulha de introdução. Um insuflador para balão de cifoplastia especializado (que requer pressões muito altas) é empregado para inflar o balão. Quando a inflação do balão for realizada, o balão é removido, e o cimento, injetado no vácuo. A cifoplastia geralmente é realizada por abordagem transpedicular bilateral.

O **sistema KIVA** emprega uma agulha de calibre 6, que é avançada até o terço anterior do corpo vertebral. Argolas de molas de nitinol são aplicadas no corpo vertebral (exibindo a mesma função de um fio-guia). Um anel de mola plástica é avançado sobre a mola de nitinol. O cimento pode, então, ser injetado pelos anéis das molas plásticas (▶ **Fig. 12.8**), com o preenchimento ocorrendo apenas no *interior* dos anéis das molas plásticas.

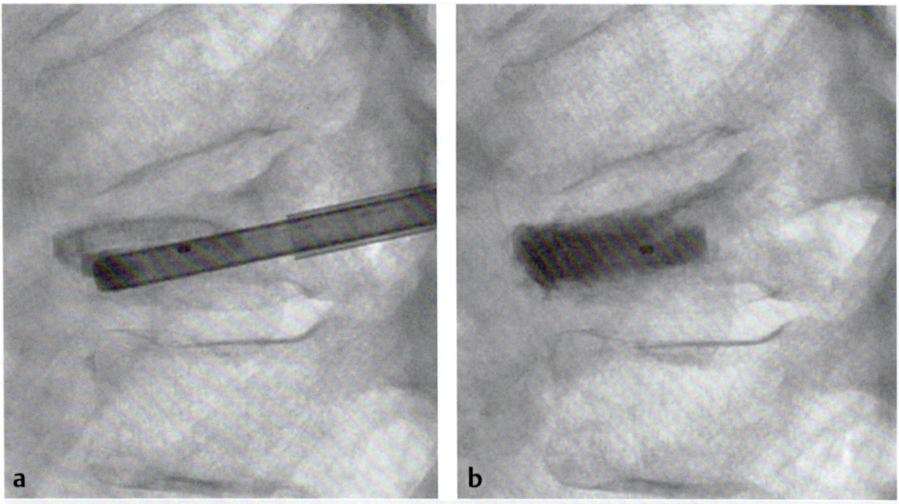

Fig. 12.8 (a) Imagens de fluoroscopia *spot* lateral mostra duas molas do sistema KIVA no interior do corpo vertebral de T7. **(b)** Foi injetado cimento, que pode ser visto no interior dos anéis da mola. O sistema KIVA permite uma injeção mais controlada do cimento. (Imagens fornecidas por cortesia do Dr. Joseph J. Gemmete, MD, University of Michigan Health System.)

Leituras Sugeridas

[1] Barnett HJM, Taylor DW, Haynes RB, et al. North American Symptomatic Carotid Endarterectomy Trial Collaborators. Beneficial effect of carotid endarterectomy in symptomatic patients with high-grade carotid stenosis. N Engl J Med. 1991; 325(7):445–453

[2] Berkhemer OA, Fransen PS, Beumer D, et al. MR CLEAN Investigators. A randomized trial of intraarterial treatment for acute ischemic stroke. N Engl J Med. 2015; 372(1):11–20

[3] Brott TG, Hobson RW II, Howard G, et al. CREST Investigators. Stenting versus endarterectomy for treatment of carotid-artery stenosis. N Engl J Med. 2010; 363(1):11–23

[4] Clark W, Bird P, Gonski P, et al. Safety and efficacy of vertebroplasty for acute painful osteoporotic fractures (VAPOUR): a multicentre, randomised, double-blind, placebo-controlled trial. Lancet. 2016;388(10052):1408–1416

[5] Connors JM, Jurczak W, Straus DJ, et al. ECHELON-1 Study Group. Brentuximab vedotin with chemotherapy for Stage III or IV Hodgkin's lymphoma. N Engl J Med. 2018; 378(4):331–344

[6] International Study of Unruptured Intracranial Aneurysms Investigators. Unruptured intracranial aneurysms—risk of rupture and risks of surgical intervention. N Engl J Med. 1998; 339(24):1725–1733

[7] Mohr JP, Parides MK, Stapf C, et al. international ARUBA investigators. Medical management with or without interventional therapy for unruptured brain arteriovenous malformations (ARUBA): a multicentre, non-blinded, randomised trial. Lancet. 2014; 383(9917):614–621

[8] Molyneux AJ, Kerr RS, Yu LM, et al. International Subarachnoid Aneurysm Trial (ISAT) Collaborative Group. International subarachnoid aneurysm trial (ISAT) of neurosurgical clipping versus endovascular coiling in 2143 patients with ruptured intracranial aneurysms: a randomised comparison of effects on survival, dependency, seizures, rebleeding, subgroups, and aneurysm occlusion. Lancet. 2005;366(9488):809–817

[9] National Institute of Neurological Disorders and Stroke rt-PA Stroke Study Group. Tissue plasminogen activator for acute ischemic stroke. N Engl J Med. 1995; 333(24):1581–1587

[10] Nogueira RG, Jadhav AP, Haussen DC, et al. DAWN Trial Investigators. Thrombectomy 6 to 24 hours after stroke with a mismatch between deficit and infarct. N Engl J Med. 2018; 378(1):11–21

[11] Valavanis A. Preoperative embolization of the head and neck: indications, patient selection, goals, and precautions. AJNR Am J Neuroradiol. 1986; 7(5):943–952

[12] Van Meirhaeghe J, Bastian L, Boonen S, Ranstam J, Tillman JB, Wardlaw D. FREE investigators. A randomized trial of balloon kyphoplasty and nonsurgical management for treating acute vertebral compression fractures: vertebral body kyphosis correction and surgical parameters. Spine. 2013;38(12):971–983

13 Radiologia Intervencionista Pediátrica

Rajat Chand ▪ Victor Nicholas Becerra ▪ Nicholas Zerona ▪ Ashley Altman ▪ James K. Park

Em termos gerais, o tratamento de radiologia intervencionista usado em adultos pode ser aplicado à maior parte das patologias observadas na população pediátrica. Contudo, existem algumas diferenças quanto ao envolvimento mais extenso da equipe anestésica, à maior atenção à minimização de exposição à radiação e à importância de uma abordagem multidisciplinar no tratamento de pacientes pediátricos.

Procedimentos que geralmente exigiriam sedação mínima ou anestesia local em adultos, muitas vezes, requerem sedação profunda ou anestesia geral para pacientes pediátricos. Recém-nascidos e lactentes, em geral, podem ser submetidos a procedimentos como punção lombar ou inserção periférica de um cateter central (PICC) com o uso de sacarose oral para analgesia leve. Técnicas de distração (brinquedos, música etc.) podem ser fornecidas por especialistas em *child life* durante o procedimento. Crianças mais velhas, por outro lado, podem exigir sedação ou anestesia geral, mesmo em procedimentos menores. O estágio do desenvolvimento da criança também deve ser considerado ao se planejar o procedimento. Desse modo, o envolvimento dos anestesistas é muito maior na radiologia intervencionista pediátrica que na radiologia intervencionista em adultos.

13.1 Anomalias Vasculares

Existem dois tipos de anomalias vasculares: *tumores* vasculares e *malformações* vasculares (▸**Tabela 13.1**). O tipo mais comum de tumor vascular no mundo pediátrico é o **hemangioma infantil** benigno. Os hemangiomas infantis aparecem no primeiro ano de vida, geralmente na pele, no fígado ou no interior do trato GI. A maioria dos hemangiomas infantis prolifera nos primeiros anos de vida e, então, apresenta regressão.

Os hemangiomas infantis, em geral, não causam problemas e são tratados clinicamente com β-bloqueadores. Raramente, a radiologia intervencionista tem um papel no tratamento de tumores vasculares e, em geral, é envolvida apenas quando o hemangioma provoca um *shunt* vascular grande. Se for grande o suficiente (tipicamente um hemangioma hepático), o *shunt* pode provocar uma insuficiência cardíaca de alto débito. Outra indicação para intervenção ocorre se o hemangioma estiver em uma localização sensível, próximo às vias aéreas, olhos etc.

Em contraste, malformações vasculares são uma fonte de encaminhamentos relativamente muito mais comuns para a radiologia intervencionista pediátrica. Malformações vasculares são decorrentes de erros na morfogênese vascular em vez de proliferação das células endoteliais. As malformações vasculares são classificadas como lesões de *baixo fluxo* ou *alto fluxo*, referindo-se à movimentação do sangue pela malformação. Do ponto de vista da radiologia intervencionista, é interessante manter essa organização na cabeça, uma vez que ela reflete uma diferença importante no modo como esses tipos de malformações são tratados.

Tabela 13.1 Anomalias vasculares encontradas em crianças

Tumores vasculares	Malformações vasculares
Hemangiomas infantis	Malformações de alto fluxo: 1. Malformações arteriovenosas 2. Fístulas arteriovenosas
Hemangiomas capilares	Malformações de baixo fluxo: 1. Malformações venosas 2. Malformações linfáticas

Malformações Vasculares de Baixo Fluxo

Malformações de baixo fluxo incluem malformações capilares, venosas e linfáticas. Embora as malformações capilares geralmente sejam tratadas por dermatologistas e cirurgiões plásticos, as malformações venosas e linfáticas são atendidas pela radiologia intervencionista pediátrica.

As **malformações venosas (VMs)** são as malformações vasculares mais comuns. Elas podem ocorrer em qualquer parte do corpo, mas, na maioria das vezes, na cabeça/pescoço ou extremidades. VMs têm origem em uma deficiência das células de musculatura lisa que revestem as paredes dos vasos, o que consequentemente causa dilatação da veia, formando lagos vasculares. As malformações estão presentes ao nascimento, mas tipicamente não são detectadas até seu crescimento (em geral, durante a puberdade).

Uma VM pode se manifestar de vários modos. Quando for suficientemente grande, o paciente ou um dos pais pode ver a lesão abaixo da pele. VMs superficiais parecem massas macias azuladas e, algumas vezes, sangram. Tendem a não ser tão bem circunscritas quanto os tumores vasculares. VMs mais profundas nos compartimentos intramusculares, intraósseos ou mesmo intracranianos podem não ser visíveis diretamente. Quando essas malformações mais profundas crescem, podem provocar dor e edema. Também existe uma predisposição à formação de trombo, uma vez que o sangue pode ficar estagnado no interior das VMs.

As **malformações linfáticas (LMs),** por outro lado, costumam ser detectadas ao nascimento como massas macias e compressíveis nas áreas de cabeça/pescoço ou, algumas vezes, nos membros. O tipo mais comum de LM consiste em uma coleção cística de linfa causada pela obstrução dos canais linfáticos. A evolução natural das malformações linfáticas consiste em expansão e contração. A expansão geralmente é o resultado de alguns estímulos (sangramento ou infecção da lesão), enquanto a contração pode ocorrer espontaneamente, quando a linfa é drenada para fora da lesão.

O diagnóstico de malformações de baixo fluxo é predominantemente clínico. O exame físico de um paciente que apresenta os sintomas descritos anteriormente costuma ser suficiente para estabelecer o diagnóstico nas mãos de um médico experiente. Os principais achados de exame podem diferenciar VM de LM. Quando VMs são comprimidas e liberadas, voltam a ser preenchidas com sangue rapidamente. Também tendem a aumentar, se a parte do corpo envolvida for colocada em uma posição dependente. A diferenciação entre elas nem sempre é nítida, uma vez que algumas malformações apresentam os componentes dos dois tipos.

Exames de imagem são realizados quando o diagnóstico exigir confirmação ou para planejamento terapêutico. As características da imagem, às vezes, podem ajudar a diferenciar VMs de LMs. A tendência para a formação de trombo em VMs, algumas vezes, leva à formação de flebólitos intralesionais, que podem representar uma indicação em radiografias simples ou estudos transversais. O ultrassom de uma malformação venosa, na maioria das vezes, exibe uma massa compressível heterogênea, mas principalmente hipoecoica, com pouco ou nenhum fluxo no Doppler. Malformações linfáticas são semelhantes, mas podem ser uniloculares e apresentar septações internas. A MR é necessária para delinear com clareza a extensão do envolvimento tecidual em VMs e LMs e é realizada após um ultrassom inicial (▶ **Fig. 13.1**). Uma malformação venosa aparecerá na MRI como canais vasculares císticos hiperintensos nas imagens com ponderação em T2. LMs que tiveram hemorragia prévia podem exibir um nível líquido. MRA ou angiografia convencional, na maioria dos casos, parecem relativamente normais nas malformações de baixo fluxo, por isso não são muito úteis para o diagnóstico. Uma punção direta e a administração de contraste definirão a lesão durante o tratamento por radiologia intervencionista.

Malformações linfáticas e venosas podem se tornar problemáticas em virtude da localização. Podem ser esteticamente desagradáveis quando superficiais ou comprimir estruturas vitais próximas. Cada caso também tem suas complicações específicas. Malformações linfáticas acarretam o risco de infecção, enquanto malformações venosas são propensas a trombose e tornam-se dolorosas. Qualquer um desses problemas é considerado como indicação para o tratamento.

Uma vez que as malformações vasculares são relativamente raras, a maioria dos casos será enviada a um centro de encaminhamento regional e abordada por uma equipe multidisciplinar para determinar um plano terapêutico. Geralmente, este inclui pediatria, cirurgia plástica, ortopedia e radiologia intervencionista. Não raramente, encaminhamentos para o tratamento de malformação vascular chegam com um diagnóstico incorreto; portanto, a primeira etapa consiste em revisar os estudos externos para confirmar a identidade da lesão e determinar se existe uma indicação para tratamento. Medidas conservadoras e tranquilização são razoáveis para muitos desses pacientes.

Malformações de baixo fluxo que exijam intervenção podem ser tratadas por cirurgia, escleroterapia em radiologia intervencionista ou uma combinação das duas. O conceito básico por trás da escleroterapia para malformações de baixo fluxo consiste na injeção de uma substância irritante na malformação (▶ **Fig. 13.2**). Isso causa lesão das células endoteliais, induzindo fibrose e involução. O procedimento é orientado por ultrassom, orientado por fluoroscopia ou orientado por CT, ocasionalmente. Para VMs, o agente esclerosante usado é etanol ou tetradecil sulfato de sódio (STS).

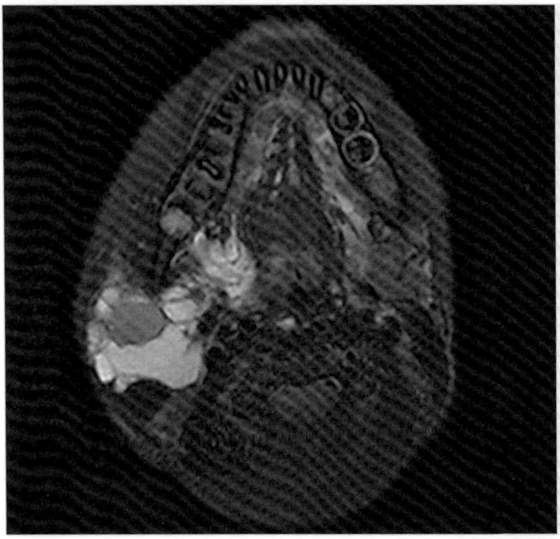

Fig. 13.1 Imagem de ressonância magnética com ponderação em T2 da cabeça mostrando malformação linfática (a coleção linfática é brilhante em T2) na área mandibular direita.

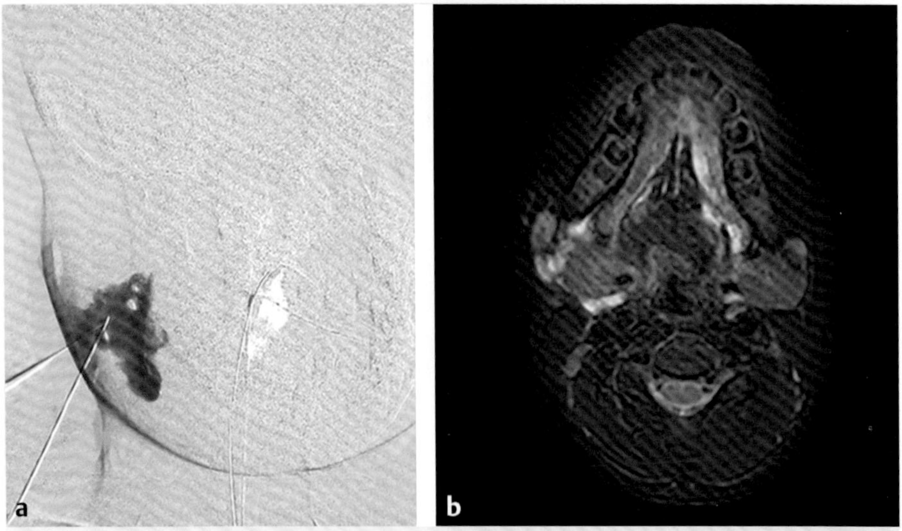

Fig. 13.2 (a) A imagem fluoroscópica mostra acesso por agulha e injeção de contraste na malformação linfática mandibular direita (mesmo paciente da ▶ **Fig. 13.1**). A injeção subsequente de um esclerosante, bleomicina, produziu fibrose e, eventualmente, **(b)** regressão da malformação.

O etanol é o mais eficaz dos dois, mas está associado a piores efeitos colaterais e é relativamente mais doloroso em pacientes com sedação consciente. Os mesmos agentes podem ser usados para LMs, assim como esclerosante à base de doxiciclina. Geralmente, os pacientes retornam para múltiplas sessões de escleroterapia para obter alívio sintomático.

No passado, acreditava-se que a ressecção cirúrgica da malformação sempre fosse preferível, uma vez que a escleroterapia não é considerada curativa. Cada vez mais, as instituições vêm favorecendo a escleroterapia como tratamento de primeira linha para muitos pacientes em razão dos benefícios de uma abordagem minimamente invasiva. Algumas malformações infiltrativas simplesmente não são passíveis de cirurgia tendo em vista os defeitos funcionais ou estéticos associados à ressecção.

Malformações Vasculares de Alto Fluxo

Malformações de alto fluxo são muito menos comuns que as malformações de baixo fluxo e consistem em **malformação arteriovenosa (AVM)** e **fístula arteriovenosa (AVF)**. As características que as definem é uma conexão anormal entre artérias e veias sem um leito capilar intercalado. Nas AVMs, essa conexão é caracterizada por uma malha emaranhada de artérias e veias dilatadas, referida como ninho. Nas AVFs, a conexão consiste em um único desvio entre a artéria e a veia. Embora AVFs possam ser congênitas, a maioria é adquirida após trauma ou lesão iatrogênica, e, portanto, esses casos são raros na população pediátrica.

AVMs são malformações congênitas que podem ocorrer praticamente em qualquer lugar do corpo, sendo que cabeça e pescoço são os mais comuns. Em lactentes, são tipicamente pequenas no início e deixam de ser detectadas, a não ser quando encontradas incidentalmente. Como ocorre com todas as malformações vasculares, podem crescer conforme o paciente cresce. Fatores desencadeantes, como trauma, puberdade ou gestação, podem induzir uma expansão rápida. Não regridem, como ocorre com algumas malformações de baixo fluxo.

A apresentação inicial de um paciente com AVM varia muito, dependendo do tamanho e da localização da lesão, mas, em geral, os sintomas não se desenvolvem até que tenha ocorrido crescimento significativo. A dilatação dos vasos envolvidos pode provocar um sangramento espontâneo ou ruptura, que é especialmente preocupante em AVMs cerebrais (discutidas separadamente no Capítulo 12). Embora raras, AVMs no estômago ou intestino podem causar um sangramento que, muitas vezes, deixa de ser detectado pelas ferramentas diagnósticas convencionais.

Outro problema que ocorre com o aumento de AVMs consiste nas consequências hemodinâmicas do *shunt* vascular. Na ausência de um leito capilar, a menor resistência pode levar a um fluxo sanguíneo preferencial pela AVM, conhecido como "fenômeno do sequestro vascular". Desse modo, os tecidos distais à AVM podem sofrer isquemia. Em casos mais extremos, o *shunt* pode provocar insuficiência cardíaca de alto débito, conforme o débito cardíaco aumenta para satisfazer a demanda.

AVMs sintomáticas nas *extremidades* podem se manifestar como uma massa mole com alteração da cor da pele. Alguns pacientes podem apresentar apenas uma dor vaga. Se forem suficientemente grandes para produzir sequestro vascular, a extremidade distal pode exibir ulceração cutânea ou necrose como resultado da isquemia. Lesões de alto fluxo sintomáticas *pulmonares* têm um comportamento diferente. Em contraste com um *shunt* da esquerda para a direita em uma AVM periférica, AVMs pulmonares grandes podem provocar um *shunt* da *direita para a esquerda*, quando o sangue da artéria pulmonar é desviado para as veias pulmonares (▸**Fig. 13.3**). Quando esses sintomas surgem, os pacientes podem apresentar hemoptise, dispneia ou hipóxia. Os pacientes também correm risco de embolia paradoxal devida ao *shunt* da direita para a esquerda. O risco é maior em AVMs pulmonares maiores que 3 mm.

A abordagem diagnóstica para malformações de alto fluxo é semelhante à empregada para malformações de baixo fluxo. Na população pediátrica, o ultrassom é a modalidade de imagem de escolha inicial. O ultrassom pode detectar facilmente AVMs periféricas, com fluxo colorido e formas de ondas venosas arterializadas. A MRI da lesão mostrará áreas escuras nas sequências em T1 e T2, com aumento dos vasos de alimentação e drenagem e *flow voids* sinuosos que refletem a maior velocidade de fluxo sanguíneo. AVMs não aparecem como uma massa (o que as diferencia de malformações de baixo fluxo e tumores vasculares), mas podem apresentar um edema ao redor em razão de um efeito de massa. A angiografia convencional tipicamente é realizada apenas no momento da intervenção, mas identificará facilmente uma AVM por seu *shunt* rápido em múltiplos canais.

Tendo em vista a forte associação entre AVM pulmonar e **telangiectasia hemorrágica hereditária (HHT)**, esses pacientes costumam ser avaliados para AVMs pulmonares com um estudo de ecocardiografia com microbolhas, para detectar um *shunt* da direita para a esquerda.

Como ocorre em outras malformações vasculares, a intervenção em AVMs está indicada apenas para pacientes sintomáticos e apenas quando o tratamento conservador for insuficiente. A cirurgia tem um papel na ressecção de algumas AVMs localizadas, mas em sua maior parte o tratamento consiste em embolização. A estratégia terapêutica para AVMs é a eliminação do ninho. Se os vasos de alimentação e drenagem forem tratados, mas o ninho permanecer intacto, a colateralização reconstituirá a AVM. O mais problemático é que não existem duas AVMs iguais, exigindo que o médico intervencionista elabore uma abordagem individualizada para cada caso (e destacando a importância da equipe multidisciplinar). A estratégia exata varia, dependendo da anatomia da AVM, incluindo a configuração das artérias de alimentação e veias de drenagem.

Em geral, a abordagem consiste no uso de oclusão por balão ou manguito de pressão arterial para retardar o fluxo sanguíneo pela AVM, de modo que os vasos do ninho possam ser embolizados. Muitas vezes, uma variedade de agentes embólicos diferentes pode ser usada, e o acesso direto percutâneo ao ninho pode ser necessário. Em todos os casos, exceto nos mais simples, o tratamento é realizado em estágios, com o paciente voltando para múltiplas sessões até que ocorra alívio sintomático adequado.

AVMs pulmonares maiores que 3 mm devem ser embolizadas profilaticamente, uma vez que o risco de embolia paradoxal aumenta com o tempo. AVMs pulmonares sintomáticas também devem ser tratadas. O tratamento de escolha para AVMs pulmonares é a embolização por molas (▶**Fig. 13.3**). A artéria pulmonar é cateterizada, e as artérias de alimentação são embolizadas no

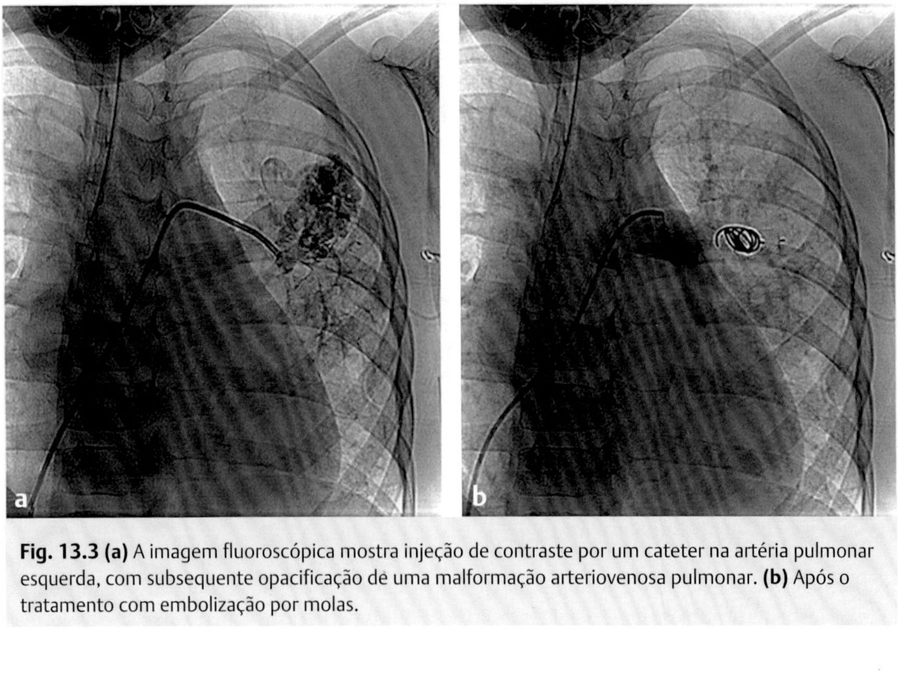

Fig. 13.3 (a) A imagem fluoroscópica mostra injeção de contraste por um cateter na artéria pulmonar esquerda, com subsequente opacificação de uma malformação arteriovenosa pulmonar. **(b)** Após o tratamento com embolização por molas.

ponto mais próximo possível do ninho. Partículas *não* devem ser usadas, porque podem entrar na circulação sistêmica e causar embolização de vasos não pretendidos. Na maioria dos casos, a embolização por molas tem sucesso. Contudo, pode haver recorrência quando a lesão recrutar vasos adicionais por meio de angiogênese. Em geral, os pacientes são acompanhados com angiografia por CT do tórax em 6 e 12 meses após o procedimento.

13.2 Osteomas Osteoides

Um **osteoma osteoide (OO)** é um tumor ósseo benigno caracterizado por uma lesão formadora de osso central, também referida como ninho, com esclerose reativa ao redor. A apresentação clássica consiste em um menino adolescente com dor surda que piora à noite e é aliviada por NSAIDs. Os tumores, em geral, se desenvolvem nos ossos longos ou na coluna. A dor é causada por irritação das terminações nervosas intraósseas por altos níveis de prostaciclinas e prostaglandinas.

O exame físico não costuma ser útil no diagnóstico do osteoma osteoide. Na radiografia simples, ele aparece como uma lucência central parcialmente calcificada, com espessamento cortical ao redor e esclerose medular. Em razão do curso inicialmente indolente, os sintomas podem estar presentes por meses antes que um osteoma osteoide se revele em uma radiografia. Pode ser difícil estabelecer o diagnóstico com base na radiografia simples, especialmente quando a lesão estiver em localização atípica. Imagens de segunda linha costumam ser realizadas por cintilografia óssea ou CT. A cintilografia óssea mostrará um aumento da atividade no ninho e atividade menos intensa no osso reativo ao redor. A CT mostrará o ninho e os limites do osso esclerótico. É a modalidade mais precisa para o planejamento pré-procedimento (▶ **Fig. 13.4**). A MRI costuma ter um aspecto variável e não é ideal para a avaliação de osteoma osteoide.

O tratamento de primeira linha de um osteoma osteoide começa com o tratamento conservador. Alguns tumores desaparecem espontaneamente com o tempo; portanto, o controle da dor com NSAIDs e a observação representam uma abordagem razoável. Infelizmente, muitos pa-

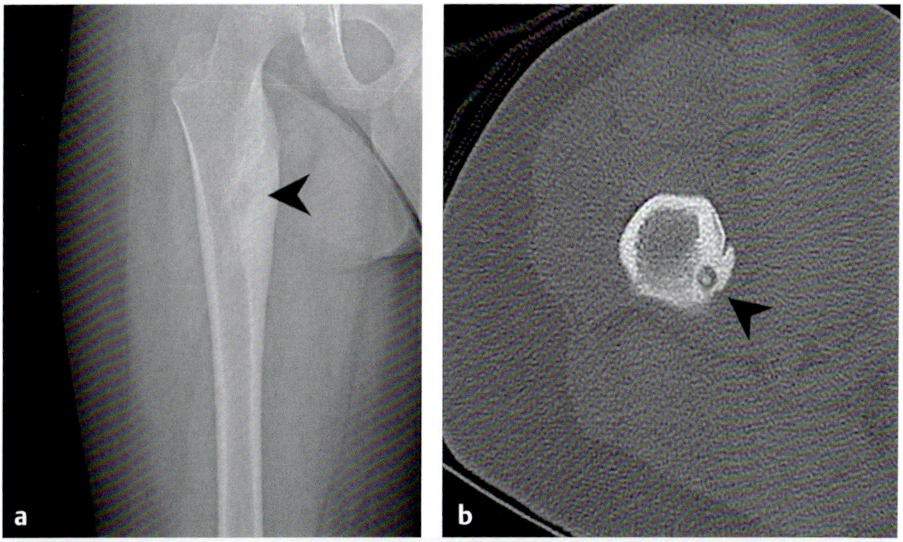

Fig. 13.4 (a) Radiografia simples frontal e **(b)** CT axial do fêmur direito mostrando um osteoma osteoide femoral direito com aspectos de imagem clássicos. Observe o ninho central, radiolucente, com esclerose ao redor.

cientes não respondem ao tratamento conservador em virtude da dor intolerável. O tratamento desses pacientes é feito por ressecção cirúrgica ou ablação térmica.

A cirurgia envolve excisão aberta do ninho e curetagem da lesão. Mais recentemente, um procedimento minimamente invasivo de ablação térmica por radiofrequência (RFA) orientada por CT, realizada por radiologia intervencionista, tornou-se a opção preferida. Ela envolve a inserção de uma sonda de ablação no ninho e aquecimento da área até o ponto de osteonecrose. Esse é um procedimento realizado no mesmo dia e, em geral, muito bem tolerado, que oferece alívio quase imediato da dor. As recorrências são raras e podem ser tratadas novamente com RFA, se for necessário.

A cirurgia pode ser necessária em algumas lesões muito próximas a estruturas vitais, onde a ablação térmica não possa ser realizada com segurança. Por exemplo, algumas lesões vertebrais estão muito próximas ao canal vertebral para RFA. Em geral, a zona de ablação deve ser mantida, no mínimo, a 1 cm de distância das estruturas de risco.

Leituras Sugeridas

[1] Ghanem I. The management of osteoid osteoma: updates and controversies. Curr Opin Pediatr. 2006;18(1):36–41

[2] Shovlin CL, Letarte M. Hereditary haemorrhagic telangiectasia and pulmonary arteriovenous malformations: issues in clinical management and review of pathogenic mechanisms. Thorax. 1999; 54(8):714–729

[3] Van Aalst JA, Bhuller A, Sadove AM. Pediatric vascular lesions. J Craniofac Surg. 2003; 14(4):566–583

Índice Remissivo

Os números de página em negrito indicam títulos.

A

B